Die Todesküsserin

Sandy Mercier

Die Todesküsserin

Kriminalroman

Sandy Mercier

Bestellung und Vertrieb: Nova MD GmbH, Vachendorf.
ISBN: 9783748181361

Die Todesküsserin
2. Auflage

Sandy Mercier
c/o Autorenglück
Franz-Mehring-Str. 15
01237 Dresden

Lektorat: Tanja Balg
Korrektorat: Birgit van Troven und Auri Funke

Widmung

Für die stärksten Frauen der Welt,
Mama und Anne.

PROLOG

„Weißt du noch, Daddy, damals?", flüsterte sie ihm sanft ins Ohr. „Als du Mommy vergewaltigt hast?"

Mit weit aufgerissenen Augen starrte er sie an. Er versuchte wiederholt zu schreien, doch der Knebel in seinem Mund verhinderte es. Er saß auf einem alten Holzstuhl, unfähig, sich zu bewegen. Sie musste ihm etwas verabreicht haben, das ihn daran hinderte. Sein Kopf tat weh und er hatte das Gefühl, sich jeden Moment übergeben zu müssen. *Was, verdammt noch mal, ist hier los?*

„Du weißt, was als Nächstes kommt, Daddy." Sie grinste ihn an.

Angstschweiß rann über seine Stirn, lief in seine Augen, sie brannten.

Sie griff nach seinem Hals, würgte ihn fest. „Macht dich das immer noch an?", fragte sie zart.

Er stöhnte heftig.

Sie drückte stärker zu.

Er bekam kaum noch Luft. Sein Kehlkopf schmerzte.

Zärtlich küsste sie ihn auf die Stirn.

Er fühlte ein Kribbeln in seinem Körper. Langsam begann er wieder etwas zu fühlen, spürte die harten

Fesseln um seine Knöchel, Oberschenkel, seinen Bauch, die Arme. Die Seile schnitten in seine Haut ein.

Sie zückte ein Messer.

„Ich werde auch ganz sanft beginnen. Du brauchst keine Angst zu haben, Daddy."

Sein Herz pochte panisch, als drohte es jeden Moment zu zerspringen.

Langsam schob sie ihr schwarzes Kleid hoch und zeigte in halterlosen Strümpfen steckende Beine.

„Das macht dich doch an, wenn ich mich richtig erinnere."

Sie zog das Kleid aus, sodass sie gleich darauf in schwarzer Reizwäsche vor ihm stand.

Er verstand die Welt nicht mehr. *Will die mich jetzt anmachen?*

Sie setzte sich auf seinen Schoß, rieb ihre Brüste an ihm, wuschelte durch seine lockigen Haare und seufzte.

„Ist es so richtig? Gefalle ich dir?"

Was will die?!

Sie öffnete ihren BH und warf ihn zur Seite.

Seine Hände kribbelten, in seiner Shorts regte sich etwas. Sein Blick stets auf ihr Messer gerichtet, dass ihm nun gefährlich nah kam.

Unvermittelt riss sie sein Hemd auf. Es war immer wieder erstaunlich, wie leicht die Knöpfe in alle Richtungen sprangen. Darunter trug er ein weißes Unterhemd, es war klitschnass. Leicht ließ sie das Messer über seinen Oberkörper gleiten, bevor sie ihre linke Hand, noch immer auf ihm sitzend, wieder fest um seinen Hals legte. Das Messer in der anderen Hand kam dabei seinem Schwanz gefährlich nah.

Wann hat sie mir eigentlich die Hose ausgezogen? Er versuchte sich zu bewegen und keuchte.

„Du willst doch nicht etwa von mir weg?! Ich denke, du stehst darauf?! Oder habe ich etwas falsch gemacht?" Sie sprang auf. „Ach ja, es macht dich mehr an, wenn ich es nicht will, stimmts?!" Wütend schlug sie ihm mit der flachen Hand ins Gesicht.

„Also … versuchen wir es noch mal …", raunte sie und zog ihr Höschen aus. Sie schloss die Augen. Atmete tief ein. Stille. Dann strömten Tränen über ihre Wangen.

„Nein, bitte nicht. Hör auf! Ich will das nicht. Nein!", schrie sie laut.

Das Nein hallte in seinen Ohren. *Wieso tut sie das?*

„Nein, bitte nicht! Tu mir das nicht an!", schrillte es durch den düsteren Raum. Nur ein paar Kerzen erleuchteten die Ecke, in der sie sich befanden.

„Ist es so besser?", fragte sie und schlug ihm wieder ins Gesicht. „Weißt du noch, wie du es damals gemacht hast, Daddy?"

MONTAG, 5. FEBRUAR 2018

Nackt und verschwitzt lagen sie eng umschlugen auf dem Hotelbett und küssten sich leidenschaftlich. Tanja wusste, dass er jeden Moment gehen musste. Sie bemerkte, wie ihre Verzweiflung und ihre Sehnsucht nach ihm schon jetzt größer wurden. Er streichelte ihren Rücken und sie wuschelte durch sein goldenes, lockiges Haar.

„Ich liebe dich", hauchte sie, was er mit einem hitzigen Kuss beantwortete. Tanja blickte ihm in die blauen Augen und es kribbelte in ihrem ganzen Körper. Sie hatte dieses Kribbeln noch nie zuvor erlebt – bis sie ihn kennenlernte.

„Du bist so wunderwunderschön", flüsterte er ihr ins Ohr und knabberte daran.

Es piepte – sein Handy. Sie wusste, nun musste er sie verlassen. Doch sie wollte ihn nicht schon wieder gehen lassen. Sie setzte sich auf ihn und bewegte die Hüften.

„Tanjaaaa", sagte er gequält. „Du weißt, dass ich losmuss. Mach es uns doch nicht immer so schwer."

Tränen stiegen in ihre Augen. Sie stand auf und ging ins Bad, bevor er es sehen konnte. Er mochte es nicht, wenn sie weinte. Sie hasste es, zu weinen. Tanja legte ihren Schutzpanzer an, wurde wieder kühl und sprang unter die Dusche. Kurz darauf kam er zu ihr unter das heiße Wasser. „Jetzt sei nicht so. Du weißt, dass ich das nicht mag. Ich komm doch wieder."

Als wäre das *mein Problem,* dachte sie traurig. Doch sie versuchte, sich zusammenzureißen.

„Tut mir leid. Es ist eben schwer für mich," gab sie zurück.

„Für mich ist es auch nicht leicht ... Hm? Und jetzt schenk mir ein Lächeln. Das steht dir viel besser."

Zwanzig Minuten später verließen sie das Hotel. Sie fuhr aufs Revier, er zu seiner Ehefrau.

MONTAG, 19. FEBRUAR 2018

„Ich habe wieder geträumt …", begann Emma.

„Erzählen Sie mir davon!", forderte Frau Dr. Weber sie auf.

„Ich war wieder im Keller …" Emma schluckte hart.

„War Ihr Vater auch da?"

„Ja." Emma senkte den Blick.

Dr. Weber ließ ihr den Moment und bedrängte sie nicht.

„Ich war noch klein, vielleicht acht oder neun Jahre alt. Ich hatte tagelang nichts zu essen bekommen, konnte nicht mal mehr aufstehen, weil mir so schwindelig war … Ich lag einfach nur auf der Matratze. In den ersten Tagen redete ich noch mit meinem Schnuffi, mein Kuscheltier, ich hatte es von meiner Mutter. Doch irgendwann hatte ich keine Kraft mehr und dachte, diesmal vergisst er mich wirklich. So lange war er noch nie weg …" Emma holte tief Luft, war nun vollkommen in ihrer Erinnerung versunken.

„Lassen Sie sich ruhig Zeit", erwiderte die Psychologin.

„Als die Tür wieder aufging, konnte ich mich nicht mal mehr freuen. Ich hatte mich schon aufgegeben und war fast wütend, weil ich nun doch weiterleben musste. Er hatte eine Tüte von McDonald's in der Hand. ‚Ein Happy Meal für meine Lieblingstochter.‘ Er strahlte mich an. Als er mich sah, erschrak er. Ich sah ihm deutlich an, dass er nachrechnete, wie lange er mich allein gelassen hatte … Er entschuldigte sich und heulte und glaubte wirklich, das Happy Meal würde alles wieder gut machen. Ich begann wie mechanisch zu essen. Anfangs fiel mir jeder Bissen schwer und mein Magen tat weh, doch dann konnte ich mich nicht mehr zusammenreißen und schlang alles runter. Ich fraß regelrecht. Immer im Wechsel: Pommes, Burger, Cola. Es kam mir wie eine Ewigkeit vor, dabei ist da ja nicht wirklich viel drin. Wahrscheinlich war ich schon nach fünf Minuten fertig …“

„Und danach?“, hakte die Therapeutin nach.

„Bekam ich Durchfall.“

„Ich meine, was hat Ihr Vater danach getan?“

„Er hatte ein schlechtes Gewissen – er war ja auch wieder nüchtern. Also nahm er mich mit nach oben. An solchen Tagen musste ich die Küche nicht sauber machen, wegen seines Gewissens. Ich durfte in meinem Zimmer mit dem Happy-Meal-Spielzeug spielen.“

„Wieso mussten Sie überhaupt im Keller bleiben, wenn er nicht da war?“

Emma schaute auf den Boden.

„Er hatte Angst, das Jugendamt würde kommen und mich ihm wegnehmen.“

Dr. Weber nickte. „Also hat er Ihnen nicht wehgetan?“

„Nein, das passierte nur, wenn er voll war.“ Es klang, als rechtfertigte sich Emma für ihren Dad.

„Ist das auch im wahren Leben so passiert?“

„Ja“, flüsterte sie.

„Wollen Sie heute noch darüber reden, wie er Ihnen wehgetan hat, wenn er getrunken hat?“, versuchte es Dr. Weber weiter.

„Nein. Das kann ich nicht“, gab Emma zurück.

„Wie geht es Ihnen jetzt?“

Dumme Frage, dachte Emma. *Wie soll es mir schon gehen?*

„Ich bin traurig, weil ich mir selbst leidtu, ich bin wütend, weil ich ihn hasse, ich werde ihm das nie vergeben und schäme mich, weil ich trotzdem immer für ihn da war, wenn er mal wieder Geld brauchte, auch in der Zeit, in der wir sonst keinen Kontakt mehr hatten. Wenn er kam, half ich ihm. Ich ärgere mich, dass mich das alles bis heute verfolgt und ich in meinem Leben nichts hinbekomme, und dass er dann nicht mal an meinen scheiß Geburtstag denkt. Und dass mich das überhaupt wundert und traurig macht, ärgert mich umso mehr, verdammt noch mal!“, schrie sie nun schon fast.

„Das kann ich gut verstehen. Aber wieso glauben Sie, dass sie im Leben nichts auf die Reihe bekommen? Sie haben einen guten Job, kein Alkohol- oder Spielproblem, wie Ihr Vater, und ein gutes Herz.“

Emma war kurz davor, zu explodieren. Sie hatte so viel Wut in sich. Jeden Moment würde der rote Feuerball aus ihrem Bauch schießen, direkt auf Dr. Weber zu. Als wären ein guter Job und kein Suchtproblem zu haben alles im Leben.

Sie betrachtete Dr. Weber – sie hatte ihr dunkles, volles Haar zu einem Dutt gewickelt, wie die meisten Therapeutinnen, die Emma bisher kennengelernt hatte. Die Kleidung schlicht, aber elegant. Die Psychologin trug eine schwarze Stoffhose und eine weiße, langärmlige Bluse, darüber einen dunkelgrauen Stoffblazer. Sie sah schön, aber langweilig aus. Ihr Gesicht war faltenfrei, so viel älter als Emma konnte sie eigentlich nicht sein. Vielleicht ein paar Jahre. Das Einzige, was sie aus ihrer schlichten

Langweiligkeit abhob, waren die rot geschminkten Lippen. Die hatten etwas erotisch Aufreizendes. Zumindest solange, bis sie anfing, mit diesem roten Mund zu reden und ihr dumme Fragen zu stellen. Wahrscheinlich tat sie das nur, um zu provozieren. Damit hatte sie auf jeden Fall Erfolg. *‚Wieso glauben Sie, dass Sie nichts auf die Reihe bekommen?' Tss.*

„Weil ich hier bei Ihnen gelandet bin und es bis heute, mit fast 30 Jahren, nicht schaffe, meine Emotionen in den Griff zu bekommen, ohne mir wehzutun. Weil ich kein normales Leben führe wie all die anderen, sondern nur eine einzige Freundin habe, und die auch nur, weil ich wochenlang in einer Psychoklinik war. Ich hatte noch nie einen Freund, werde sicher so auch niemals einen Mann kennenlernen, weil ich nicht auf Partys oder so was gehe und dazu noch fett bin – selbst, wenn ich einen kennenlernen würde, wie sollte das funktionieren? Was soll ich dem sagen, über all die Narben an meinem Körper? ‚Ähm, sorry, die alten sind von meinem Dad und die neuen von mir selbst'?" Emmas Kopf war puterrot. Sie war selbst überrascht über ihren Ausbruch.

„Frau Burg, im Gegensatz zu Ihrem Vater haben Sie es geschafft, sich Hilfe zu holen. Sie tun nur sich selbst und nicht anderen weh, und das auch längst nicht mehr so oft und schlimm wie früher. Sie sind eine tolle Frau und auch Sie werden jemanden finden, der Sie so liebt, wie Sie eben sind. Und das Wort ‚normal' verwenden wir hier nicht so gern. Sie wissen doch selbst: Normal gibt es nicht. Für jeden bedeutet das etwas anderes."

Emma spielte mit ihren braunen, dünnen Haaren und wickelte eine Strähne immer wieder um ihren Finger.

Sie wollte nur noch weg, zappelte in ihrem schwarzen Ledersessel hin und her und starrte auf den Tisch, der zwischen ihr und Dr. Weber stand. Auf dem standen ein Wecker, eine Box Taschentücher, Notizzettel und in einem Glas Stifte.

„Ich denke, wir haben heute einen großen Fortschritt gemacht. Sie haben Ihre Gefühle mal so richtig rausgelassen, statt sich wehzutun“, fasste die Psychologin zusammen und schaute auf ihre Armbanduhr. „Für heute war das genug, würde ich sagen.“

Emma sprang auf, bevor sie doch noch jemandem wehtun würde.

„Frau Burg, denken Sie bitte daran, täglich Ihre Entspannungsübungen zu machen. Sie haben schon so große Sprünge nach vorne geschafft – fokussieren Sie sich auf Ihre Erfolge und nicht auf das Negative.“

Das ist dann wohl das Wort zum Montag, dachte Emma entnervt und lächelte.

Ein paar Stunden später

Emma stand vor Tanjas Tür. Sie waren verabredet, weil Tanja sie nachträglich zum Geburtstag bekochen wollte. Wenigstens ihre beste und einzige Freundin hatte daran gedacht, im Gegensatz zu ihrem Vater. Wobei es aber komisch war, dass Tanja mit ihr zu Hause nachfeiern wollte – sonst schleppte diese sie bei jeder Gelegenheit in die angesagtesten Bars oder versuchte, sie zum Tanzengehen zu überreden. Doch Tanja war in letzter Zeit allgemein ruhiger geworden. Sie wirkte unglücklich. Das belastete Emma schon seit Wochen und lange wollte sie sich das nicht mehr unkommentiert ansehen.

Tanja öffnete singend die Tür.

„Happy birthday to you, happy birthday to you, happy birthday, liebe Emma, happy birthday to you!"

„Hui, danke, meine Liebe. Aber wenn du mich liebst, sing bitte nicht noch eins." Emma küsste Tanja auf die Wange. Beim Betreten der Wohnung registrierte sie, dass es ungewöhnlich unsauber aussah. Der Abwasch stapelte sich, auf den Möbeln lag Staub und gesaugt hatte Tanja wohl auch schon länger nicht mehr. In der Küche stand ein überquellender, stinkender Mülleimer, daneben lagen drei Pizzakartons. Normalerweise strahlte Tanjas Wohnung ebenso wie ihr Lächeln.

„Was ist denn hier los?", fragte Emma und versuchte sich ihre Sorge nicht anmerken zu lassen.

„Ja, sorry, ich wollte noch aufräumen und einkaufen, aber dann bin ich eingepennt und hab bis eben durchgeratzt."

Und seit wann hat Tanja eigentlich Pickel?

„Stört es dich, wenn wir einfach nur bestellen? Ich war letzte Woche krank und hab nur Überstunden gemacht, musste auch am Wochenende arbeiten, deshalb war ich heute nach der Arbeit zu fertig."

Sind Tanjas Haare ungewaschen?

„Klar, kein Problem", log Emma. „Du bist also mal wieder krank zur Arbeit gegangen?"

„Ja, es sind zu viele Leute ausgefallen. Ich konnte nicht auch noch fehlen. Wir anderen mussten alle Doppelschichten schieben. Es wird immer schlimmer. Keiner hält dem System noch stand. Warum noch mal wollte ich unbedingt zur Polizei?"

„Und wenn du dich wegbewirbst, wenigstens zu einer anderen Dienststelle?"

Nicht mal die Fingernägel sind gefeilt, geschweige denn lackiert. Ist das wirklich meine Freundin?

„Keine Chance! So schnell komm ich da nicht raus, zumal die eh kaum noch Leute haben. Die würden mir alle Steine in den Weg legen, die sie finden könnten. Neulich habe ich eine miese Bewertung bekommen – aber nicht, weil ich schlecht bin, sondern einfach, weil das System so aufgebaut ist, dass man als Anfänger schlecht eingestuft wird, damit die alten Hasen mehr Möglichkeiten haben. Zumindest in meiner Einsatzstelle."

„O Mann … Tut mir leid. Und wenn du auch krank zu Hause bleibst, wie die anderen?"

„Emma, du weißt, dass ich das nicht kann!"

„Sorry." Emma senkte den Blick. Sie wusste, bei diesem Thema würden sie sich nie einig, also lenkte sie ab und kümmerte sich ums Essen.

„Da ich das Geburtstagskind bin, entscheide ich mal, wo wir bestellen. Ich bin für Sushi. Pizza hattest du ja schon genug, wie ich sehe", scherzte Emma. Merkwürdigerweise sah man Tanja die Pizzen nicht an. Sie erschien noch dünner als sonst und sah ziemlich blass aus. Wie oft war sie im letzten halben Jahr schon krank gewesen? Bestimmt schon fünfmal.

„Sushi ist super. Bist wieder auf Diät, was?", neckte Tanja sie zurück.

Nachdem beide bestellt hatten, ging Tanja ins Bad, um sich aufzuhübschen. Das konnte dauern, wie Emma wusste, also ging sie in die Küche und begann Abwaschwasser einlaufen zu lassen.

Eine Stunde später saßen sie essend auf dem Sofa und sahen sich eine neue Folge *Game of Thrones* an. Emma liebte ihre gemeinsamen Abende, bei denen sie stundenlang Serien schauten. Die Wohnung sah mittlerweile ein wenig besser aus. Emma hatte die Küche oberflächlich auf Vordermann gebracht und den Müll vor die Tür gestellt. Sollten sich doch die Nachbarn damit rumärgern. Im Wohnzimmer war zumindest der Couchtisch nur noch mit ihren Sushiresten überhäuft, all die anderen Sachen hatte Emma in einer Müllecke gestapelt. So befand sich das Chaos nur noch an einem Platz und war nicht mehr in der ganzen Wohnung verteilt – ein alter Trick, den sie mal von einer Krankenschwester gelernt hatte.

„Wie läufts eigentlich mit deinem Typen?", fragte Emma vorsichtig. Sie bewegte sich auf dünnem Eis, das war ihr klar, doch sie musste einfach fragen.

Tanja brauchte eine Weile für die Antwort.

„Ich weiß nicht. Er war bis gestern mit seiner Frau im Urlaub und wollte es angeblich dort beenden."

„Im Urlaub?!", fragte Emma entsetzt. Sie pausierte die Serie.

„Ja, weil sie dann endlich Zeit zum Reden haben, ohne die Kinder." Tanja legte ihr letztes Stück Sushi wieder in die Plastikverpackung. Wahrscheinlich war ihr der Appetit bei diesem Thema vergangen.

„Und das glaubst du?"

„Ja. Ich glaube ihm." Tanja klang verärgert, doch Emma hatte keine Lust, sich so schnell abspeisen zu lassen.

„Und wenn sie die Zeit nutzen, um in Ruhe zu vögeln? Und er dich nur verarscht oder sie wieder zueinanderfinden?"

„Die schlafen schon seit Monaten nicht mehr miteinander. Sonst würde ich doch gar nichts mit ihm machen", betonte Tanja.

„Das sagt er zumindest“, erwiderte Emma trocken. *Seit wann glaubt Tanja einem Mann jeden Mist? Das ist nicht die Frau, die ich kenne.*

„Emma, glaub es oder glaub es nicht, aber ich tu es, verdammt noch mal!“ Dann brachen die Tränen aus Tanja heraus und sie konnte gar nicht mehr aufhören. Emma hatte sie selten so gesehen, nahm sie in den Arm und sagte eine Weile gar nichts mehr.

„Tanjamaus, du hattest schon *so* viele beschissene Typen, aber die waren immer nur ein paar Wochen Phase. Das mit dem geht schon seit fast einem Jahr und seitdem bist du nur noch krank, wirst dünner, lachst kaum noch, gehst nicht mehr aus und wenn ich das richtig mitbekomme, triffst du dich nicht mal mehr mit deinen anderen Freundinnen. Wann warst du das letzte Mal beim Training oder Tanzen?“

Tanja antwortete nicht.

„Ich weiß, dass du diesen Kerl unfassbar liebst, aber würde er das auch nur ansatzweise so tun wie du, dann wärt ihr längst zusammen und er geschieden. Das kann so nicht mehr weitergehen. Hast du dir mal überlegt, noch mal auf die Psychostation zu gehen? Wie willst du das deinem Chef erklären, wenn es noch schlimmer wird? Magersüchtige Polizistin?“

Tanjas Handy klingelte und reflexartig schaute sie sofort auf das Display. Dann guckte sie beschämt zu Emma, als sie merkte, wie unhöflich und erbärmlich das wirkte.

„Das muss aufhören, Tanja. Es macht dich kaputt!“

„Ich weiß“, antwortete sie kraftlos.

DIENSTAG, 20. FEBRUAR 2018

Nach einer weiteren schlaflosen Nacht beschloss Tanja, dass sie wirklich etwas ändern musste. Immer nur krank und kraftlos, keine Lust auf gar nichts mehr, wenn er ihr nicht genug Liebe schenkte – das konnte so wirklich nicht mehr weitergehen. *Wenn wir uns morgen sehen, muss er sich endlich entscheiden.* Emma hatte völlig Recht, so konnte sie ihr Leben nicht weiterführen. *Wo ist die starke Frau, die ich mal war?*

Tanja schaute in den Spiegel. Sie war wirklich viel zu dünn geworden und Muskeln konnte sie auch kaum noch an ihrem Körper entdecken. *Und was ist eigentlich mit meinem Gesicht los?* Aufgequollen, verheult und pickelig, obwohl sie sonst immer gute Haut hatte, und ihre Augenbrauen waren der reinste Wildwuchs. Auch die Nägel sahen katastrophal aus. Als hätte sie mit den Händen eine Leiche vergraben.

Tanja begann sich in Ruhe um sich zu kümmern, hörte nebenbei ihre persönliche Gutelaunemusik. Sie sprang unter die Dusche, rasierte sich und wusch ihre Haare, anschließend föhnte sie ihre blonde Mähne und schminkte sich. *Viel besser.* Sie war frohen Mutes und packte ihre Sporttasche. Nach ihrer Schicht würde sie endlich wieder zum Boxen gehen.

Es klingelte an der Haustür. Ihr Kollege John war da, um sie abzuholen. Tanja schaute noch ein letztes Mal in den Spiegel, straffte die Schultern, lächelte sich selbst zu. Sie konnte sich nicht erklären, was passiert war, doch sie fühlte sich endlich mal wieder gut und ging gut gelaunt zur Arbeit. Doch sie wusste, eine Nachricht von ihm konnte sie sofort wieder aus der Bahn werfen, zurück aufs Sofa. Sie stieg zu John ins Auto, der überrascht wirkte, als er sie begrüßte. *Merkt er, dass es mir besser geht?* Doch er sagte nichts, wofür sie dankbar war.

„Hast du es schon gehört?“, fragte er stattdessen.

„Nee, ich hab heute noch gar nicht aufs Handy geschaut. Was ist denn passiert?“ Tanja hatte ihr Smartphone irgendwann in der Nacht ausgestellt, nachdem sie in der Küche stundenlang eine nach der anderen geraucht und immer wieder erwartungsvoll aufs Display gestarrt hatte. Sie hatte immer wieder gecheckt, ob er online war – nachts, völlig dumm. Gefühlte einhundertmal hatte sie eine Nachricht an ihn angefangen und wieder gelöscht, dann den kargen Nachrichtenverlauf der letzten Tage gelesen. *Hatte Emma recht? Vögeln er und seine Frau sich den Urlaub schön, während ich zu Hause durchdrehe und ihm den ganzen Mist einfach so abkaufe?* Tanja war so wütend gewesen, dass er sich nicht mehr gemeldet hatte. Kein „Gute Nacht“ wie sonst. *Haben sie vielleicht gerade im Moment Sex?,* hatte sie sich stundenlang gefragt.

Morgens hatte sie dann Angst gehabt, dass er immer noch keine Nachricht hinterlassen hatte. Sie wollte nicht in Versuchung kommen, ihm zu schreiben. *Ich renne ihm ab jetzt nicht mehr hinterher. Ich bin doch kein streunender Hund, der nur von ihm Futter bekommt und ohne ihn verhungert.*

„Es gibt einen neuen Fall für uns. Casy fällt jetzt wohl auch noch aus und wir müssen für sie übernehmen." John kratzte an seinem Dreitagebart.

Tanja mochte das Geräusch, wenn er über seine Bartstoppeln fuhr, es gab ihr ein Gefühl von Normalität und sie musste ein Lächeln unterdrücken.

„Und welcher Fall?"

„Herzlichen Glückwunsch, wir ermitteln ab heute im Fall der Todesküsserin."

„Die Todesküsserin?! Dieser Name ist wirklich furchtbar", beschwerte sie sich und John lachte.

„Du weißt doch, wie die Medien auf diese Namen stehen. Aber wenn das deine größte Sorge ist ..."

„Wie viele Morde gibt es denn?"

„Nach aktuellem Stand nur einen", entgegnete John.

„Und wieso wissen die Medien dann schon wieder Bescheid?"

„Ist mal wieder sofort durchgesickert – der Chef ist völlig ausgerastet und hat was von ‚härtere Maßnahmen' gefaselt."

„Was wissen wir bisher?" Tanja schaute aus dem Fenster, versuchte, ihre Konzentration bei John zu lassen.

„Das Opfer ist männlich, 54 Jahre alt, war Alkoholiker, hatte zwei Töchter und einen Sohn, alle schon erwachsen. Er hatte einen Lippenstiftabdruck auf der Stirn, daher der tolle Name. Und er wurde gefoltert. Man fand ihn bei sich zu Hause, er lag da schon ein paar Tage, wie lange genau, wird untersucht", fasste John zusammen.

„Und keiner hat ihn als vermisst gemeldet?" Tanja wunderte sich.

„Er war wohl ein ziemliches Arschloch. Seine Kinder waren weder überrascht noch sonderlich traurig."

„Und wer fand ihn dann?“

„Der Klassiker: Die Nachbarn beschwerten sich über den Gestank, der aus seiner Wohnung kam.“

John hielt an einer Ampel und fummelte am Radio herum.

„Wie hat sie ihn denn gefoltert?“, fragte Tanja weiter.

„Sie hat ihn anscheinend mit Zigaretten verbrannt und mit einem Gürtel verprügelt. Striemen und Brandwunden sind über den ganzen Körper verteilt. Außerdem hat sie ihm die Haare abgeschoren – die lagen samt Schermaschine noch neben ihm. Sie war wohl ziemlich wütend – die Zähne hat sie ihm auch ausgeschlagen“, berichtete John.

„Und wann fand man ihn?“

„Gestern. Casy war noch in der Wohnung des Opfers, verfasste einen kurzen Bericht und nach einem Gespräch mit dem Chef meldete sie sich krank. Es heißt, sie kommt so schnell nicht wieder, wenn überhaupt.“

„Die Arme“, gab Tanja sarkastisch zurück. „Glaubst du, ihre Krankmeldung hat was mit dem Fall zu tun?“

„Ich weiß es nicht.“

„Wann fahren wir zum Tatort?“, erkundigte sie sich.

„Wir sind gerade auf dem Weg dorthin. Danach sollen wir uns näher mit den Kindern befassen. Die zwei Jüngeren haben schon bestätigt, dass sie morgen für die Zeugenbefragung aufs Revier kommen, die Älteste konnten wir noch nicht erreichen. Die Nachbarin lauerte gestern vor der Wohnungstür des Opfers und war sehr redselig. Laut ihr hätten die Kinder wohl genug Grund gehabt, ihrem Vater das anzutun.“

***

Christopher schlenderte Hand in Hand mit seiner kleinen Tochter July und seinem Sohn Felix durch das Einkaufszentrum. Sie waren auf dem Weg zum Eisladen. Felix hatte dieselben blonden Locken wie er und war Christophers ganzer Stolz. Mit seinen sechs Jahren stellte der Kleine bereits unfassbar kluge Fragen, genauso wie July. Sie war acht Jahre und sah ihrer Mutter sehr ähnlich, besonders das verschmitzte Lächeln hatten seine beiden Mädels drauf. Damit überzeugten sie ihn von allem.

„Papi, du liebst mich doch bestimmt sooo sehr", demonstrierte July mit weit auseinandergerissenen Armen, „dass ich heute vier Kugeln bekomme!"

„Vier Kugeln?" Christopher machte übertrieben große Augen. „Wo willst du das denn alles hin essen?"

„Na, da rein natürlich!", antwortete sie und zeigte auf ihren Bauch, den man unter ihrem dicken pinken Wintermantel nur erahnen konnte. Obwohl das Einkaufszentrum beheizt war und Christopher sogar ohne Jacke schwitzte, wusste er, dass July und Felix ihre Mäntel nicht ausziehen würden – er hatte sie ihnen gerade erst gekauft. July einen in pink und Felix in orange. Der hatte sich beschwert, dass er nicht auch einen pinken Mantel haben durfte, doch July wollte mit ihrem Bruder auf keinen Fall im Partnerlook gesehen werden. *Wahrscheinlich ist Felix in ein paar Wochen dankbar dafür. Wer will schon so aussehen wie seine Schwester?* Sie hatten ihn gerade so von orange überzeugen können – aber nur, weil July vortäuschte, sie wollte sich doch lieber die orangefarbene Jacke kaufen. So beschlossen die Geschwister, ab und zu ihre Mäntel zu tauschen, wodurch jeder zwei neue Jacken hätte. Plötzlich waren sie wieder ein Team, und im nächsten Moment würden sie wieder streiten. So war es immer.

„Dann will ich aber auch vier Kugeln!“, jammerte Felix.

„Und wenn ihr dann Bauchschmerzen bekommt?“

„Dann kannst du uns Kirschkernkissen auf den Bauch legen und Mami kommt früher von der Arbeit heim, um uns zu trösten“, überlegte Felix laut.

July und Christopher lachten.

Ich hoffe, sie finden nie heraus, was ich ihrer Mami angetan habe, dachte Christopher bedrückt.

MITTWOCH, 21. FEBRUAR 2018

Zögerlich betrat Tanja das Büro ihres Chefs. Ines, seine Sekretärin, verließ den Raum gerade, lächelte ihr aufmunternd zu und schloss die Tür. Tanja war immer nervös, wenn sie zu ihm musste, vor allem, wenn sie keine Ahnung hatte, warum er sie schon am frühen Morgen zu sich zitierte.

„Frau Müller!“ Sie wusste nicht, wieso, aber seine Stimme wirkte immer tadelnd, fast schon drohend. Doch noch schlimmer war der Nebel aus Rasier- und Mundwasser, der ihr ins Gesicht schlug, sobald man seine Tür öffnete. Nach einem kurzen Besuch in seinem Büro, wäre sie jedes Mal am liebsten duschen gegangen, weil der Gestank den ganzen Tag drohend an ihr haften blieb.

„Schön, dass Sie gekommen sind.“

Ich hatte ja keine andere Wahl, dachte sie und lächelte.

„Was kann ich für Sie tun, Chef?“, fragte sie und hoffte, dabei stark zu klingen. Sie nannte ihn immer nur Chef, seinen Nachnamen zu sagen wäre ihr viel zu persönlich vorgekommen und Chef traf seine Erscheinung einfach am besten. Sie hätte auch Arschloch oder Affe zu ihm gesagt, doch das war sicher nicht in seinem Sinne. So hatte sie ein Wort gefunden, dass ihn höher schweben ließ, weil er sich so noch mächtiger fühlte – für sie war es jedoch ein Schimpfwort. Gute Lösung für beide Parteien. Chef.

„Immer gleich zur Sache kommend – so kenne ich Sie “, bemerkte er lachend. „Aber Sie wissen ja, dass ich genau das an Ihnen schätze.“ Er räusperte sich. „Ich habe gehört, dass Sie in letzter Zeit ziemlich oft krank sind, und da wollte ich nur sichergehen, ob es Ihnen auch gut geht.“

Entsetzt starrte Tanja ihn an. Seine Halbglatze glänzte wie ein frisch gewienerter Boden, was ganz gut zu seinem Büro passte. Alles war steril und sauber, jeder Stift an seinem Platz, man hätte sich fast fragen können, ob er wirklich an diesem Ort arbeitete oder alles nur Dekoration für den Empfang seiner Mitarbeiter war.

„Also ich will Ihnen natürlich nicht zu nahe treten, sondern nur wissen, ob ich Ihnen irgendwie helfen kann, falls Sie Probleme haben. Ich möchte doch schließlich, dass Sie Ihren Job weiterhin gut machen!“

Das saß. Wie ein Faustschlag trafen seine Worte Tanja direkt ins Gesicht.

„Ich … äh …“, stotterte sie und lief puterrot an.

„Kann ich irgendwas für Sie tun?“

Reiß dich zusammen, Tanja! Konzentrier dich auf seinen widerlichen Schnäuzer. Das hat dir schon immer geholfen.

„Danke, Chef.“ Sie hatte sich nun wieder gefasst. „Ich habe mich um meine Probleme gekümmert und werde nicht mehr krank sein.“

„Gut, das freut mich zu hören. Ich hatte auch nichts anderes von Ihnen erwartet und wollte nur sichergehen, dass nicht noch jemand ausfällt! Wir brauchen Sie hier,

Frau Müller!“ Er spielte an seinem Oberlippenbart, was Tanja mehr als anekelte. Sie hatte nichts gegen Bärte, doch bei ihrem Chef war das etwas anderes – an ihm ekelte sie eigentlich alles an.

Ja, danke, Drohung verstanden, du Arsch. Wer zur Hölle war bei ihm und hat erzählt, dass ich oft krank bin?

Tanja drohte innerlich zu explodieren. Als sie sein Büro verließ, musste sie sich zusammenreißen, die Tür nicht zuzuknallen.

Von wegen, er will mir helfen. Jedes Mal, wenn ich seine Hilfe gebraucht habe, war er der Letzte, auf den man zählen konnte. So ein Affe! Soll er doch wenigstens ehrlich sein und nicht so tun, als würde er sich Sorgen um mich machen. Er hat doch einfach nur Angst um seinen Arsch. Wenn ich die Nächste bin, die monatelang krank ist, würde er sicher eine Menge Ärger bekommen, weil das Fragen aufwirft. Doch Tanja hatte nicht vor, wie Casy zu enden.

Sie stürmte auf die Toilette und spritzte sich kaltes Wasser ins Gesicht, um ihre Fassung zurückzuerlangen. „Lass dich nicht einschüchtern, der kann dir gar nichts“, sagte sie aufmunternd zu ihrem Spiegelbild. Als sie wieder rauskam, hatte sie sich halbwegs gefasst. Da lief sie John in die Arme.

„Na, alles gut bei dir oder versteckst du dich auf dem Klo?“, scherzte er.

„Was willst du eigentlich? Bist *du* zum Chef gerannt?“, fauchte sie. „Wenn es dir nicht passt, dass ich ständig krank bin, dann sag mir das gefälligst selbst und renn nicht gleich zu dem Affen!“

„Was soll ich gemacht haben?“

„Ich war gerade beim Chef und er macht sich Sorgen um mich, weil ihm zugetragen wurde, dass ich so oft krank bin“, sagte sie etwas gefasster, als sie merkte, dass John damit nichts zu tun hatte.

Er lachte.

„Ja genau, unser Chef macht sich Sorgen um dich. Dass ich nicht lache! Aber Mensch, Tanja, du weißt ganz genau, dass ich das niemals machen würde.“

Sie blickte auf den Boden. Es tat ihr leid, dass er ihre Wut abbekommen hatte. Er hob ihr Kinn und sie blickte direkt in seine haselnussbraunen Augen.

„Hey, mir ist nicht entgangen, dass dich irgendetwas belastet. Ich kenne dich inzwischen gut genug. Und es tut mir weh, dir da nicht helfen zu können, aber ich fresse solche Sorgen für gewöhnlich in mich rein und laufe nicht durch die Gegend und rede über dich.“

Sie schmunzelte.

„Ach deswegen isst du den ganzen Tag. Tut mir leid, John“, entgegnete sie verlegen. „Was meinst du, wer es dann war?“

Sie hätte nicht an ihm zweifeln sollen … doch momentan zweifelte sie an allem.

Sie liefen gemeinsam den Flur entlang. Tanja war froh, dass sie ihn an ihrer Seite hatte. Er schaffte es immer, sie zu beruhigen. Sie fühlte sich von ihm beschützt, was nicht nur daran lag, dass er fast zwei Köpfe größer war und sehr breite Schultern hatte, sondern auch, weil er wie ein großer Bruder auf sie aufpasste. Ein Wunder, dass sie sich nie in ihn verliebt hatte. Seine braunen, stoppeligen Haare, der Dreitagebart und das markante Gesicht wirkten auf Tanja nicht anziehend, worüber sie froh war. Das hätte nur alles kaputt gemacht.

„Keine Ahnung, aber nimm es nicht zu persönlich. Dem brennt der Arsch, weil er es sich nicht leisten kann, dass du ausfällst – du bist schließlich seine beste Stute im Stall. Sieh es als Kompliment."

„Tolles Kompliment. Blumen hätten es auch getan."

Am Nachmittag saßen Tanja und John mit dem Sohn des Opfers der Todesküsserin im Befragungsraum. Tanja hasste es, in dem kleinen, beengten Zimmer zu sein. Das Licht war kalt, das Flackern machte sie fast wahnsinnig und die Kacheln an der Wand hatte sie noch nie verstanden. Bei der Konstruktion des Raumes hatte man sich doch sicher etwas gedacht – Einschüchtern von Befragten oder so –, aber dass es damit auch für die Ermittler unangenehm war, hatte dabei wohl niemand bedacht. Lange dachte Tanja, sie wäre die Einzige, die Probleme mit diesem Ort hatte, doch sie wusste, dass auch John diesen Raum hasste. An irgendeinem Abend hatte er ihr das beim vierten Feierabendbier verraten.

Es gab einen Tisch in der Mitte des Raumes und drei Stühle. Auf dem Tisch befanden sich eine Karaffe mit Wasser und drei Gläser sowie ein Laptop, damit einer von ihnen mitschreiben konnte. Wer das Protokoll verfassen musste, losten sie vorher immer mit *Schnick, Schnack, Schnuck* aus und heute hatte Tanja gewonnen. Sie mochte es lieber, die Gesprächsführung zu übernehmen, statt bloß dazusitzen und zu tippen. John räusperte sich laut und erinnerte sie an ihren Job.

„Guten Tag Herr Saum, schön, dass Sie es so schnell einrichten konnten, herzukommen. Wir möchten Ihnen an dieser Stelle auch unser Beileid aussprechen", begann Tanja vorsichtig.

„Nicht dafür!", antwortete Sascha Saum hart.

„Wir müssen Ihnen heute ein paar Fragen stellen, in der Hoffnung, dass uns die Antworten dabei behilflich sein werden, herauszufinden, wer Ihren Vater ermordet hat. Sie sind verpflichtet, uns dabei zu helfen und wahrheitsgemäß auszusagen. Mein Kollege Bachmann wird alles genau dokumentieren und am Ende können Sie das Protokoll lesen, gegebenenfalls korrigieren und dann unterschreiben."

John lächelte Saum zu.

„Möchten Sie etwas trinken?", fragte Tanja höflich.

Der Mann guckte argwöhnisch auf das Wasser und verneinte.

„Dann beginnen wir doch mit den Formalitäten", eröffnete Tanja.

Sascha Saum nickte.

„Sie sind Sascha Saum, geboren am 03. Oktober 1989, richtig?"

„Richtig."

„Nennen Sie uns bitte Ihre Anschrift!", forderte Tanja ihn auf.

„Sonnenallee 85 in 12045 Berlin."

„Was ist Ihr derzeitiger Beruf?"

„Ich bin arbeitsloser Fleischer."

„Und was ist Ihre Staatsangehörigkeit?"

„Na, deutsch. Sieht man doch", nuschelte er genervt.

„Wie ist Ihr Familienstand?", fragte Tanja weiter.

„Ich hab 'ne Exfrau und zwei Kinder, beides Mädchen."

„Bei dem Opfer handelt es sich um Ihren Vater, richtig?"

„Richtig, und ich bin nicht traurig über seinen Tod, aber hab damit nichts am Hut. Darf ich jetzt gehen?" Er zappelte auf seinem Stuhl herum.

Tanja und John tauschten verstohlene Blicke aus, während Sascha Saum sich zur Tür hinter sich drehte, um auf die Uhr zu schauen.

„Nein. Wir haben noch ein paar Fragen. Hatten Sie noch Kontakt zu Ihrem Vater?“

„Im Leben nich’. Ich bin mit 14 Jahren ausgezogen und hab den seitdem nie wieder gesehen.“

„Warum sind Sie so früh ausgezogen?“

„Weil mein alter Herr ein sadistisches Arschloch war. Er hat mich und meine Schwestern jahrelang gequält.“

„Und was ist mit Ihrer Mutter?“

„Die hat sich totgesoffen.“ Er trommelte mit seinen Händen auf dem Tisch.

Tanja verspürte Mitleid, schob es gleich darauf aber eilig beiseite. Das gehörte nicht hierher.

„Ihrem Vater wurden schlimme Dinge angetan, wir können uns momentan noch nicht erklären, warum. Haben Sie vielleicht eine Idee, wer ihm etwas angetan haben könnte?“

„Wenn er immer noch so war wie damals, dann wahrscheinlich jeder Mensch, mit dem er je geredet hat.“

„Wo waren Sie letzten Montag?“, überrumpelte Tanja ihn.

„Wieso, werde *ich* jetzt verdächtigt?!“ Er sprang wütend auf.

„Beruhigen Sie sich. Bisher verdächtigen wir niemanden. Wir erhoffen uns von Ihnen lediglich Hilfe bei der Aufklärung des Mordes an Ihrem Vater. Je nachdem, wie Sie sich verhalten, kann sich das aber schnell ändern!“, betonte sie scharf.

Er setzte sich wieder.

„Entschuldigen Sie, in Verhörräumen werde ich immer nervös“, versuchte er scherzhaft, die Stimmung aufzulockern.

Eine Schweißperle auf seiner Stirn verriet Tanja aber, dass es stimmte. Sie blätterte ruhig in einer Akte.

„Sie sind vorbestraft wegen Alkohol am Steuer und mehrfacher Körperverletzung“, las Tanja vor. Dann betrachtete sie ihn genauer. Er sah ziemlich heruntergekommen aus – man sah ihm sein Alkoholproblem deutlich an. Wahrscheinlich verstärkte das seine Nervosität noch mehr. Seine Haare waren lang und dünn und sie konnte schon ein paar graue Strähnen darin entdecken. Seine Fingernägel waren lang und vergilbt. Er roch wie ein Aschenbecher und als hätte er es nicht so mit Körperpflege. Seine Augen waren blutunterlaufen, Schlaf schien er nicht oft zu bekommen. *Nicht, dass es mir momentan großartig besser geht …,* dachte sie bedrückt.

„Ja, ich hab gelernt, dass Gewalt und Alkohol die Lösung für alles ist. Daran sind die Alten schuld.“

Tanja schluckte eine sarkastische Bemerkung herunter.

„Können Sie sich erklären, warum Ihrem Vater die Haare kurzgeschoren wurden?“, fragte sie stattdessen und überraschte ihren Zeugen prompt. Er wurde leichenblass.

„Ich war letzte Woche Montag in der Kneipe. *Charlys Treff.* Dort bin ich eigentlich jeden Abend. Sie können gern nachfragen, das kann jeder bezeugen“, stammelte Sascha schnell.

„Und was haben Sie am Nachmittag gemacht?“

„Da war ich auch da. Ich hatte mittags einen Termin beim Jobcenter und danach bin ich direkt in die Kneipe. Montags spielen wir immer Dart und gegenüber ist in so ’ner Fressbude Schnitzeltag.“

John hackte fleißig alles in den Laptop.

„Woher der Sinneswandel? Wieso geben Sie mir plötzlich Auskunft?“, hakte Tanja weiter nach.

Er starrte auf seine löchrigen Schuhe – viel zu dünn für diese Jahreszeit.

„Was hat es mit den Haaren auf sich, Herr Saum?"
„Ich bin mir nicht sicher."
„Lassen Sie uns daran teilhaben. Wir werden es sowieso herausfinden – dann vielleicht besser mit Ihrer Hilfe." Tanja sah ihm tief in seine grauen Augen.
Zittrig griff er nun doch zur Karaffe und goss sich Wasser ein, verschüttete etwas, wischte es mit dem Ärmel weg und trank das Glas zügig aus. Tanja und John ließen ihm Zeit zum Nachdenken.
„Mein alter Herr war wie gesagt ziemlich sadistisch, er hatte viele Möglichkeiten, uns zu bestrafen. Eine bestand darin …", er schluckte, „dass er meinen Schwestern die Haare kurz schor."
Tanja wurde hellhörig.
„Und was waren die anderen Möglichkeiten?"
Saum schob seinen Pulloverärmel hoch.
„Das hier!", sagte er und zeigte den Ermittlern seine Brandnarben. „Er hat es geliebt, seine Kippen an uns auszudrücken. Unsere Körper sind übersät davon."
„Was noch?", drängte Tanja vorsichtig.
„Er schlug, je nach Tageslaune, mit einem Gürtel oder der Faust zu."
„Herr Saum, Sie sind von jetzt an tatverdächtig. Sie haben das Recht, die Aussage zu verweigern, das Recht, einen Anwalt zu konsultieren, der bei jeder Vernehmung dabei ist, das Recht, eigene Beweisanträge zur eigenen Entlastung zu stellen sowie das Recht, sich ausschließlich schriftlich zu äußern."

Als man die Schwester kurz darauf informierte, dass auch sie ab sofort tatverdächtig sei, verweigerte sie, wie zu erwarten war, ihre Aussage und bestand darauf, einen

Anwalt zu konsultieren. Damit hatten John und Tanja genug Zeit, noch einmal das Vernehmungsprotokoll sowie die Tatortdetails durchzugehen.

Sie saßen im Büro und blätterten gemeinsam durch die Lichtbildakten. Tanja und John teilten sich das Großraumbüro mit mehreren Kollegen, doch die Hälfte davon war krank und die anderen hatten im Lauf des Tages nach und nach das Gebäude verlassen, sodass es immer ruhiger auf dem Revier geworden war. Inzwischen waren sie allein, jeder hatte eine Coladose in der Hand, weil Koffein ihnen beim Denken half.

Auf den ersten Blick schien der Fall klar zu sein: Ein Kind wollte sich rächen. Kam gar nicht so selten vor. Keine große Sache. Sie würden die DNA-Spuren vergleichen und vermutlich eine der Töchter überführen. Der Sohn hatte die Wahrheit gesagt, glaubte Tanja. Er war zwar auch zu Gewalt fähig, doch einen Mord traute sie ihm nicht zu. Aber zum Glück war die DNA der Mörderin am Tatort vorhanden, dank des Lippenabdrucks. Außerdem wohnte das Opfer in einem Wohnblock – es war gar nicht unwahrscheinlich, dass jemand die Täterin gesehen hatte. John biss herzhaft in sein Snickers. Für ihn war der Fall glasklar.

„Wir müssen aber auch in Betracht ziehen, dass er neben seinen Kindern auch noch andere Menschen gequält hat, und sich jemand von denen rächen will. Vielleicht eine Freundin, andere Kinder, wer weiß. Oder ein Partner der Töchter?“, überlegte sie weiter.

Sie las sich erneut die ersten Befragungen der Nachbarn am Tatort durch. Grübelnd sah sie aus dem Fenster. Draußen war es dunkel und nass. Irgendetwas sagte ihr, dass der Fall nicht so einfach werden würde, wie es im Moment schien.

Als ihnen die Köpfe qualmten und das Koffein nicht mehr half, beschlossen sie, Feierabend zu machen. Tanja staunte immer wieder, wie schnell die Zeit beim Arbeiten verging, und wie lange einfache Tätigkeiten bei der Polizeiarbeit sie manchmal aufhielten. John fuhr sie wie so oft nach Hause. Eine Straße von ihrem Block entfernt, hielten sie, um noch einen Burger zu essen. In diesem Diner waren sie früher, als es Tanja noch gut ging, fast jede Woche gewesen. Es lief 60er-Jahre-Musik, der Boden war schwarz-weiß gemustert und es gab sogar eine kleine Tanzfläche. Die Sofas und Stühle waren mit rotem Leder bezogen, die Tische verchromt. Sogar die Kellnerinnen passten sich dem Stil an. Sie trugen schwarze Kleider mit weißen und roten Punkten, dazu einen knallroten Gürtel. Das Haar hatten sie mit roten und schwarzen Bändern zurückgebunden. Dazu natürlich Peeptoes. Tanja liebte diese Outfits. Sie hatte sich selbst ein paarmal daran versucht, doch der Stil passte einfach nicht zu ihr.

„Tja, wie es aussieht, hat die Todesküsserin ihrem Opfer dasselbe angetan, was damals die Kinder erleiden mussten", überlegte John erneut und biss in seinen Burger.

„Meinst du, seine eigenen Kinder haben ihm das angetan?" Tanja war sich nicht sicher. Ihr Gefühl sagte ihr, das wäre zu einfach.

„Warum nicht? Grund dazu hätten sie genug und sein Sohn ist ihm schließlich bezüglich Gewalt und Alkohol sehr ähnlich geworden. Soweit ich seine Akte gelesen habe, hat er sich auch an seiner eigenen Frau vergriffen." John lutschte sich die Finger sauber.

„Ja, aber er sah echt überrascht aus, als wir ihn auf die abgeschorenen Haare ansprachen", erinnerte sie ihn. Tanja nahm einen großen Schluck von ihrem Erdbeershake und schob John ihre restlichen Pommes rüber.

„Na, vielleicht waren es ja die Schwestern … Oder zumindest die, die wir nicht erreichen“, mutmaßte John.

Ja, das könnte natürlich sein. Eine verlorengegangene Schwester ist auf jeden Fall verdächtig, überlegte sie.

Nach dem Essen verabschiedeten sich die beiden voneinander. John umarmte sie und flüsterte ihr ins Ohr: „Schön, dass es dir wieder besser geht. Willkommen zurück im Leben.“

Tanja grinste verlegen, gab ihm ein Küsschen auf die Wange und eilte davon. Er hatte es also doch bemerkt. Aber wäre ja auch komisch, wenn nicht. Sie standen sich schließlich sehr nah. Nun musste sie nur noch den endgültigen Schritt gehen und aus ihrer Affäre eine Beziehung machen – oder sich eben trennen. Das würde sie heute endlich klären und dann konnte alles wieder normal werden. Tanja war aufgeregt, doch fühlte sich auch gestärkt. Schlimmer als jetzt konnte es ohnehin nicht mehr werden.

Als Tanja zu Hause ankam und noch nicht einmal ganz aus ihrer Jacke geschlüpft war, klingelte auch schon ihr Telefon – „Ich komm heut nicht mehr vorbei. Sorry.“ Sofort stiegen ihr wieder Tränen in die Augen, und mit ihnen Wut, Enttäuschung und Trauer. Nun hatte sie sich schon entschlossen, endlich Nägel mit Köpfen zu machen, und dann kniff er. *Wahrscheinlich hat er das gefühlt. Scheiße, verdammt! Scheiße! Und dann nicht mal eine Begründung. Dieses hingekotzte Sorry kann er sich klemmen.* Plötzlich war von ihrer Stärke nicht mehr viel übrig. Sie schmiss ihre Stiefel durch den Flur, feuerte ihre Handtasche in die Ecke, zog wutentbrannt den Rest ihrer Klamotten aus und sprang unter die Dusche. Heißes Wasser half ihr beim Denken.

Nachdem sie eine Weile geheult hatte, beruhigte sie sich langsam und fasste neuen Mut. Sie war die *neue* Tanja und so leicht ließ diese sich von so etwas nicht unterkriegen. Sie beschloss, ihre eigenen Regeln noch ein letztes Mal zu brechen und seine Frau auf Facebook zu stalken. Die dumme Kuh hatte immer noch nicht begriffen, dass man sein Profil nicht öffentlich machen sollte. Doch manchmal dachte Tanja auch, sie würde es mit Absicht machen, um ihr zu zeigen, wie glücklich sie mit ihrer Familie war und wie toll sie alle zusammen aussahen.

Tanja loggte sich ein und tippte den Namen seiner Frau in die Suchzeile: Johanna Schuster. *Bitte was?! Das kann nicht wahr sein. Verdammt!* Tanja wurde schwindelig. Sie schaffte es gerade noch, zur Toilette zu taumeln, und kotzte sich dann die Seele aus dem Leib.

Schwanger! Im Ernst? Schwanger?! Das gepostete Ultraschallbild verhöhnte sie regelrecht – er hatte sie die ganze Zeit belogen. Das konnte doch unmöglich sein Ernst sein. *Von wegen, wir haben schon seit Jahren keinen Sex mehr; wir sind nur noch zusammen, weil wir es eben schon immer sind; und wegen der Kinder; sie ist gerade arbeitslos geworden, deshalb kann ich sie jetzt nicht hängen lassen …*, wiederholte sie in Gedanken seine Ausreden. Eine vertraute Endlosschleife, die nun die ganze Nacht ablaufen würde. Sie kannte das bereits.

Sie war so wütend. Am meisten, auf sich selbst. Wieso hatte sie ihm diesen Scheiß abgekauft? *Schwanger …* Wenn seine Frau das so offen kundtat, musste sie den dritten Monat schon erreicht haben. Dann war das also kein Trennungsurlaub, sondern ein Happy-Family-Urlaub. Tanja reichte es. Sie holte eine Flasche Wodka aus dem Eisfach und suchte ihr letztes Päckchen Kippen. Sie wollte eigentlich schon lange damit aufhören – mit beidem –, doch das war heute egal. Sie würde ein letztes Mal leiden und den Schmerz zulassen. Danach würde ihr dieser Kerl nie wieder wehtun, das versprach sie sich. *Dieser Typ ist ab morgen Geschichte!*

DONNERSTAG, 22. FEBRUAR 2018

Emma starrte auf die Uhr. *Wo bleibt er nur?* Sie ärgerte sich, dass ihr Vater es nicht einmal heute schaffte, pünktlich zu sein. Er sollte mit zur Therapie kommen, damit sie gemeinsam einiges aufarbeiten könnten. Natürlich hatte sie nie ernsthaft damit gerechnet, dass er wirklich mitkommen würde, umso überraschter war sie, dass sie nun überhaupt enttäuscht war. *Von dem kann man nichts erwarten, das weißt du doch, Emma.*

Sie kramte ihr Handy aus ihrer Handtasche und wählte seine Festnetznummer. Natürlich hatte er keinen Anrufbeantworter – wozu auch, er würde ihn ohnehin nie abhören. Es klingelte. Nichts. *Dass er bis heute nicht den Arsch in der Hose hat, um wenigstens dazu zu stehen, dass er ein Versager ist und nichts auf die Reihe bekommt. Ich hätte es wissen müssen … nein, ich* wusste *es doch sogar.* Seit ein paar Wochen hatte sie auf Anraten ihrer Psychologin wieder Kontakt zu ihm. Sie sollte ihm verzeihen, damit sie in ihrem Leben vorankäme. Doch bisher hatte das nur alte Wunden geöffnet und noch mehr Ärger gebracht. Es war ihr besser gegangen, als sie ihn einfach nur hasste, stattdessen kamen jetzt wieder alte Gefühle hoch. Die Hoffnung, dass er stolz wäre, ein guter Vater werden würde, sein Leben auf die Reihe bekäme, *mich liebt. Fuck!* Sie legte auf. Ein weiterer Blick auf die Uhr verriet ihr, dass es nun Zeit war, die Sitzung ohne ihren Vater zu beginnen.

Wütend betrat sie den Therapieraum. Die Einrichtung wirkte steril, was sie etwas beruhigte.

„Frau Burg, schön, Sie zu sehen", begrüßte sie Dr. Weber. „Wo ist denn Herr Burg?"

„Das frage ich mich auch!", zischte Emma. Sie ließ sich wie ein nasser Sack auf das schwarze Ledersofa fallen.

„Glauben Sie, er kommt noch?"

„Was weiß ich! Ich habe Ihnen ja gleich gesagt, das war keine gute Idee!", gab Emma wütend zurück.

Dr. Weber zückte ihr Notizheft und schrieb etwas auf. *Wahrscheinlich etwas Ultrakluges wie „Fr. Burg ist sauer." Ja, Frau Doktor. Ich bin sauer!*

„Erzählen Sie mir, wie es Ihnen damit geht", forderte sie Emma auf.

„Wie es mir geht?", fragte Emma verdutzt. Sie begann zu schwitzen und rang um Fassung, damit ihre Wut nicht noch mehr auf Dr. Weber umschlug.

Die Psychologin blickte sie freundlich an. *Dieser verständnisvolle Blick ist das Schlimmste. Als wäre ich ein kleines Kind. Aber so komme ich nicht weiter! Beruhige dich, Emma.*

„Ich bin wütend und enttäuscht", antwortete sie.

„Auf wen?"

Diese Frau schafft es wirklich, mich mit fast jeder Frage aus der Bahn zu werfen.

„Auf meinen Vater natürlich … und auf mich, weil ich mich überhaupt dazu überreden lassen hab …", Emma zögerte. „Und auf Sie, weil Sie mich dazu überredet haben.“

„Das ist gut. Lassen Sie Ihre Gefühle ruhig zu. Das ist alles Wut, die Sie besser hier mit Worten rauslassen, als mit Gewalt gegen sich selbst.“

Emma schwieg.

„Frau Burg, wir machen heute Folgendes: Wir werden den zusätzlichen Stuhl, den ich heute hier stehen habe, trotzdem nutzen.“

Den Stuhl hatte Emma nicht mal bemerkt.

„Alles, was Sie Ihrem Vater heute sagen wollten, werden Sie ihm jetzt sagen. Auch wenn er nicht wirklich anwesend ist, können Sie alles loswerden.“

Das ist doch nicht ihr Ernst …

„Ich werde beginnen und Sie machen einfach mit, okay?“

„Okay.“ Was sollte sie auch sonst sagen?

„Hallo Herr Burg, schön, dass Sie heute zu uns gefunden haben“, begrüßte Dr. Weber den Stuhl.

„Und, was sagt er?“, fragte Emma sarkastisch, erhielt jedoch nur einen strengen Seitenblick.

„Wir sind heute hier, damit Sie die Chance haben, sich bei Ihrer Tochter zu entschuldigen. Ich übergebe jetzt das Wort an Emma. Sie wird Ihnen sagen, was Sie von Ihnen verlangt, damit Sie eine gute Beziehung führen können, und was Sie versuchen möchte, um Ihnen zu verzeihen.“

Also gut. Wenn sie es so will.

„Ich möchte, dass du dich dafür entschuldigst, dass du mich tagelang hungern hast lassen, weil du besoffen unterwegs warst“, begann Emma vorsichtig. „Ich möchte, dass du dich dafür entschuldigst, dass du mich als Putzfrau missbraucht hast, dafür, dass ich tagelang nicht duschen konnte, geschweige denn meine Haare waschen, und mich alle Kinder in der Schule gemobbt haben, weil ich gestunken habe wie eine Obdachlose. Dafür, dass meine Kleidung immer zu klein, kaputt und ungewaschen war." Emma holte tief Luft. „Ich möchte, dass du dich dafür entschuldigst, dass du mich manchmal, wenn du besoffen warst, an den Haaren gezogen hast. Dafür, dass du mich mit deinen Stiefeln verprügelt hast, wenn ich auf deinen Partys nicht die gute Bedienung gespielt hab, die du dir erhofft hattest." Emma wurde lauter. „Ich möchte, dass du dich dafür entschuldigst, dass du mich mit einer kaputten Schnapsflasche geschnitten hast, weil dein Suff alle war und du *mich* verdächtigt hast, dafür verantwortlich zu sein! Dafür, dass du all die Bilder von Mama verbrannt hast, das Einzige, was ich je von ihr hatte, und dafür, dass du so ein Verlierer bist!", schrie sie. Emma hatte gar nicht gemerkt, wann ihr die Tränen gekommen waren, doch ihr Gesicht war klitschnass. Sie fühlte sich ausgelaugt. Anfangs war es komisch, mit einem Unsichtbaren zu reden, doch dann tat es gut und sie vergaß fast, dass ihr Dad gar nicht da war. Den Rest der Stunde verbrachte sie wie in Trance.

***

Tanjas Schädel hämmerte wie nie zuvor. Als sie versuchte, die Augen zu öffnen, fühlte es sich an, als würden Stecknadeln in ihre Augen gesteckt. Es war viel zu hell. *Scheiße, wie spät ist es, wenn es schon so hell ist?*

Bumm, bumm, bumm, es pochte weiter. Mit krausgezogener Stirn und kleinen Augen tastete sie neben ihrer Couch nach der Wasserflasche. Sie hustete. *Wie widerlich.*

Ich werde nie wieder rauchen, schwor sie sich zum hundertsten Mal in ihrem Leben. *Und Alkohol trinke ich auch nie mehr. Furchtbar!* Tanja versuchte sich langsam aufzurichten, was ihre Kopfschmerzen und den Husten verschlimmerte. Dann nahm sie einen Schluck aus der Wasserflasche und schüttete anschließend ein wenig Wasser über ihren Kopf. Ihr war heiß. Sie sah an sich runter, stellte fest, sie hatte noch ihr Outfit vom Vortag an. Schmerzverzehrt rieb sie sich die Stirn. *Fuck! Wie spät ist es?* Ihr Handy klingelte. *O Scheiße! Hoffentlich habe ich ihm keine besoffenen Nachrichten geschrieben.* Ihr Magen zog sich zusammen. Torkelnd eilte sie ins Bad und übergab sich. Danach blickte sie in den Spiegel. *Nie wieder!,* schwor sie sich. *Nie, verdammt noch mal, wieder!* Das Handy klingelte erneut. Wahrscheinlich John. *Scheiße* … Sie beschloss, erst zu duschen und sich die Zähne zu putzen. Die paar Minuten konnte er jetzt auch noch warten.

Nachdem sie sich halbwegs zurechtgemacht hatte, sah sie zwar immer noch beschissen aus, fühlte sich aber etwas mehr in der Lage, sich bei John zu melden.

„Tut mir leid, ich habe verschlafen", schrieb sie ihm eine WhatsApp-Nachricht und sah, dass es mittlerweile halb zwölf war.

Sofort rief er wieder an.

Mann, John, Menschen schreiben Nachrichten, damit sie nicht telefonieren müssen. Sie verdrehte die Augen und legte das Handy weg. Was war da eigentlich letzte Nacht passiert? Sie versuchte sich zu erinnern. Bruchstückhaft kamen ein paar Fetzen in ihr Gedächtnis zurück. *Schwanger.* Unmittelbar nach diesem Gedanken übergab sie sich erneut, es kam nur noch Galle. Sie musste etwas essen.

Tanja hatte einen Plan, wie es ihr wieder besser gehen würde, und an dem würde sie ab sofort festhalten, komme was wolle. Sie würde ihm nie wieder schreiben, sie würde wieder die Alte werden und sich nie wieder von einem Mann verarschen lassen. *Nie wieder,* schwor sie sich erneut.

Ihr Handy verriet ihr, dass eine neue Nachricht einging – von John. Er machte sich Sorgen. *Ich mir auch, John,* dachte sie und antwortete, dass sie unterwegs sei. Ausgerechnet heute musste sie also U-Bahn fahren, um zum Revier zu kommen. Sie aß ein wenig Zwieback und trank einen Kamillentee. Wie konnten Leute nach dem Betrinken nur immer Kaffee trinken? Ihr Magen war schwach und sie hoffte, das dürftige Schonkostfrühstück würde drinbleiben. Sie fühlte sich so labil, wie ihr Magen war.

Tanja putzte sich ein weiteres Mal die Zähne, gurgelte mit Mundwasser, steckte die Mundspülung in ihre Handtasche und verließ die Wohnung. Es war kalt, doch die eisige Luft tat ihr gut. Nur der Lärm machte sie fertig. Draußen hupte einer nach dem anderen. Ein Irrer lief über die Straße und verkündete angebliche Wahrheiten über den einzigen Propheten, der die Welt noch retten könne. Ein anderer pöbelte mit einem Unsichtbaren. Eine Gruppe Jugendlicher mit Bierflaschen in den Händen hatte wohl noch nicht mal geschlafen und kam gerade vom Feiern. Sie liebte diese Gegend. Eberswalder Straße. Hier kam sie sich immer normal vor. Ein wenig Lebensgefühl kam kribbelnd in ihrem Körper zurück und mit einem schwachen Lächeln auf den Lippen stieg sie in die U-Bahn und hoffte, ihr Magen würde das Rütteln der Bahn aushalten.

„Tanja!“ Seine Stimme klang besorgt und verärgert zugleich. Er wollte sich gerade beschweren, als er sie im Schnelldurchlauf von oben bis unten scannte und sich dann auf die Lippen biss. *Gott sei Dank*.

„Dem Chef hab ich gesagt, du bist beim Frauenarzt. Ich dachte, bei Gynäkologie würde er nicht weiter nachfragen – er war total nervös. Ich ergänze dann wohl noch besser einen Zahnarztbesuch ... Dann hätten wir eine Erklärung, warum du nicht reden kannst und er merkt nicht, dass du wie Sascha Saum duftest.“

Sie wusste, damit würde er es gut sein lassen und sie konnten so tun, als wäre nichts gewesen.

„Du hast eine Menge verpasst. Also pass auf: Saschas Alibi ist dicht. Mehrere Zeugen haben bestätigt, dass er beim Jobcenter und danach in der Kneipe war. Dieses Montag-Dart-und-Schnitzel-Ding ist denen wohl heilig.“

Sie setzte sich an ihren Schreibtisch und fuhr den Rechner hoch. *Zuhören,* tadelte sie sich. *Konzentrier dich.*

„Die mittlere Schwester war auch schon mit ihrem Anwalt da. Luisa Saum, jetzt Kroll, hat drei Kinder, einen Mann und ebenfalls ein dichtes Alibi. Ihre Kinder sind zwischen ein und vier Jahren und da hätte sie keine Zeit gehabt, nebenbei noch jemanden umzubringen. Sie hat auch nichts mehr mit ihren Geschwistern zu tun, da gab es ein Zerwürfnis mit der Schwester, doch sie wollte nicht darüber reden. ‚Das verzeih ich ihr nie‘, hat sie dazu nur gesagt. Und ihren Bruder hält sie zwar für einen Versager, aber niemals dazu in der Lage, jemanden so zu quälen. Damit bleibt also noch die Älteste, Kristina Saum. Doch die haben wir immer noch nicht erreicht.“

Tanjas schlechtes Gewissen nagte an ihr. Wie ein kleiner Hamster, der sich mit einem Hammer in ihrem

Kopf zu schaffen machte. Bei dem Gedanken musste sie schmunzeln.

„Tanja?“, unterbrach John sie. „Du lächelst! Hörst du überhaupt zu?“

„Ich lächle nur, weil ich froh bin, dass du so ein toller Kollege bist. Danke, meine ich damit.“

Sie sah, wie seine Wut sich auflöste. Die Waffen einer Frau.

„Ich habe auch noch mal das Protokoll über die Befragung der Nachbarin durchgearbeitet. Ist schon merkwürdig, dass jemand so Neugieriges nicht mitbekommt, wenn jemand das Haus betritt, der da nicht hingehört. Wir wussten bei der ersten Befragung am Tatort noch nicht, wie lange Herr Saum schon tot da lag, daher habe ich sie zu einer weiteren Befragung aufs Revier geladen. Selten hat sich jemand so darüber gefreut. Wahrscheinlich war das die langersehnte Action in ihrem Leben … unsere gute Frau Sinner. Und sie war sogar schon da. Als hätte sie seit Tagen darauf gewartet. An dem Montag, an dem der Mord passiert sein muss, war sie mit ihrem Sohn unterwegs. Er holte sie um zehn Uhr morgens ab, begleitete sie zum Arzt, danach gingen sie noch etwas essen und einkaufen. Wieder zu Hause war sie gegen 14:30 Uhr. Sie ist sich ziemlich sicher, dass es in der Zeit ihrer Abwesenheit passiert sein muss, sonst hätte sie mitbekommen, wenn Fremde oder die Kinder zu Besuch dagewesen wären. Sie hat ein Heft, in dem sie alles Auffällige notiert.“

Tanja lachte.

„Auf Frau Sinner ist Verlass. Was steht in dem Buch?“

„Also ich finde, ich habe genug für einen Vormittag getan. Hier, du kümmerst dich um das Buch und ich besorg uns was zu essen." Er öffnete das Fenster, was eindeutig ein Statement wegen ihrer Fahne war, und verließ das Büro.

***

Tanjas Kopf dröhnte noch immer, ihr Magen hingegen beruhigte sich langsam. Sie trank den ganzen Tag Wasser und Tee und musste andauernd pinkeln, was aber eine gute Unterbrechung war, da sie sich schlecht konzentrieren und sich so regelmäßig kaltes Wasser ins Gesicht spritzen konnte. Ihr war immer noch heiß und sie fühlte sich benommen. Außerdem hatte sie schon gefühlt einhundert Bonbons gefuttert und gurgelte immer wieder mit Mundspülung. Einmal rettete sie das sogar vor ihrem Chef, der sie verpasste, als sie auf der Toilette war. Tanja war sich sicher, so einen Tag würde sie nie wieder erleben. Sie war eine gute Polizistin und wollte ihren Geist zur Aufklärung von Verbrechen nutzen, statt sich auf dem Klo zu verstecken. Wie machten das echte Alkoholiker bloß?

Das Buch von Frau Sinner hatte nichts Interessantes ergeben. Es war unglaublich, wie viele Nachbarn diese Art von Büchern führten. *Wer weiß, was meine Nachbarin über mich notiert hat?* Sie wollte es lieber nicht wissen.

Im Laufe des Tages fand Tanja heraus, wo sich die dritte Zeugin, Kristina Saum, befand. Sie war wohl eine Weile abgetaucht – hatte von heute auf morgen ihre Sachen gepackt und war nach Mallorca geflogen. „Um wieder klar denken zu können", hatte ihre Freundin, die Tanja inzwischen ausfindig gemacht hatte, erzählt. Wovon sie eine Auszeit wollte, konnte Tanja der Freundin jedoch nicht entlocken. Aber auch Emma hätte niemals etwas verraten, daher war es wohl wirklich eine gute Freundin. Doch es war schon komisch, dass sie ausgerechnet am 13. Februar geflogen war – ein Tag nach dem Mord an ihrem Vater. Morgen käme sie zurück und dann würden sie mehr erfahren. Tanja rieb sich angestrengt die Schläfen. Ihr Handy vibrierte. Emma schrieb: *„Ich brauch Ablenkung. Hast du Lust, mir bei meinen Therapie-Hausaufgaben zu helfen? Kannst du sicher auch gut gebrauchen. Grins."*

Wenn Emma wüsste, wie recht sie damit hat, dachte Tanja und sagte zu. Egal, welche Hausaufgaben es waren – sie konnten nur besser sein, als heute Abend allein zu Hause zu sitzen. Tanja gestand sich ein, dass sie Angst davor hatte, nach Hause zu gehen. Dort hatte sie ein Riesenchaos hinterlassen und alles erinnerte sie an ihn und ihren Absturz. Mittlerweile war es 19 Uhr und heute würde sie eh nichts mehr auf die Reihe bekommen. Sie legte John, der gerade bei der Gerichtsmedizin war, einen Zettel hin und war froh, sich nicht rechtfertigen zu müssen, warum sie jetzt schon ging. Er würde sie fahren wollen und selbst, wenn er nicht fragen würde, würde die Frage, was los sei, dennoch zwischen ihnen hängen, und darauf hatte sie absolut keine Lust. Also schnappte sie sich ihre Tasche und eilte aus dem Revier zu Emma.

„Hallo meine Hübsche", begrüßte Tanja ihre Freundin.

„Wow, na das kann man von dir heute aber nicht sagen. Wie siehst du denn aus? Und vor allem, wie riechst du?!" Selten hatte sie Emma so entsetzt gesehen. „Du stellst dich jetzt erst mal unter die Dusche, ich bereite alles für meine Hausaufgaben vor und bis dahin reden wir einfach nicht über unseren Scheißtag ... oder wie du aussiehst, eher über die Scheißnacht. Deal?", fragte Emma.

Dankbar nahm Tanja das Angebot an. Die beiden handhabten das oft so: erst mal so tun, als wäre alles normal, und später über die Sachen, die sie belasteten, reden.

Emmas Wohnung war kuschelig eingerichtet und Tanja hatte eine Menge Zeug da, weil sie oft spontan bei ihr übernachtete. Sie fühlte sich hier manchmal wohler als in ihrem eigenen Zuhause. Nachdem sie geduscht hatte, fühlte sie sich schon viel besser und ihre Lebensenergie kam langsam zurück. Als sie dann noch Tic Tac Toe aus dem Wohnzimmer schallen hörte, musste sie anfangen zu lachen. Emma schaffte es doch immer wieder, sie aufzumuntern.

„Na, so gefällst du mir schon besser", bemerkte Emma grinsend.

„Also, was sind deine geheimnisvollen Hausaufgaben? Ich bin bereit für die Offenbarung."

„Bitte folge mir!"

„Na, du machst es aber spannend."

Emma zog Tanja mit in ihr Arbeitszimmer.

„Ach du Scheiße, was ist denn hier passiert?", fragte Tanja entsetzt. Das Zimmer sah ganz anders aus als sonst. Es lagen zwei Yogamatten auf dem Boden, Kerzen und ein Meditationskissen sowie ein perlenbesticktes goldenes Seidentuch mit einem Elefanten darauf. Aus dem Handy dudelte Entspannungsmusik wie in einem Spa. In der Luft lag der Geruch von Räucherstäbchen. Die Bücherregale, wovon Emma als Leseratte vier hatte, fielen gar nicht mehr auf, und die Ausklappcouch, auf der Tanja sonst schlief, war mit einem großen lilafarbenen Tuch bedeckt. Nur der Schreibtisch sah aus wie immer – darauf lagen Zeitschriften, angefangene Bücher und irgendwelches Zeug für die Arbeit. Emma arbeitete oft zu Hause, weil sie ungern unter Menschen war. Sie nutzte jede Chance, die sie bekam, um im Homeoffice zu bleiben.

„Ähm, bist du jetzt unter die Esoterikerinnen gegangen?“, fragte Tanja halb im Scherz, halb ernst.

„Tja, meine Liebe. Meine Hausaufgaben sind Entspannungsübungen. Ich lerne jede Woche eine neue Methode und diese Woche ist es Yoga. Ich hab da eine App. Die Therapeutin will mich unbedingt in so eine Gruppe stecken, aber du weißt ja, wie sehr ich andere Menschen liebe“, sie malte Anführungszeichen in die Luft.

„Und du ziehst das wirklich durch?“ Tanja nahm ein paar Räucherstäbchen in die Hand und roch daran.

„Na ja, Lust hatte ich erst nicht, aber um ehrlich zu sein: Es hilft irgendwie. Ich fühle mich danach besser und habe seltener das Bedürfnis, mir wehzutun.“

„Hm. Das Totschlagargument. Dann werde ich dich dabei unterstützen, auch wenn ich mehr fürs Boxen bin“, sagte Tanja mehr zu sich selbst als zu Emma.

Und so verbrachten sie die nächste Stunde lachend beim Yoga. Danach überredete Emma ihre Freundin sogar, gemeinsam noch eine Fantasiereise – eine weitere Entspannungsmethode – zu machen. Sie lagen rücklings auf ihren Yogamatten und träumten sich an ihren Lieblingsort. Tanja dachte an einen Strand in Thailand, an dem sie vor zwei Jahren war. Weicher warmer Sand an ihren Füßen, kaltes Wasser, frische Luft, die um ihre Nase wehte. Tanja vergaß alles um sich herum und roch die kühle Meeresbrise von damals beinahe. Insgeheim ahnte sie zwar, dass Emma das weniger für sich machte, sondern nur wollte, dass Tanja sich entspannte, aber sie ließ sich darauf ein.

Nach ihrem Relaxingprogramm fühlten sich beide besser und kochten zusammen Spaghetti. Dabei vermieden sie noch immer tunlichst, über ihre Sorgen zu reden, und sangen bei ihren alten Lieblingsliedern mit. Als sie schließlich satt und zufrieden auf dem Sofa lagen, begann Emma als Erste.

„Ich bin megawütend auf meinen Dad. Jetzt wollte ich ihm wirklich eine Chance geben und dann gratuliert er mir nicht mal zu meinem Geburtstag."

„Ich hab eh nie verstanden, warum du ihm eine Chance geben willst", gab Tanja zu. „Er hat dir so oft wehgetan. Ich könnte das nicht."

„Weil ich keine Lust habe, ständig diesen Groll mit mir rumzutragen, und ich dachte, vielleicht könnte er jetzt ein guter Vater sein und sich nicht nur alle paar Jahre mal wegen Geld melden. Ich hatte einfach Hoffnung." Emma schaute an die Wand, an Tanja vorbei.

„Und auf die Idee bist du allein gekommen … oder deine Therapeutin?" Tanja wusste noch zu gut, wozu Therapeuten einen alles überreden konnten, und sie konnte sich nicht vorstellen, dass Emma von selbst auf solche Schnapsideen kam.

„Meine Therapeutin. Aber ich glaube, sie hat recht. Wenn ich ihm vergeben würde, dann wäre mein Leben sicher einfacher und ich hätte mehr Energie, weil ich sie nicht mehr für Hass verschwenden müsste. Außerdem gab es ja auch Gründe, warum er so geworden ist." Emma klang nicht ganz überzeugt.

„Bullshit, man hat trotzdem immer die Wahl. Er hatte kein Recht, dich halb verhungern zu lassen. Wenn man sich nicht um sein Kind kümmern kann, sollte man es abgeben, damit es eine Chance auf ordentliche Eltern oder wenigstens was zu essen hat“, brachte Tanja mit lauter Stimme hervor.

„Sorry, Tanja, ich wollte deine alten Wunden nicht aufreißen.“

„Ist schon gut. Ich bin heute einfach empfindlich. Und wie ist die Therapie sonst so?“ Tanjas Hände begannen zu jucken. Das Thema machte sie nervös.

„Na ja, eigentlich nervt es total, aber anscheinend weiß die Frau, was sie tut, denn seit ich zweimal die Woche bei ihr bin, geht es mir wirklich besser. Aber heute war es total beschissen. Mein Dad sollte zur Sitzung kommen und es war eine Aussprache geplant. Ich hab mich dazu überreden lassen und am Ende kam er einfach nicht. Ich bin wütend und enttäuscht zugleich. Ich sollte dann so tun, als wäre er da, und ihm alles sagen. Diese dumme Idee hat mich noch wütender gemacht und so hab ich alles rausgelassen. Danach ging es mir aber tatsächlich besser. Die Wut war verpufft, weil ich alles mal laut ausgesprochen habe, ohne Rücksicht auf seine Gefühle zu nehmen oder Angst vor der Reaktion zu haben. Wahrscheinlich war es sogar besser, dass er nicht da war, so konnte er nichts Falsches sagen.“

Tanja schwieg.

„Überlegst du, auch wieder zu gehen?“, fragte Emma vorsichtig.

„Ja, ich hab eigentlich keine Lust drauf, aber ich glaube, ich muss, sonst werde ich noch wie die Todesküsserin.“

„Die Todesküsserin?“, fragte Emma lachend.

„Ja, mein neuer Fall. Hast du es noch nicht in den Nachrichten gehört?“

Emma schüttelte den Kopf.

„Also da hat jemand einen Mann umgebracht und ihn vorher gefoltert, genauso wie er es vor vielen Jahren mit seinen eigenen Kindern gemacht hat.“

„Der hat seine Kinder umgebracht?“

„Nein, aber er hat sie misshandelt. Doch wenn ich mir den Sohn so ansehe, kann man auch nicht sagen, dass er wirklich am Leben ist.“

Emma verstand und blickte an die Decke.

„So fühl ich mich auch oft.“

Tanja kratzte sich an ihren Händen. Die Neurodermitis war wieder da – als würden Millionen von kleinen Spinnen über ihre Handrücken laufen und nur darauf warten, sich über ihren ganzen Körper auszubreiten.

„Wie heißt deine Therapeutin?“ Tanja stand auf und holte sich ein neues Glas Wasser aus der Küche, dann setzte sie sich wieder zu Emma aufs Sofa.

„Dr. Weber. Aber musst du nicht zu einem Polizeiarzt?“

„Nee, das kann ich auch von der Krankenkasse genehmigen lassen und woanders machen. Ich will auf keinen Fall zum Polizeiarzt. Wer weiß, wie die da untereinander Informationen austauschen. Das ist nicht gut ... sonst geht das noch über Umwege an meinen Chef.“

„Dann gehen wir demnächst wieder zur selben Therapeutin, fast wie in alten Zeiten.“ Sie lachten.

„Ich hab das mit dem Typen beendet. Du hattest mit allem recht. Seine Frau ist im dritten Monat schwanger.“ Tanja schluckte ihre Tränen runter. Sie hatte es eben das erste Mal ausgesprochen. Es fühlte sich an, als würde jemand ihre Kehle zudrücken, es tat weh.

„O fuck! Tut mir leid“, sagte Emma betroffen und nahm Tanja in den Arm.

„Nein, nein“, wehrte Tanja sofort ab, „alles gut, wirklich. Ich habe keine Lust mehr auf traurig sein. Lass uns einfach nie wieder davon reden.“ *Einfach vergessen und abhaken.*

„Okay, ich weiß eh was Besseres." Emma grinste und holte den Laptop aus ihrem Schlafzimmer. „Der Millionste Netflix-Abend kann beginnen – die beste Medizin der Moderne."

Ein Glas Wein und 'ne Schachtel Kippen wären mir lieber, dachte Tanja und nippte an ihrem Wasser.

FREITAG, 23. FEBRUAR 2018

Am nächsten Morgen schaffte Tanja es, vor John im Büro zu sein. Sie setzte sogar noch einen drauf, denn sie hatte ihm Frühstück besorgt: Croissants, Kakao, Obstsalat und als Highlight zwei belegte Rühreibrötchen von dem neuen türkischen Bäcker vor Emmas Haustür. Das war Tanjas Art, sich zu entschuldigen, und da John den ganzen Tag nur am Essen war, würde ihm das gefallen. Sie fragte sich allerdings immer wieder, wo er das alles hin aß, denn seinem Körper konnte man davon nichts ansehen. Im Gegenteil, John sah aus wie einem Trainingskatalog entsprungen. Fehlte nur noch, dass er eingeölt ohne T-Shirt durch die Tür kam – das würde ein großes Gekreische geben bei den Frauen, wovon es auf dem Revier nicht so viele gab, und auch bei einigen Männern, ob vor Neid oder aus Leidenschaft sei mal dahingestellt. Tanja hatte oft das Gefühl, wenn er den Raum betrat, fingen die anderen reihenweise an zu sabbern und die Zeit ginge etwas langsamer. Regelmäßig zog Tanja ihn damit auf und er tat dann so, als würde das alles nicht stimmen und als wäre es ihm unangenehm, doch das kaufte sie ihm nicht ab.

„Tanja!“, begrüßte er sie überrascht.

„Guten Morgen Herr Lieblingskollege“, erwiderte sie grinsend.

Sichtlich erleichtert und verwirrt betrat er das Büro, setzte sich an seinen Schreibtisch und guckte fragend zu Tanja rüber.

„Hab ich meinen Geburtstag vergessen?“

Sie lächelte und damit war das Gespräch für sie beendet. Zu viel Worte machten bloß alles kaputt.

„Unsere Zeugin Kristina Saum landet heute um 12:45 Uhr. Ich habe mit dem Chef schon geklärt, dass wir sie gleich vom Flughafen aus aufs Revier bringen. Das Hotel hat heute Morgen bestätigt, dass sie bis heute 05:45 Uhr vor Ort war, und eine Flugbegleiterin hat bestätigt, dass unsere Zeugin am 13. Februar auf dem Weg nach Mallorca an Bord war. Außerdem hat Kristina per Mail versichert, dass sie keinen Anwalt will, obwohl sie weiß, dass sie tatverdächtig ist. Sie glaubt, das sei alles Unsinn und hoffe, dass wir bald herausfänden, wer ihn getötet hat, damit sie Blumen schicken könne“, berichtete Tanja.

„Blumen?“ John rieb sich nachdenklich sein Kinn.

„Als Dankeschön an die Todesküsserin.“

John biss in sein Croissant und nahm anschließend einen großen Schluck von seinem Kakao.

„Das würde dann auch erklären, warum wir keinen einzigen Freund ausfindig machen konnten. Er hatte einfach keine, weil er ein Arschloch wie aus dem Bilderbuch war.“

Tanja stand auf und schaute aus dem Fenster.

„Sogar die Nachbarn hatten Angst vor ihm. Ich habe in den Befragungsunterlagen gelesen, dass die junge Studentin, die im selben Aufgang wie er wohnte, immer ein flaues Gefühl im Magen hatte, wenn sie ihn sah. Sie sagte, sie habe sich jedes Mal beeilt, an ihm vorbeizukommen."

„Ja, ich weiß, ich hab's in Casys Bericht gelesen. Aber ich glaube, wir haben etwas übersehen. An irgendwas oder irgendwen haben wir noch nicht gedacht. Kein Mensch hat mit niemanden Kontakt – vor allem dann nicht, wenn er so ein Sadist war, wie die Kinder sagen. Da will man das doch ausleben", mutmaßte John.

„Vielleicht im Puff?", überlegte Tanja laut. „Was hat eigentlich dein Besuch gestern Abend beim Gerichtsmediziner ergeben?"

„Todesursache waren die Messerstiche ins Herz. Das Messer hat sie leider wieder mitgenommen. Möglicherweise hat sie mehrere Versuche gebraucht, was zeigt, dass sie nicht unbedingt Ärztin sein muss. Eine andere Theorie ist, dass sie so wütend auf das Opfer war, dass sie ganz absichtlich mehrmals auf ihn eingestochen hat." John biss in sein Rühreibrötchen.

Tanja fragte sich, wie er bei dem Thema essen konnte, ihr selbst wurde bei dem Gedanken an Tatorte, besonders solche mit so viel Blut, immer schlecht.

John sprach mit vollem Mund weiter: „Außerdem vermuten die Kollegen aus der Gerichtsmedizin, dass es sich um seine eigenen Kippen handelte, zumindest war es seine Marke. Der Gürtel, der auf dem Boden lag, gehörte ebenfalls ihm. Es ist seine DNA dran, und die von mindestens einer Frau. Sie scheint sich keine Mühe gemacht zu haben, ihre Spuren zu verwischen. Entweder fühlt sie sich uns überlegen oder ihr ist alles egal. Vielleicht war der Mord auch gar nicht geplant und sie ist einfach ausgerastet … sie hat schließlich nichts zum Tatort mitgebracht."

„Außer der Mordwaffe“, antwortete Tanja trocken und lief durchs Büro, um besser denken zu können.

„Das wissen wir nicht. Es kann genauso gut sein, dass sie das Messer von ihm hatte. Vielleicht wollte er sie damit quälen, vielleicht trieben sie merkwürdige Spielchen miteinander. Die Leute finden die merkwürdigsten Sachen erotisch. Es ist also möglich, dass es so etwas wie ein Versehen bei sexuellen Spielchen war oder Notwehr.“

„Wenn er ein Sadist ist, dann quält aber doch *er* seine Opfer und nicht umgekehrt. Außerdem müsste man dann Narben von alten Verletzungen finden – wie bei den Kindern, die mit Brandnarben übersät sind –, sollte er das regelmäßig betreiben.“ Für Tanja ging diese Theorie nicht ganz auf.

„Ja, stimmt. Aber vielleicht wollten sie einfach mal was Neues ausprobieren. Auch wenn es nicht ganz realistisch klingt, ist es möglich. Ich will nur nicht, dass wir etwas übersehen oder uns zu sehr auf eine Theorie versteifen und uns für andere Möglichkeiten verschließen.“ John rieb an seinem Kinn. Seine Denkerpose.

Tanja musste immer schmunzeln, wenn sie ihn so grübelnd sah, irgendwie niedlich. Sie ging wieder zum Fenster und blieb davor stehen.

„Aber es steht fest, dass es sich um eine Täter*in* handelt?“

„Ja, das ist zumindest eindeutig. Die DNA des Kussabdrucks und auch die am Gürtel des Opfers ist von einer Frau. Aber der Abgleich mit der DNA in den Polizeirechnern brachte natürlich gar nichts. Wir haben also keine Ahnung, wer dahintersteckt.“

Tanja fröstelte. Draußen begann es zu schneien.

„Und die Folter? Wurde sie post mortem zugefügt?“, fragte Tanja weiter nach, um noch einmal auf die sexuelle Vorspieltheorie zurückzukommen.

„Nein, das wurde ihm alles vor seinem Tod angetan. Er hat also richtig gelitten ... oder Spaß gehabt – je nachdem, worauf er so stand."

„Wir tappen also noch immer im Dunkeln. Das wird dem Chef nicht gefallen." Tanja ging zurück zu ihrem Schreibtisch und ließ sich entmutigt in ihren Stuhl zurückfallen.

„Nein, nicht ganz. Es wurden lange dunkle Haare gefunden. Doch die können natürlich auch von einer Freundin oder Nutte stammen – aber immerhin etwas, wonach wir suchen können."

„Die Telefonlisten habe ich hier schon liegen. Mal sehen, wen der alte Herr so angerufen hat. Vielleicht finden wir ja die Besitzerin der Haare." Tanja wedelte mit den Listen.

„Ich bin gespannt, was Kristina für eine Haarpracht hat ...", grübelte John.

Ein paar Stunden später hatten John und Tanja ihre Zeugin vom Flughafen abgeholt. Das war nicht üblich, doch sie wollten sichergehen, dass Kristina ihnen nicht durch die Lappen ging. Während der Fahrt zum Revier hatten sie ein wenig Small Talk gehalten, den größten Teil der Zeit jedoch geschwiegen. Tanja fuhr, doch nutzte jede Gelegenheit, um Kristina im Rückspiegel zu betrachten. Obwohl diese gerade aus dem Urlaub kam, sah sie total fertig aus. Vielleicht lag das aber auch an dem Sonnenbrand. Kristina hatte dunkle, lange Haare und trug roten Lippenstift, aber irgendetwas sagte Tanja, dass diese Frau nichts mit dem Mord an deren Vater zu tun hatte. Schließlich trugen Millionen von Frauen ihre Haare so und bemalten sich die Lippen rot. Kristina wirkte resigniert, aber höflich. Doch ihrem Instinkt traute

Tanja momentan nicht allzu sehr. Das überließ sie lieber John, der gerade über das Wetter sprach.

Kristina war groß, ihr Gesicht war schmal mit hohen Wangenknochen. Ihre Figur konnte Tanja nicht erkennen, denn sie war in einem dicken schwarzen Wintermantel eingewickelt, doch ihre eingefallenen Wangen ließen sie mager wirken. *Den hat sie auf Mallorca wohl nicht gebraucht.* Draußen war es eiskalt und glatt. John drehte die Heizung noch ein wenig wärmer.

Auf dem Revier angekommen, nahmen sie Speichel- und Haarproben von Kristina. Nachdem sie die Zeugin über ihre Rechte aufgeklärt hatten und diese wiederholt gegen einen Anwalt war, begannen sie mit der Vernehmung. John schrieb wieder das Protokoll und sie vervollständigten die Personalien.

„Frau Saum, verzeihen Sie, dass Sie nicht mal in Ruhe auspacken konnten, bevor wir Sie zu uns luden, doch Sie sind momentan Tatverdächtige im Mordfall ihres Vaters", wiederholte Tanja noch einmal, wie auch schon am Flughafen, um das Verhör höflich zu beginnen.

John fing an, das Gesprochene in den Laptop zu tippen, und schnell war Tanja bei den ungemütlichen Fragen angelangt.

„Ihr Vater wurde gefoltert, bevor er erstochen wurde, und die dabei angewandten Methoden erinnerten Ihre Geschwister an Ihre Kindheit, wie Sie vielleicht schon wissen." Tanja schaute Kristina tief in die Augen. Sie wollte keine Reaktion verpassen.

„Nein, das wusste ich nicht. Was hat man denn mit ihm gemacht?", fragte sie fast schon desinteressiert.

Kann es sein, dass sich Geschwister nicht mal dann untereinander melden, wenn der eigene Vater ermordet wurde?

Oder konnten sie Kristina nur nicht erreichen, weil sie im Ausland war? Warum genau sind sie eigentlich zerstritten? Sie hatten doch nur sich. Müssten sie da nicht alle zusammenhalten?

„Seine Haare kurzgeschoren …“ Kristinas Mundwinkel zuckten, während Tanja fortfuhr, „ihn mit Zigaretten verbrannt, mit einem Gürtel verprügelt, seine Zähne ausgeschlagen.“

Für einen Moment war es still im Raum.

„Wow …“ Kristina nahm ein Taschentuch aus ihrer Jackentasche und putzte sich in Ruhe die Nase. Tanja beobachtete jede Regung und suchte nach Hinweisen. *Versteckt sie damit ihr Gesicht? Ist das eine Taktik, um sich eine Antwort zu überlegen?*

„Also …“, begann Kristina. „Ich hätte gedacht, dass ich mich leichter fühlen würde, wenn er tot ist.“

Tanja sagte weiterhin nichts. Sie wusste, so würde sie mehr erfahren.

„Ich habe mir ein Leben lang gewünscht, dass er verreckt, am besten so mies wie möglich. Ich fühle mich jetzt auch irgendwie erleichtert, aber nicht so frei wie erhofft. Ich weiß nicht so recht, wie ich es erklären soll.“ Kristina drehte nachdenklich eine Haarsträhne um ihren Finger.

Wie Emma es immer tut …, bemerkte Tanja.

„Mein erster Gedanke war: Gott sei Dank muss ich jetzt nicht mehr diese dämliche Aussprache führen. Meine Therapeutin wollte mir einreden, dass es mir besser gehe, wenn ich mich mit meinem Vater versöhnen würde. Sie hat geglaubt, er würde sich für alles entschuldigen und dann wären meine Probleme gelöst.“

Das hatte Tanja die Tage schon mal gehört, und sie schwor sich, sollte eine Therapeutin das jemals von ihr verlangen, würde sie nicht zustimmen. Tanja konnte gut verstehen, was Kristina meinte. Ihre Kindheit war auch nicht gerade ein Zuckerschlecken gewesen, und lange hatte sie ihren Eltern die Pest an den Hals gewünscht. Doch wenn sie sich nach all den Jahren wirklich entschuldigen würden, änderte das an ihrer Kindheit auch nichts mehr.

Tanja konnte es ihrer Mutter bis heute nie recht machen. Ihr Kontakt bestand darin, dass sie sich ab und zu Nachrichten schrieben, sich einmal im Jahr sahen – wenn Tanja keine gute Ausrede mehr einfiel – und wenige Male telefonierten, wobei Tanja das Telefon auf Freisprechen stellte und ihre Mutter schimpfen ließ. Meistens waren es Meckertiraden darüber, dass Tanja noch keine Familie gegründet hatte und schließlich von Jahr zu Jahr faltiger und verbrauchter aussehen würde. „Ab deinem Alter interessiert sich doch ohnehin schon kein Mann mehr für dich. Und komm mir bloß nicht mit einer Frau nach Hause! Such dir einen richtigen Mann und fang gleich an mit der Familiengründung!“ *Ja, Mama, einen richtigen Mann, so wie du ihn hattest, der dich regelmäßig vergewaltigte, wenn du keine Lust hattest? Glaubst du, ich hab das alles nicht mitbekommen? Bevor ich so ein Leben führe, bleibe ich lieber für immer allein.* „Du hast keine Zeit mehr! Deine Gebärmutter geht ein wie eine Tulpe!“, sagte ihre Mutter regelmäßig. Was auch immer Tulpen mit dem Kinderbekommen zu tun hatten, doch seitdem liebte Tanja es, sich Tulpen in die Wohnung zu stellen. Sie fühlte sich dann richtig rebellisch. Heute Abend würde sie sich mal wieder einen Strauß kaufen, beschloss sie.

„Ihre Therapeutin?“, fragte Tanja nach.

„Ja, ich habe Depressionen, Panikattacken, Albträume und wollte das endlich mal alles in Angriff nehmen. Ich bin schwanger, wissen Sie? Ich muss mein Leben hinbekommen, bevor das Baby da ist."

„Oh, herzlichen Glückwunsch zur Schwangerschaft," beteuerten John und Tanja fast gleichzeitig. Tanjas Magen meldete sich sofort zurück, ihr wurde kotzübel. *Schwanger. Urlaub ... Konzentrier dich, Tanja!*

„Danke", flüsterte Kristina mit dem ersten Lächeln auf ihren Lippen, seit Tanja und John sie vom Flughafen abgeholt hatten.

„Ich muss Sie das fragen, Frau Saum: Wo waren Sie am 12. Februar?" Sie brachte es nicht übers Herz, ihre Zeugin danach zu fragen, in welchem Monat sie war. Sie musste weg von diesem Thema.

„Da hatte ich diese besagte Therapiestunde. Um zehn Uhr. Meine Therapeutin wollte einen Termin mit meinem Vater vereinbaren und ich habe es nicht geschafft, mich durchzusetzen und Nein zu sagen. Ich wollte das wirklich nicht und der Gedanke daran hat mich einfach durchdrehen lassen. Was, wenn er mir wieder was angetan hätte, es geht schließlich nicht mehr nur um mich. Ich bekomme ein Baby und dem soll niemals so wehgetan werden wie mir." Kristina streichelte über ihren Bauch. Als würde sie damit betonen wollen, wie verletzlich sie war.

„Das verstehe ich, Frau Saum. Und was haben Sie danach getan?"

„Ich bin dann nach Hause gelaufen, fast gerannt, und merkte, wie ich keinen einzigen klaren Gedanken mehr fassen konnte. Ich habe fast apathisch die Wohnung geputzt, im Internet meine Reise gebucht und meine Koffer gepackt. Abends hatte ich noch mit einer Freundin telefoniert und erst am nächsten Morgen am Flughafen realisierte ich, was ich eigentlich gerade tat."

Tanja notierte sich auf einem Schreibblock:

„Telefonliste Zeugin

→ Telefonat Freundin überprüfen

Therapeutin prüfen, neue Zeugin? Hat sie das Opfer erreicht?"

„Danke, Frau Saum. Kann das irgendwer bestätigen? Vielleicht der Vater Ihres Kindes?"

Kristinas Gesicht verdüsterte sich.

„Nein, der weiß noch nichts von seinem Glück und ich habe auch keine Lust, dass sich das ändert."

„Können Sie uns den Namen des Vaters sagen?"

„Der tut nichts zur Sache!"

Tanja notierte weiter:

„Vater des Kindes von Zeugin?"

„Wann in etwa haben Sie die Reise gebucht und wann war das Telefonat mit Ihrer Freundin?", hakte Tanja weiter nach.

„Ich weiß es nicht mehr, aber ich kann Ihnen das zukommen lassen, sobald ich zu Hause bin." Kristina streichelte weiterhin ihren Bauch. Sie schien mehr mit ihren Emotionen beschäftigt zu sein, als mit der Tatsache, dass sie verdächtigt wurde, ihren Vater ermordet zu haben. Irgendetwas war komisch an diesem Bild. *Sieht so eine Mörderin aus?,* fragte sich Tanja.

Bereits drei Stunden später hatten Tanja und John die jeweilige Uhrzeit von Buchung und Telefonat mit Kristinas Freundin erhalten. Es war beides abends gewesen, sodass Kristina zwischen Therapie und der Buchung der Tickets genügend Zeit für einen Mord gehabt hätte. Kristina wirkte zwar auf den ersten Blick nett und zuvorkommend, Tanja hatte sogar Mitleid mit ihr, doch irgendetwas hatte die Frau an sich, was sie zum Grübeln brachte. Tanja konnte es aber nicht ganz greifen, es war mehr ein negatives Grundgefühl, das sie nicht zuordnen konnte. *Wahrscheinlich hab ich nur gerade ein Problem mit schwangeren Frauen.*

Tanja und John waren mittlerweile in einem anderen Punkt fündig geworden. Sie standen an der Bar eines Bordells – so hatte Tanja sich einen Puff immer vorgestellt. Mädels in Unterwäsche, die aber eher heruntergekommen, statt heiß aussahen. Viele von ihnen waren aus aller Herren Länder und einige saßen verschüchtert und tuschelnd auf einem Sofa. *Wie alt sind diese Mädchen wohl? Und was trinken sie da? Sind die überhaupt schon alt genug für Sex und Alkohol?*

Andere hingegen waren offensiv und ließen sich nicht davon abschrecken, dass zwei Polizisten anwesend waren. Es war dunkel an diesem Ort, rote Ledersofas und -sessel verteilten sich vor der Bar. Auf dem Tresen befand sich eine Stange, die sicher ab und an von den Ladys zum Tanzen genutzt wurde. Der Boden war mit beiger Auslegware bedeckt, die im Hellen sicher viele Flecken aufwies. Tanja und John saßen auf schwarzen Barhockern, an der Decke hing ein riesiger Kronleuchter, der aber eher als Dekoration gedacht war, da er kein Licht machte.

Am schlimmsten war für Tanja der Geruch von Rauch. *Was gäbe ich dafür, jetzt eine rauchen zu können.* Die Mädels an den Tischen qualmten eine nach der anderen und auch auf dem Bartresen standen überquellende Aschenbecher. Daneben je ein Schälchen mit Salzbrezeln. Der Gedanke an die Hände, die schon nach diesem Knabberzeug gegriffen hatten, holte Tanjas Übelkeit zurück. Kunden waren nicht zu sehen, vielleicht waren sie aber auch gerade auf den Zimmern. Der Zigarettenqualm und der muffige Gestank von einem Raum, der nie gelüftet wurde, klebten an ihr und erinnerte sie schmerzhaft an ihre letzte Eskapade, die erst zwei Tage her war.

Tanja und John waren jeder tief in seine Gedanken versunken, als sie von einer forschen Stimme überrascht wurden.

„Machen wir es schnell. Kommen Sie in mein Büro!“, forderte sie eine Dame mit großem Dekolletee und sehr kurzem Rock auf. Sie war bestimmt schon über 40, kleidete sich aber, als wäre sie unter 20. Ihre pinke Bluse passte zu ihren pinken Dessous, die rausguckten, und sie trug eine Perücke mit synthetisch glänzenden blauen Haaren bis zum Kinn.

„Ich will nicht, dass Sie jemand hier sieht, sonst ist unser Ruf bald noch schlechter. Das Geschäft läuft sowieso schon nicht gut.“

Sie kamen an einigen Zimmern vorbei, aus einem hörten sie Stöhnen. Die Dame führte sie in ihr Büro. Es war ein ganz normales Zimmer, ziemlich unspektakulär. Ein Schreibtisch, ein Bürostuhl, Schrank und Lampe. Der Raum war klein, doch es gab zusätzlich zwei Stühle, auf die sich die Ermittler setzten, auch wenn Tanja lieber nichts angefasst hätte und sich ungern hinsetzte. John hatte da offensichtlich weniger Probleme oder er konnte es besser vertuschen.

„Sind Sie Ella Rocke?“, fragte Tanja.

„Ja, nennen Sie mich Ella. Was wollen Sie von mir?“

„Es geht um die Ermittlung in einem Mordfall. Wir brauchen Ihre Hilfe, denn wir haben herausgefunden, dass das Opfer regelmäßig hier angerufen hat“, klärte Tanja sie auf.

„Meine Mädels sind nicht zu so was fähig.“ Ella fauchte wie eine Löwenmutter.

„Das haben wir auch nicht behauptet, aber wir wollen etwas mehr über das Opfer erfahren“, gab Tanja zurück.

„Ich kann Ihnen nicht helfen“, seufzte Ella.

„Wenn Sie uns helfen, können wir vielleicht verhindern, dass Ihre Mädels in ein schlechtes Licht geraten“, drohte John scharf.

Ella stöhnte genervt.

„Okay, wer war der tote Kerl?“

Tanja holte ein Bild hervor, das zwar 20 Jahre alt war, doch er habe sich optisch nicht wirklich groß geändert, hatte Frau Sinner bestätigt. Sie hatten es in seiner Wohnung gefunden.“

„Ach du Scheiße ...“ Ella verdrehte die Augen.

„Was ist? Kennen Sie diesen Mann?“, hakte Tanja nach.

„Er war kein guter Mensch ...“

„Das haben wir auch schon gehört“, bemerkte John sarkastisch.

„Erzählen Sie uns von ihm, Ella“, forderte Tanja sie auf.

„Puh, also er stand darauf, den Mädels wehzutun. Er würgte sie, schlug sie, er stand darauf, wenn sie Schmerzen und Angst hatten. Er suchte sich immer die schüchternsten Mädchen aus, gewöhnlich Sandy und Mindy.“

„Und Sie haben das zugelassen?“, fragte Tanja entsetzt.

„Er zahlte gut und das können die Mädels hier echt gebrauchen. Es gibt Regeln, an die er sich zu halten hatte.“

„Und das tat er?“ John ließ seine Abneigung deutlich erkennen.

„Einmal ging er zu weit, aber er schwor, das nie wieder zu tun, und zahlte Entschuldigungsgeld. Eine ziemlich hohe Summe.“

„Und deshalb durfte er hier weiter herkommen und Frauen verletzen?“ John blickte Ella verachtend an.

„Hören Sie, er war ein Stammkunde und zahlte sehr viel Kohle, wovon wir kaum noch welche haben. Wir können es uns nicht leisten, Kunden abzuweisen. Ich beschütze meine Mädels so gut es geht."

„Und deshalb liefern Sie sie einem Sadisten aus, der ihnen wehtut und Angst macht?"

„Es reicht! Das Gespräch ist beendet!" Ellas Gesicht lief rot an und sie stand ruckartig auf.

„John!", zischte Tanja.

„Verzeihen Sie ihn bitte. Ella, wir müssen dringend mit einem dieser Mädchen sprechen. Vielleicht haben die sich nicht getraut, Ihnen die Wahrheit zu sagen. Es ist sehr wichtig für uns, um die Hintergründe zu verstehen. Und vielleicht wissen sie auch etwas, ob er eine Freundin hatte oder wie seine Pläne waren. Bitte", flehte Tanja fast.

„Okay, aber der da", zeigte sie mit dem Finger auf John, „sollte sich zurückhalten. Nur weil er genug Kohle hat, nie eine Frau war und keine Ahnung hat, was Überlebenskampf bedeutet, muss er sich noch lange nicht so aufführen. Das ist schließlich mein Geschäft und ich helfe den Frauen, Geld zu verdienen, im Gegensatz zu ihm." Sie würdigte John keines Blickes mehr und verließ den Raum.

„John, was sollte der Auftritt?!", zischte Tanja und versuchte ihn zur Rede zu stellen, doch er saß mit verschränkten Armen auf seinem Stuhl und sagte keinen Ton.

Die beiden Mädels betraten zögerlich den Raum, gefolgt von Ella.

„Ella, vielen Dank." Tanja gab den jungen Frauen die Hand. „Dürften wir vielleicht allein mit den Damen sprechen?"

„Sie haben nichts vor mir zu verbergen, wir sind eine Familie!"

„Manchmal ist es trotzdem leichter zu reden, wenn nicht die ganze Familie dabei ist“, versuchte Tanja es erneut.

„Na gut, aber der Meister da, soll sich zurück-halten, sonst schmeiß ich ihn raus. Mindy, Sandy, wenn irgendetwas ist – ich bin vor der Tür.“ Sie warf den beiden einen Blick zu und verschwand.

„Vielen Dank, dass Sie sich die Zeit nehmen und uns ein paar Fragen beantworten wollen“, begann Tanja. „Wir wollen Ihnen beiden auch nichts Böses. Einer Ihrer Kunden wurde ermordet und wir ermitteln derzeit. Wir verdächtigen Sie nicht, doch wir haben ein paar Fragen, um mehr über das Opfer zu erfahren und somit hoffentlich die Mörderin oder den Mörder zu finden“, erklärte Tanja weiter und ließ dabei weg, dass sie bereits wussten, dass es sich um eine Frau handelte.

Die Mädchen schwiegen.

„Hier, das ist der Mann, von dem wir reden. Er wurde ermordet.“ Tanja hielt ihnen ein Foto hin.

Nervös guckten Mindy und Sandy darauf und hielten einander an den Händen. Sie sahen erleichtert aus, aber vielleicht bildete Tanja sich das auch nur ein.

„Er kann euch nichts mehr tun“, sagte sie sanft.

„Er war kein guter Mann“, begann Mindy.

„Erzählen Sie mir von ihm. Wie hat er Ihnen wehgetan?“, forderte Tanja sie auf.

Mindy, blondes, langes Haar, sehr viel Make-up, rote Lippen, schaute an ihrem mageren Körper herunter. Man sah ihren roten String, da er weit hochgezogen war. Sie trug außerdem halterlose Strümpfe und einen schwarzen Minirock, dazu Stiefel, die bis über die Knie gingen. Obenrum trug sie etwas, das eine Mischung aus BH und

Minioberteil war und rot schimmerte. An den Ohren hingen goldene, riesige Kreolen, die ihr bis auf die Schultern reichten. *Wie kann man damit Sex haben, ohne sich wehzutun?!,* fragte sich Tanja.

„Zeig es ihnen", flüsterte Sandy.

Mindy öffnete den Reißverschluss ihres rechten Stiefels und zog ihn aus. Als Nächstes zog sie vorsichtig ihren Strumpf nach unten. Tanja und John erkannten die Verletzungen sofort: Es waren Brandnarben von Zigaretten.

„Er hat mir gedroht, dass er mich umbringt, wenn ich es Ella verrate."

„O Scheiße!", entglitt es John.

„Wann habt ihr ihn das letzte Mal gesehen?"

Sandy zog ein Handy aus ihrer Tasche.

„Ich notiere all unsere Kunden in einem Kalender", erklärte sie. Sie hatte lange dunkle Locken, einen großen Busen und trug dasselbe Outfit wie ihre Freundin, nur in gelb. Angestrengt suchte sie in ihrem Kalender nach dem Datum.

„Hier! Am 11. Februar war er das letzte Mal bei mir. Er ruft immer vorher bei Ella an und fragt, ob Mindy oder ich da sind. Mindy wollte nach dem letzten Mal nicht, deshalb bin ich dann für sie eingesprungen. Ihre Wunden waren noch nicht mal verheilt. Sie hatte zu große Angst, also sagten wir, sie sei krank und ansteckend."

„Und hat er Ihnen auch so wehgetan?", fragte Tanja vorsichtig.

„Bei mir machte er alles auf der emotionalen Ebene. Er hat ziemlich schnell geblickt, wo meine Schwachpunkte liegen, und hat mich dann verbal erniedrigt. Oft hat er mich zum Heulen gebracht und ich glaube, sein Ziel war es, mich in den Selbstmord zu treiben.

Das war einfach total krank. Er hat mir immer wieder eingeredet, dass ich fett sei, und es hat funktioniert, ich habe wochenlang keinen Bissen runterbekommen. Ich weiß überhaupt nicht, wie er das geschafft hat. Er hat mir gezeigt, dass ich ein Stück Dreck bin, ich musste es oft wiederholen. ‚Ich bin das Letzte, ich bin Abschaum, ich verdiene den Tod', und so weiter. Es war furchtbar. Er sagte, dass er sich ein anderes Mädchen suchen würde, und redete immer von seiner Tini und dass er mich für sie verlassen würde." Sandy holte tief Luft. „Ich könne mich glücklich schätzen, weil er der Einzige sei, der sich mit so einer hässlichen Missgeburt wie mir noch abgebe. Aber wenn ich weiterhin nicht gehorchen würde, würde er mich für Tini verlassen. Es war so krank, ich habe gebettelt, dass er wiederkommen solle, dabei hasse ich ihn. Ich verstehe das alles selbst nicht." Sandy rang mit den Tränen, doch ihre Selbstkontrolle war groß genug, um sie zu verbergen. Sie war jemand, der heimlich weinte.

„Kennen Sie diese Tini?"

„Nein, das ist wohl eine, die zu ihm nach Hause kommt. Das hat er mit uns auch oft versucht, aber wir machen so was nicht."

Eine Viertelstunde später waren sie mit der Befragung durch und die Mädchen gingen zurück zu ihrer Arbeit. John, der sich die ganze Zeit rausgehalten hatte, gab den beiden Frauen seine Visitenkarte und versprach ihnen, immer für sie erreichbar zu sein, sollte irgendetwas Schlimmes passieren, was Tanja nur noch mehr verwirrte. Ella begleitete die beiden Ermittler zur Tür.

„Ella, ich habe noch eine Frage. Ist es üblich, dass die Mädchen zu ihm nach Hause kommen?"

„Nein, das ist völlig ausgeschlossen! Wegen der Sicherheit, Sie verstehen?“ Ella hob ihren Mittelfinger und streckte ihn John entgegen.

Er lief hochrot an, sagte jedoch weiterhin keinen Ton.

„Was zur Hölle sollte der Scheiß?!“, brüllte Tanja John an, als sie im Auto saßen.

John sagte nach wie vor kein Wort, was Tanja noch wütender machte. Er ignorierte es und fuhr los.

„Ich fahr dich nach Hause, für heute haben wir genug getan“, sagte er statt einer Antwort auf ihre Frage.

„John“, versuchte sie es nun etwas sanfter. Dann biss sie sich auf die Lippen und entschied, ihn nicht weiter auszufragen. Wenn er reden wollte, würde er es tun. Er drängte sie schließlich auch nie zum Reden. „Wollen wir noch was Essen gehen?“, fragte sie stattdessen.

Als er vor Tanjas Tür hielt, begann er endlich zu sprechen.

„Weißt du, meine Schwester …“ Er schluckte hart.

Tanja nahm seine Hand, um es ihm leichter zu machen.

„Meine Schwester …“, wiederholte er, „ist damals auf die schiefe Bahn geraten. Sie nahm eine Menge Drogen, um es zu Hause auszuhalten, und landete dann schnell auf der Straße.“ Er blickte aus dem Fenster und sammelte Kraft zum Weiterreden. „Sie wurde dann angeworben von so einer Puffmutti, die ihr Sicherheit versprach. Und na ja, eigentlich kam sie nur vom Regen in die Traufe. Sie hat viel ertragen müssen und sich letztendlich das Leben genommen. Da war sie gerade mal 20 Jahre und ich konnte nichts für sie tun. Gar nichts.“ Eine Träne rollte über seine Wange.

Tanja hatte ihn noch nie so verletzlich gesehen. Sie nahm ihn in den Arm. *Warum hat er mir das nie erzählt?*

„Tut mir leid.“ Sie gab ihm einen Kuss auf die Wange.

Tanjas Handy klingelte.

John riss sich los und beendete das Ganze mit der Floskel „So hat eben jeder sein Päckchen zu tragen. Kümmere du dich nun wieder um deins. Und sorry, dass ich heute versagt hab.“

Verdutzt stieg sie aus und ging nach Hause. *Was war das denn?* Tränen und dann Wut? Oder war er beleidigt, weil ihr Handy klingelte? Sie konnte es nicht ganz deuten. Irgendwie benahm er sich komisch, aber da sollte sie lieber still sein. Sie war schon lange nicht mehr sie selbst, besonders die letzten Wochen und Monate. Das war sicher auch nicht einfach für ihn gewesen. Sie lief die Treppen hoch, schloss ihre Wohnungstür auf, zog die Schuhe aus und holte ihr Handy hervor, als es erneute klingelte. Auf dem Display las sie seinen Namen: *„Christopher“*. Tanja begann zu zittern. *Was will er denn?* Als er aufgab, sah sie, dass sie eine lange WhatsApp-Nachricht von ihm bekommen hatte. Tränenbäche strömten über ihr Gesicht. Sie hatte ihn für ein paar Stunden tatsächlich vergessen können und nun das:

„Meine geliebte Traumfrau,
ich kann kaum noch atmen und denken ohne dich, weiß eigentlich gar nicht, was ich tue. Ich denke morgens, wenn ich aufwache, an dich, du begleitest mich den ganzen Tag über und abends liege ich solange wach, deinetwegen, bis ich von dir träume. Letzte Nacht hatte ich einen Albtraum, nämlich, dass du mit einem anderen Mann zusammen bist. Ich will das nicht!
Ich habe es begriffen: Ich will nur dich! Ich liebe dich! Ich vermisse dich! Und ohne dich kann und will ich nicht mehr

leben. Das geht gar nicht.
Ich habe bereits ein Gespräch mit meiner Frau geführt, wir werden uns trennen. Für dich. Dann können wir endlich zusammen sein.
Bitte lass mich vorbeikommen, lass uns reden, lass mich zu dir.
Ich dreh durch ohne dich!
Ich liebe dich!
Dein Löwe“

Wenn der wüsste, dass ich von der Schwangerschaft seiner Frau weiß, dachte sie. Doch sie ließ ihn zappeln. Die aufsteigende Hoffnung, dass etwas an seinen Bekundungen dran war, schob sie beiseite, auch wenn es sie viel Kraft kostete. Bevor sie etwas Dummes tun konnte, schaltete sie ihr Handy aus, packte ihr Sportzeug und ging zum Boxtraining. *Hat er sich wirklich endlich getrennt?*

SAMSTAG, 24. FEBRUAR 2018

Christopher lud gestresst die Koffer ins Auto.

„Feeelix!“, rief er. „Wo bleibst du denn?“

Die Haustür stand weit offen, sein Audi parkte direkt vor seinem Haus. Da kam July um die Ecke getrödelt.

„Der musste noch mal aufs Klo“, antwortete sie.

Christopher verdrehte die Augen.

„Besser als unterwegs, Papi.“

„Ja, da hast du wohl recht.“ Er musste bei dem klugen Gedanken seiner Tochter schmunzeln und gab ihr einen Kuss auf die Stirn.

„Und wo ist Mami?“, fragte er July.

„Die räumt noch den Geschirrspüler ein und meckert über das Chaos, das sie immer allein bewältigen muss.“ Aus dem Mund eines kleinen Mädchens klangen Wörter wie ‚bewältigen‘ fast ein wenig lustig, fand Christopher. „Und da hast du dich dann lieber schnell zu mir geschlichen?“

„Ich wollte dich nicht warten lassen, Papi.“ July grinste ihn schelmisch an und er lachte erneut.

„Na gut, dann pass du auf das Auto auf. Ich werde mich mal um Mami und Felix kümmern. Wir wollen schließlich heute noch in Flieht ankommen.“

„Jaaa, ich will endlich zu den neuen Babyschafen!" Sie setzte sich ins Auto und schnallte sich an.

Das war seine Tochter – immer die Erste und immer mit einem klugen Spruch auf den Lippen.

„Die heißen Lämmer." Er zwinkerte ihr zu. Dann ging er ins Haus, um seine Frau und seinen Sohn zu holen. Es wurde schließlich Zeit, dass sie endlich zu ihrem Wochenendhaus aufbrachen.

***

„John!" Sie war froh, dass er so früh ans Telefon ging.

„Was gibts? Ist was passiert?", fragte er gähnend.

„Nein, nein, mir geht nur eine Sache andauernd durch den Kopf. Ich hab das Gefühl, Kristina Saum verheimlicht uns etwas." Tanja saß seit Stunden in der Küche, da an Schlaf nicht zu denken war. Die Notizen vom Verhör mit Kristina lagen vor ihr ausgebreitet und eine Kaffeetasse verströmte angenehmen Samstagmorgenduft. Es war eine harte Nacht gewesen, doch die Arbeit half ihr, sich abzulenken und die Dunkelheit zu vertreiben.

„Zum Beispiel den Mord an ihrem Vater?", fragte er sarkastisch.

„Nein. Ich weiß nicht. Es hat irgendwie mit dem Vater ihres Kindes zu tun. Ich kann es nicht erklären. Ich finde es komisch, dass sie den Namen nicht rausrücken wollte." Sie nahm einen Schluck ihres bereits dritten Kaffees an diesem Morgen und verbrannte sich den Gaumen.

„Ach, wahrscheinlich schämt sie sich nur, weil der auch nur wieder so ein Versager ist."

„Kann sein, aber mein Gefühl sagt, wir müssen dem nachgehen."

„Jetzt?“ John schaute auf die Uhr. Es war 8:22 Uhr.

„Ich glaube ja.“

„Hach, wo sind die Zeiten geblieben, als du bis mittags deinen Rausch ausgeschlafen hast?!“, zog er sie auf.

„John!“

„Schon gut. Was ist der Plan?“

„Du hast etwas von einem Zerwürfnis gesagt. Ich würde gern mehr darüber erfahren. Lass uns noch mal genauer bei Sascha nachfragen. Und dann würde ich gern noch mal die beste Freundin – wie hieß sie noch gleich? Johanna Degen? – befragen, zum Thema: Vater des Kindes.“

„Okay, ich hol dich um halb zehn ab und du besorgst Frühstück!“, forderte John.

„Abgemacht.“ Tanja legte erleichtert auf. Sie war froh, dass wenigstens er sich noch auf ihr Gefühl verließ und dass sie den Tag nicht allein zu Hause verbringen musste. Sie traute sich einfach noch nicht über den Weg. Der erste Samstag ohne ihn. Normalerweise hat er den Samstag immer mit ihr verbracht. Angeblich war er arbeiten, während seine Familie in ihrem Wochenendhäuschen verbrachte. Er war immer erst sonntags nachgekommen, was ihr jedes Mal das Herz zerrissen hatte.

Kurz darauf hielten Tanja und John vor Johanna Degens Haus. Sie wohnte in einem recht guten Viertel, womit die beiden nicht gerechnet hatten.

„Wow, irgendwie hab ich mir das anders vorgestellt.“ John schmatzte und nahm einen letzten Schluck von seinem Kaffee. Er öffnete die Fahrertür und stieg aus dem Auto. Tanja folgte ihm zur Haustür. Sie klopften. Eine Frau, Mitte 40, öffnete die Tür. Sie trug einen Dutt, hatte eine kerzengerade vornehme Haltung und verzog keine Miene.

„Guten Morgen, Frau Degen.“ Tanja zeigte ihren Dienstausweis. „Wir müssen Ihnen leider noch ein paar Fragen stellen.“

„Jetzt, an einem Samstagmorgen, ohne Vorwarnung? Ich bin im Stress.“ Dabei wirkte sie wie die Ruhe in Person.

„Entschuldigen Sie, normalerweise überfallen wir unsere Zeugen nicht zu solchen Zeiten, doch wir ermitteln in einem Mordfall und da können wir uns manchmal nicht nach dem perfekten Tagesplan richten“, schritt John ein.

„Natürlich. Kommen Sie rein. Aber ziehen Sie Ihre Schuhe aus. Ich habe gerade erst gewischt.“

„Natürlich“, erwiderte John in derselben Tonlage. Tanja stieß ihn heimlich mit dem Ellenbogen in die Rippen und warf ihm einen drohenden Blick zu.

„Möchten Sie einen Kaffee?“

„Nein, danke. Wir sind auch gleich wieder weg. Wir stehlen Ihnen nur einen kurzen Moment Ihrer Zeit“, versicherte Tanja.

Sie setzten sich ins Wohnzimmer auf ein beiges Sofa. Ein Glastisch stand davor auf einem weißen Fellteppich. Ein Kamin rundete das Ganze ab. Ein Kronleuchter hing an der Decke. *Wie im Puff,* dachte Tanja. Ein paar Blumen und Fotos brachten ein klein wenig Persönliches in das Zimmer, wenn es sich auch trotzdem noch sehr steril anfühlte. Es glänzte und funkelte in jeder Ecke – hier würde man vergebens nach Staubflocken suchen.

„Ich hätte gern einen Tee“, änderte John seine Meinung.

Tanja verdrehte die Augen. *Was soll das denn nun schon wieder?* Sie drehte sich zu Frau Degen und lächelte entschuldigend.

„Natürlich", antwortete diese und ging in die Küche.

„Was soll das?", fauchte Tanja John an.

„Spar es dir und guck dir mal dieses Bild genauer an." Er zeigte auf ein gerahmtes Foto, das auf dem Kaminsims stand. Sie ging näher ran und sah Frau Degen mit Kristina, die sich auf einem Berg innig umarmten. Sie wirkten sehr vertraut. Tanja konnte sich beide Frauen nicht unbedingt beim Wandern vorstellen. Auf dem Bild stand mit schwarzem Edding geschrieben: *„Bis in die Ewigkeit, deine Tini."* Sie nahm das Bild und entdeckte auf der Rückseite einen Post-it.

„John. Hier ist noch was." Er stellte sie zu ihr und sie lasen: *„Für meine wundervolle Verlobte. Ich liebe dich."*

Tanja rutschte das Herz in die Hose.

„Ich glaubs nicht!", flüsterte sie.

„Was glauben Sie nicht?", ertönte es hinter ihr.

„Ähm …", stammelte Tanja.

„Dass Sie so ein wunderschönes Haus haben", rettete John sie und zeigte auf die Lampe. „Wo haben Sie die denn her?"

Tanja klebte den Zettel schnell wieder an das Bild.

„Danke. Die wurde extra für mich angefertigt." Johanna Degen stellte den Tee auf den Glastisch, natürlich mit einem Untersetzter darunter, dann stellte sie drei Gläser und eine Karaffe mit Wasser daneben und setzte sich.

„Also …", sagte sie.

Tanja und John setzten sich ebenfalls.

„Frau Degen …" Tanja hustete und guckte zu John, der verstand und übernahm.

„Frau Degen", wiederholte er. „Wir werden Sie jetzt ganz direkt fragen, damit wir Ihre Zeit so kurz wie möglich beanspruchen müssen." Er guckte ihr tief in die Augen.

Johanna Degen nahm ein Glas Wasser in die Hand.

„Wer ist der Vater von Kristina Saums Kind?"

Es klirrte laut. Frau Degen hatte ihr Glas fallen lassen, das auf dem Glastisch zersprungen war. Sie wurde weiß wie eine Leiche.

„Geht es Ihnen nicht gut?", fragte Tanja besorgt.

Johanna Degens Hände zitterten, überall lagen Scherben und ihr Hosenanzug war klitschnass geworden. Ob ihre Fassade genauso leicht zerbrechen würde, wie das Glas?

„Verzeihen Sie bitte, ich muss mich kurz umziehen. Am besten, Sie warten kurz in der Küche, damit Sie sich nicht an den Scherben verletzen. Ich räume das nachher weg." Und damit verschwand sie.

„Sie weiß nichts von dem Baby", mutmaßte Tanja.

„Wer weiß, ob sie ihrer Freundin jetzt immer noch blind vertraut. Wer einmal lügt, und so."

„Das könnte uns in die Karten spielen." Tanja stand auf und ging in die Küche, John machte ein Foto von dem Bild und folgte seiner Kollegin.

Nach einer Weile schien sich Frau Degen wieder gefangen zu haben. Sie hatte sich inzwischen umgezogen und setzte sich zu den beiden in die Küche. Ihre Farbe im Gesicht war von einem Weiß zu einem Rot gewechselt.

„Sie hatten keine Ahnung, oder?"

„Nein", antwortete Frau Degen kleinlaut.

„Haben Sie eine Ahnung, wer der Vater sein könnte?"

„Nein …" Ihre Stimme brach.

„Frau Degen, hatte Frau Saum noch irgendetwas mit ihrem Vater zu tun?"

Johanna Degens Gesicht veränderte sich. Grübelfalten legten sich auf ihre Stirn. „Sie hat mir etwas verheimlicht, aber ich weiß nicht, was es war. Es hat mich wahnsinnig gemacht, dass sie mich plötzlich belogen hat. Sie war verändert in letzter Zeit, distanzierter als sonst, wir haben uns kaum noch gesehen. Und dann dieser plötzliche Urlaub." Johanna Degen vergrub ihr Gesicht in den Händen. Sie war dabei, endgültig ihre Fassung zu verlieren.

„Das heißt, Sie wissen nicht, warum Kristina geflogen ist?"

Johanna guckte sie flehend an. Man sah ihr an, dass sie hin und hergerissen war, nicht sicher, welche Informationen sie nun Preis geben sollte.

„Sie war bei einer Therapeutin und sollte mit ihrem Vater ein Einigungsgespräch führen", klärte Tanja sie auf.

„Sie sollte *was?!*", fragte Johanna nun völlig entsetzt. „Warum sollte sie das tun, und warum hat sie mir das nicht erzählt? Sie hat ihren Vater gehasst! Sie hat überall an ihrem Körper Narben wegen ihm!" So viel Verletzung in Johannas Augen.

Tanja kannte das nur zu gut – das Gefühl, den Boden unter den Füßen zu verlieren, wenn man merkte, dass alles, woran man geglaubt hatte, eine Lüge war. Was war echt? War überhaupt irgendetwas echt? War sie so dumm? Tanja hatte Mitleid mit dieser Frau.

„Verzeihen Sie, dass ich jetzt etwas indiskret werde …" Tanja versuchte, so viel Feingefühl wie möglich zu sammeln. „Haben Sie eine Liebesbeziehung zu Kristina Saum?"

Johanna brach in Tränen aus.

Tanja und John saßen wie versteinert im Auto und versuchten das Gehörte zu verarbeiten. Wenn Kristina lesbisch war, von wem war dann das Baby? Oder stand sie auf beide Geschlechter? Johanna hatte ihnen erzählt, dass sie seit sechs Jahren eine heimliche Beziehung führten. Kristina wollte sich nicht öffentlich outen, weil ihre Kunden aus gehobenen Schichten kamen und oft sehr konservativ waren. Sechs Jahre. So lange log man doch niemandem etwas vor … oder? Bis vor einer Woche hätte Tanja keinen Zweifel daran gehegt, doch nun war sie nicht mehr sicher. Laut Johanna stand Kristina nur auf Frauen, aber vielleicht stimmte das gar nicht und Kristina sah das als Notlüge an, damit Johanna sich keine Sorgen machte, wenn sie sich mit Männern traf? Und das Baby konnte ja nur von einem Mann kommen, also mit wem hatte sie etwas gehabt?

Kristina war selbstständige Immobilienmaklerin von Luxushäusern, sodass Tanja und John nicht einfach in ein Büro schneien und die Kollegen befragen konnten. Sie arbeitete allein und erzählte ihren Kunden wohl kaum von ihrem Leben. Die Chance war jedenfalls nicht sehr groß, doch Tanja würde gleich Montag versuchen, alles über Kristina in Erfahrung zu bringen. Jeder Grashalm war wichtig, jedes Puzzleteil konnte sie weiterbringen.

„John, fahr erst mal hier weg. Ich will nicht, dass sie uns so zerstreut sieht."

John startete den Motor und sie fuhren los.

„Wohin?", fragte er.

„Am besten direkt zu Sascha Saum. Ich will mehr über dieses Zerwürfnis wissen. Und dann sollten wir dringend Kristinas Nachbarn befragen. Vielleicht haben die einen Mann gesehen oder können wenigstens die Beziehung zu Johanna Degen bestätigen."

„Aber wir haben kein Foto von ihr.“

„Doch“, John grinste und zeigte auf sein Handy.

„Du hast das Bild abfotografiert? Perfekt.“ Tanja strahlte ihn an.

John grinste bis über beide Ohren.

„Was meinst du, steckt noch eine Überraschung hinter dieser Babysache?“ Tanja guckte nachdenklich aus dem Fenster.

„Na ja, wer weiß, ob das überhaupt stimmt.“

„Warum sollte sie lügen?“

„Guter Witz, Tanja. Warum lügen Menschen?! Vielleicht doch noch mal ein Philosophiestudium für dich?“ Er wollte sie zum Lachen bringen, doch der Spruch verfehlte seine Wirkung. „Also gut, Frau Müller, ich denke, dass sie mit der Schwangerschaft ablenken wollte. Vielleicht von ihrer Beziehung zu einer Frau, vielleicht von dem Mordverdacht? Vielleicht dachte sie, man traut einer Schwangeren keinen Mord zu …“ John stand an einer roten Ampel und trommelte auf dem Lenkrad – eine Angewohnheit, die Tanja oft nervte, doch heute bekam sie kaum etwas davon mit.

„Ich hab gehört, *gerade* Schwangere neigen zu Mordgedanken, wegen der Hormone.“ Tanja setzte ein Lächeln auf, doch dahinter verbarg sich eine Gedankenschleife: *Schwanger, schwanger, schwanger.*

„Ich werde Montagfrüh gleich alle Frauenarztpraxen in ihrer Nähe abtelefonieren. Mal sehen, ob sich jemand findet, der das bestätigen kann, oder eben nicht.“

„Oder eben nicht“, wiederholte John.

Sie trafen Sascha Saum nicht zu Hause an, also entschieden sie, ihn in seiner Lieblingskneipe zu suchen. Bei einem Bier redete es sich wahrscheinlich auch leichter, hofften sie. Und tatsächlich – als die Beamten die Kneipe betraten, saß er auf einem Barhocker an der Theke. Zum Glück hasste Sascha Anwälte noch mehr als Polizisten, denn er wies die beiden nicht ab, obwohl es sein gutes Recht gewesen wäre, nur noch über einen Anwalt mit ihnen zu kommunizieren. Im Gegenteil – Sascha Saum wurde recht redselig. So erfuhren sie, dass er mit 14 Jahren ausgezogen war, nachdem ihr Vater ‚Tini' gezwungen hatte, ihren kleinen Geschwistern wehzutun. Kristina hatte Sascha und Luisa mit Zigaretten verbrennen müssen und daraufhin war Sascha abgehauen.

„Das werden wir ihr niemals verzeihen!“, hatte er John und Tanja versichert. Wenigstens in dem Punkt seien sich Luisa und er einig, erzählte er.

„Tini war immer sein Liebling, und wenn sie fort war, wurde für uns alles noch schlimmer“, klagte Sascha. Bei dem Wort ‚Tini' klang es jedes Mal so, als würde er das Wort ausspucken.

„Das muss ich erst mal verdauen. War ganz schön viel für so einen Samstag, an dem ich gemütlich ausschlafen und joggen wollte.“ John saß am Steuer und schaute zu Tanja.

„Sorry, aber es hat sich doch gelohnt.“

„Das kann man wohl sagen. Und wo gehts jetzt hin, Chefin?“

„Na, zu unserer Schwangeren. Ich möchte mich mal mit ihren Nachbarn unterhalten.“

Allerdings trafen sie dort kaum jemanden an und erhielten nur von einem Mann mittleren Alters die Auskunft, dass er Johanna früher öfter im Hausflur angetroffen habe, sie aber schon eine Weile nicht mehr sehe. Er habe sich immer gewundert, was eine so vornehme Dame hier suche – denn Kristinas Wohngegend war nicht ansatzweise so vornehm wie die, in der Johanna lebte.

Tanja und John entschieden, die Befragung der Nachbarn am nächsten Tag fortzusetzen, sie erhofften sich, an einem Sonntag die meisten Menschen zu Hause anzutreffen.

„Wollen wir für heute Feierabend machen?", fragte John, als sie wieder im Auto saßen.

Tanja zappelte auf ihrem Sitz und kratzte dabei an ihren Händen.

„Kann es sein, dass du nicht nach Hause willst?"

„Was? Nee, also … doch. Alles gut."

„Tanjaaa …" So hatte Chris ihren Namen immer gesagt, wenn sie ihn mal wieder nicht gehen lassen wollte … Schnell verbannte sie den Gedanken an ihn. „Hast du Lust, noch eine Kleinigkeit mit mir zu essen? Mein Date ist jetzt eh sauer."

„Du hattest ein Date?" Ein komisches Gefühl breitete sich in Tanjas Magengegend aus.

„Ja, stell dir das mal vor. An einem Samstag gibt es Menschen, die sich verabreden. Solltest du eigentlich wissen."

Geht er mich jetzt wieder an? So wie gestern?

„Tut mir leid mit deinem Date. Meinst du nicht, du bekommst sie noch überzeugt?"

„Schon gut … Gehen wir jetzt essen oder nicht?" Er wurde ungeduldig.

Tanja merkte, dass seine Stimmung dabei war, jeden Moment umzuschlagen. *Merkwürdig.*

„Ja, gern, ich war schon ewig nicht mehr mexikanisch essen. Frida Kahlo ist ein Guter." *Da war ich immer mit ihm,* fügte sie stumm hinzu. „Hast du Lust? Wir könnten das Auto bei mir stehen lassen und ein paar Bierchen trinken, so an einem Samstagabend." *Bei Sascha Saum hat das mit dem Bier und dem Reden gut geklappt,* überlegte sie. *Vielleicht ja auch bei John.* Dass sie heimlich Alkoholfreies bestellen wollte, verriet sie ihm lieber nicht. Sie hatte zwar trotz des kalten Wetters draußen richtig Lust auf ein kühles Bier, doch sie hatte sich etwas geschworen und so schnell würde sie keinen Alkohol mehr anrühren. *Wie eine Schwangere,* dachte sie betrübt.

Im Restaurant angekommen entschuldigte sich Tanja bei John und ging auf die Toilette. Auf dem Weg dorthin redete sie kurz mit der Kellnerin und erklärte ihr, dass keiner wissen solle, dass sie schwanger sei, und sie deshalb immer alkoholfreies Bier meinen würde, wenn sie gleich bestellten – ihr Tischnachbar dürfe das aber nicht erfahren. So viel Aufwand, statt einfach eine Cola zu bestellen. Doch die Gefahr war zu groß, dass John dann auch alkoholfrei bleiben würde und sie nicht rausfand, was mit ihm los war.

Die türkische Bedienung freute sich und be-glückwünschte Tanja zur Schwangerschaft. Hatte sie nicht noch vor ein paar Stunden gefragt, wer sich eine Schwangerschaft ausdachte? Nun war sie selbst so jemand. Sie bedankte sich und verschwand auf der Toilette. Als sie das letzte Mal hier gewesen war, war Christopher dabei. Sie mussten sich hier in ihrer Gegend nicht verstecken – es bestand keine große Gefahr, dass ihn jemand kannte. Sein echtes Leben fand in Charlottenburg statt, nicht hier bei ihr.

Sie schluckte die Tränen herunter und schaute auf ihr Handy. Zum ersten Mal seit Stunden. Sechs Nachrichten von ihm, zwei von ihrer Mutter, eine von Emma. Ihr Atem setzte aus. Sie zwang sich, erst die WhatsApp-Nachricht von Emma zu öffnen. *„Morgen Flohmarkt?“*, las Tanja. *„Gern“*, antwortete sie. Dann löschte sie zwei Nachrichten von ihrer Mutter, die sich beschwerte, dass Tanja schon lange nicht mehr bei ihr zu Besuch gekommen war. Darauf hatte sie zurzeit noch weniger Nerven als sonst.

Sie nahm einen tiefen Atemzug und las Christophers Worte.

10:23 Uhr: *„Tanja, was ist los?“*

11:16 Uhr: *„Ich bin so einsam ohne dich. Das kannst du mir doch nicht antun … es ist Samstag, unser Tag.“*

12:02 Uhr: *„Ich liebe dich!“*

14:31 Uhr: *„Meld dich, Tanja. Ist dir etwas passiert?“*

18:15 Uhr: *„Du bist so kalt, du hast mich die ganze Zeit nur verarscht, oder?“*

19:02 Uhr: *„Fickst du schon einen anderen?“*

Wow. Nun konnte Tanja ihre Tränen nicht mehr zurückhalten. Sie bekam kaum noch Luft. *Er liebt mich. Ich habe mir diese Worte so oft gewünscht und nun steht es da schwarz auf weiß. Er liebt mich. Schwanger! Er liebt mich. Schwanger!* Sie war fassungslos. *Ich soll ihn verarscht haben? Wie kann er so was denken? Ich* werde *dich verarschen, das versprech ich dir! Ich weiß nur noch nicht wie.* Sie war hin- und hergerissen – einerseits wollte sie es ihm heimzahlen, andererseits ab sofort nie wieder von ihm hören. Manchmal stellte sie sich vor, sie würde zu seiner Frau gehen und ihr alles erzählen, er hatte sie schließlich beide verarscht.

Du bist so kalt, du hast mich die ganze Zeit nur verarscht, oder? Dieser Satz tat am meisten weh, doch sie wusste inzwischen, dass diese Worte nur Mittel zum Zweck waren.

Er machte ihr einen Vorwurf, damit sie sich meldete. Sie kannte das schon, hatte es nur nie so richtig verstanden, vor allem nicht, warum es jedes Mal funktioniert hatte. Doch diesmal nicht. Diesmal würde sie sich nicht wieder einlullen lassen. Sie schaltete ihr Handy aus. *Ich liebe dich. Schwanger! Ich liebe dich. Schwanger!*

Es klopfte. Die Tür zu den Toiletten ging auf und vor ihr stand die nette Kellnerin.

„Entschuldigen Sie bitte, aber Ihr Freund macht sich Sorgen. Ich sollte mal nach Ihnen sehen."

„O Mist, danke."

„Ist normal, das sind die Hormone." Sie zwinkerte Tanja zu.

Schwanger! Ich liebe dich. Schwanger! Ich liebe dich. Alles Lüge …

„Sagen Sie ihm, ich bin gleich zurück. Ich musste nur kurz mit meiner Mutter telefonieren."

Die Kellnerin entfernte sich und Tanja zwang sich, sich wieder zusammenzureißen. *Halt durch, Tanja. Alles ist besser, als heute allein zu Hause zu sitzen. Warum hab ich nur gesagt, dass ich alkoholfreies Bier möchte?,* ärgerte sie sich und war gleichzeitig erleichtert. Alkohol hätte diese Gefühle so schön betäubt. Sie wusch ihr Gesicht, versuchte, die Mascaraflecken mit Klopapier und Wasser zu entfernen, und öffnete ihre blonden, strahlenden Haare. Ablenkung war schließlich alles. Vielleicht konnte das ihr verheultes Gesicht ein wenig verstecken. Ein letzter Blick in den Spiegel. *Halt durch, Tanja. Zu Hause kannst du zusammenbrechen, aber nicht hier. Bleib stark.*

Der Abend hatte Tanja ihre letzte Kraft gekostet. Wieder einmal so zu tun, als wäre alles gut, wohlwissend, dass John sie durchschaute. Er war daher nicht redselig geworden, wahrscheinlich war er eher sauer, weil sie sich ihm nicht anvertraute. Nicht in dieser Sache. Nicht, wenn es um Chris ging. Sie gaben sich Mühe, redeten belangloses Zeug und ein wenig über den Fall, doch irgendwann konnte Tanja es nicht mehr länger hinauszögern, nach Hause zu kommen.

Sie stand in ihrer Wohnung. Allein. Einsam. Still. Die Stille verstärkte ihre Erschöpfung. Sie sprang unter die Dusche und die Anspannung ließ ein wenig nach. Sonst betäubte sie sich mit Netflix oder Musik, doch heute wollte sie die Stille aushalten. Sie musste das lernen. Sie wollte es lernen. Sie wollte, dass die Stille irgendwann wieder etwas Schönes wurde. Oder wollte sie sich damit nur bestrafen? Dafür bestrafen, dass sie so dumm und auf ihn reingefallen war? Ganz sicher war sie sich nicht.

Sie legte sich direkt ins Bett und ließ ihr Handy in der Tasche. Ihr konnte nichts passieren, solang ihr Handy nicht in Reichweite war. Sie starrte an die Decke, war zu erschöpft zum Schlafen. Diese Erschöpfung tat in jeder Faser ihres Körpers weh. Tanja hatte das Gefühl, sich nicht einmal mehr bewegen zu können. Als wäre ein Anker an ihrem Körper befestigt, der sie nach unten zog.

Hoffentlich schlaf ich bald ein, betete Tanja. Sie wusste nicht, wie lange sie das noch aushalten würde, ohne Betäubung. Sie fühlte sich wie auf Entzug von allem, was sie je beruhigt hatte. Irgendwann fiel sie doch in einen unruhigen Schlaf. Sie träumte von ihm, wie er mit seiner Frau Sex hatte. „Das wird ein Baby“, sagte seine Frau danach überglücklich und sie lagen sich strahlend vor Glück in den Armen. Tanja erwachte schweißgebadet und sprang noch einmal unter die Dusche. Es war fünf Uhr morgens und stockdunkel. Doch sie konnte unmöglich noch mal ins Bett zurückgehen. Sie zog sich ihr Sportzeug an und joggte durch die nassen Straßen Berlins. *Wenigstens haben wir kein Glatteis* – Pfützen waren halb so wild. Beim Laufen lösten sich immer ihre Gedankenketten auf, und tatsächlich, nach wenigen Minuten überkam sie ein längst unbekannt gewordenes Gefühl. Stolz, denn sie hatte wieder eine Nacht geschafft. Die Dritte, seit sie sich geschworen hatte, ihn nie wieder zu sehen und nie wieder abzustürzen. Wie lange würde es dauern, bis sie nicht mehr mitzählen müsste?

SONNTAG, 25. FEBRUAR 2018

Tanja klingelte bei Emma. Beim dritten Mal erklang eine müde Stimme. Emma gähnte.

„Ja, bitte?"

„Ich bin's, Tanja. Mach auf!"

„Boah, hast du mal auf die Uhr geguckt?" Der Türöffner summte. Tanja ging durch die Tür, hoch in den sechsten Stock.

Emmas Herz erweichte, als sie eine riesige Tüte vom Bäcker entgegengestreckt bekam. „Na gut, ich erspare dir einen weiteren Hinweis auf die Uhrzeit an einem Sonntag und ich sage auch nicht, dass es noch nicht einmal hell ist."

Tanja grinste, betrat die Wohnung, gab Emma ein Küsschen und brachte alles in die Küche.

„Iiih, du bist total durchgeschwitzt!", jammerte Emma.

„Ich spring schnell unter die Dusche und du kannst den Tisch decken und Kaffee kochen. Das hilft dir bestimmt beim Wachwerden." Tanja verschwand im Bad.

Emma räumte Geschirr ins Wohnzimmer und naschte schon mal ein wenig an Tanjas Mitbringseln. Dann setzte sie sich, machte auf ihrem Handy Musik an, als Tanja auch schon frisch geduscht dazukam.

„Du bist ja schnell heute, und früh.“ Den Seitenhieb konnte sich Emma nicht sparen.

„Ja, ich hatte Angst, dass du sonst die leckersten Sachen schon weggefuttert hast“, neckte Tanja zurück.

„Mh. Keine Fress-Witze am frühen Morgen.“ Emma schmollte.

„Hier, trink deinen Kaffee, der muntert auf.“ Tanja hielt ihr eine der beiden Kaffeetassen unter die Nase und Emma nahm einen großen Schluck.

„Ich muss heute leider noch arbeiten, aber den Vormittag haben wir für uns.“

„Es ist Sonntag!“, beschwerte sich Emma.

„Ja, aber das interessiert Mörderinnen und Tote nicht besonders.“ Tanja nahm sich ein Croissant und biss herzhaft hinein – pur schmeckte es am besten.

„Aber ich denke, der Typ war eh ein Arsch. Wen juckts also?“ Grimmig starrte Emma auf ihren Kaffee.

„Wow, du bist immer noch sauer auf deinen Dad?“

„Darauf kannst du einen lassen. Er hat sich immer noch nicht gemeldet, und ans Telefon geht er auch nicht. Ich weiß gar nicht, auf wen ich wütender bin – auf ihn oder auf mich.“

„Hui, so viel Wut … Wir sollten noch ’ne Runde Yoga machen.“

Emma funkelte sie mit düsterem Blick an.

„Schon gut, schon gut.“ Tanja lachte. „Keine Witze um diese Uhrzeit. Frieden.“

Sie aßen zusammen und machten dann tatsächlich gemeinsam eine Runde Yoga. Tanja hatte beim letzten Mal Gefallen daran gefunden, doch sie hätte das niemals zugegeben.

Danach schlenderten sie entspannt über den Flohmarkt am Mauerpark. Emma kaufte auch dort wieder Bücher.

Sie hatte es noch nie geschafft, ohne ein neues Buch vom Flohmarkt nach Hause zu kommen. Tanja hingegen kaufte nie etwas, sie liebte einfach nur die Atmosphäre. Und was sollte man an einem Sonntag schon sonst machen?

„Ähm, ist das da nicht dein heißer Kollege?“ Emma stupste Tanja an und zeigte unauffällig in Johns Richtung. Er stand an einem Plattentisch.

„Ich wusste gar nicht, dass er auf Flohmärkte steht“, wunderte sich Tanja.

„Wollen wir Hallo sagen? Der Arme soll doch nicht den Sonntagvormittag allein verbringen.“

„Emma, zwischen uns ist nichts. Hör auf, uns verkuppeln zu wollen“, drohte Tanja.

„Oh ... Ich glaube, der braucht uns gar nicht. Guck mal, er ist gar nicht allein hier.“

Tanja schaute noch einmal hin und erstarrte. Was hatte er mit der denn in seiner Freizeit zu tun?

„Kennst du sie etwa?“, fragte Emma nach.

„Das kann man wohl sagen.“

Emma blickte sie fragend an.

„Das ist Casy, meine aktuell kranke Arbeitskollegin. Von ihr habe ich den Fall der Todesküsserin übernommen.“

Gegen Mittag standen Tanja und John erneut vor dem Wohnblock, in dem Kristina Saum lebte. Die ersten Gespräche mit Nachbarn endeten jeweils innerhalb weniger Sekunden, denn hier interessierte sich keiner sonderlich für die anderen Anwohner. Doch dann trafen sie auf eine junge Studentin, Anfang 20, die sich zwar nicht an Johanna erinnerte, aber an einen älteren Mann, vor dem sie erschauderte.

Sie sah so unschuldig aus. Weiche, gekämmte, glatte Haare fielen sanft auf ihre Schultern. Sie trug eine weiße Bluse mit schwarzem Blazer drüber und einen karierten Rock über dicken Strumpfhosen. Tanja hätte sie eher für eine Schülerin, als für eine Studentin gehalten. Ihre Haut wirkte so unfassbar weich und geschmeidig, am liebsten hätte Tanja ihr über die Wangen gestrichen. Nervös tappte das Mädchen von einem Fuß auf den anderen, während es in der offenen Tür stand. Als Tanja und John Fragen zu jenem älteren Mann stellten, ließ Merle, so hieß die junge Frau, die beiden Ermittler schnell in die Wohnung. Ihre sorgenvolle Miene verriet Tanja, dass es gleich interessant werden könnte.

„Kommen Sie am besten mit in die Küche. Wir haben eine WG und mein Zimmer ist zu klein, aber meine Freunde sind gerade unterwegs." Ihre Stimme klang zittrig, wahrscheinlich hatte sie noch nie mit der Polizei zu tun gehabt.

Tanja und John setzten sich mit dem Mädchen in die kleine Küche – eine typische WG-Küche. Hier war der Ort der Zusammenkunft. Merle bot ihnen Kaffee an, Tanja und John bedankten sich und nahmen das Angebot gern an. Dies verschaffte ihnen Zeit, sich umzusehen. Tanja nahm einen überquellenden Aschenbecher, leere Bierflaschen und auch eine leere Wodkaflasche wahr. Alles klebte ein bisschen und der Abwasch stand hier auch nicht auf der täglichen To-do-Liste.

„Es ist ein wenig unordentlich, verzeihen Sie, wir hatten gestern eine spontane Küchenparty."

Dieses Mädchen das Wort Party sagen zu hören war merkwürdig.

„Darf ich?", fragte John und zeigte auf eine halb leere Chipstüte.

„Klar."

Merle setzte sich samt Kaffees zu den beiden, griff zur Kippenschachtel und zündete sich eine Zigarette an. Dieses Bild war noch merkwürdiger als das Wort Party aus ihrem Mund zu hören. Tanja musste sich anstrengen, um nicht zu starren. „Dir fallen noch die Augen aus dem Kopf", hatte ihre Mutter früher immer gesagt. Merle nahm einen tiefen Atemzug.

„Wollen Sie auch?"

„Nein, danke", kam es von John und Tanja gleichzeitig zurück, auch wenn Tanja zu gern zugegriffen hätte.

„Haben Sie öfter spontane Küchenpartys?", begann John einen kleinen auflockernden Small Talk.

„Ja, schon."

„Und wie sind Ihre Mitbewohner so?"

„Ganz nett."

„Wie viel Leute wohnen denn hier?"

„Drei."

„Alle Studenten?"

„Student*innen.*"

Tanja übernahm. Das lief in die falsche Richtung. Merles Antworten begannen mit zwei Wörtern und wurden nun sogar einsilbig.

„Merle", Tanja war froh, dass sie ihr das Du angeboten hatte, diese junge Dame zu siezen wäre wirklich noch die Krönung gewesen. „Erzähl mir von diesem Mann."

Merles Miene verdüsterte sich.

„Ich hab ihn ein paarmal im Treppenhaus gesehen. Er ging immer zu dieser Frau … Frau Saum." Sie griff nach ihrem Kaffeebecher, als wäre es ihr Rettungsanker.

„Und kannst du uns den Mann beschreiben?"

Tanja und John waren über die Antwort überrascht. Die Beschreibung passte genau auf das Opfer. John kramte in seinen Unterlagen.

„Sie reden nicht zufällig von diesem Mann hier, oder?" John legte Merle das Foto hin.

Ein kurzer Blick auf das Bild ließ sie erschaudern. Merle fummelte an ihren Perlenohrringen herum. Sie nickte.

„Doch. Das ist er."

„Hat er jemals etwas zu dir gesagt?"

„Das musste er gar nicht. Allein die Art, wie er mich angeguckt und dabei mit Blicken ausgezogen hat, fühlte sich widerlich an. Einmal hat er gefragt, ob ich mir Geld dazuverdienen wolle, aber ich hab ihn ignoriert und bin schnell nach oben in die Wohnung gelaufen. Der war mir nicht geheuer. Das sieht man schon an seinem Blick." *Ist sie jetzt das schüchterne kleine Mädchen oder die Partygöre?* Tanja konnte sich nicht so recht ein Bild von ihr machen.

„Haben deine Mitbewohner auch Bekanntschaft mit ihm gemacht?"

„Nein, die scherzen immer, ich hätte mir das ausgedacht, um damit anzugeben." *Also zu meiner Zeit hat man mit anderen Dingen angegeben, als mit anzüglichen Jobangeboten,* dachte Tanja, doch sie biss sich auf die Lippen und blieb beim Thema.

„Weißt du zufällig, wann du ihn das letzte Mal gesehen hast?" Tanja erhoffte sich nicht sonderlich viel, aber einen Versuch war es wert.

„Das weiß ich sehr genau." Merle drückte ihre Zigarette im Aschenbecher aus, ein bisschen Asche fiel daneben.

John blickte überrascht auf und schob sich gespannt ein paar weitere Chips in den Mund.

„Das war am 10. Februar. Da hab ich nämlich Geburtstag. Als ich nachmittags ein paar Sachen in der Küche vorbereitete, hörte ich es im Treppenhaus laut knallen und wütendes Geschrei." Merle hielt einen Moment inne und zündete sich erneut eine Zigarette an. Tanja fand dieses Bild immer noch gewöhnungsbedürftig.

„Ich schlich mich in den Flur und öffnete leise die Tür. Dann ging ich ein paar Schritte die Treppe runter und sah, wie dieser Widerling aus der Wohnung von der Nachbarin rannte. Sie schrie ihm irgendetwas hinterher, aber ich hab es nicht genau verstanden. Dann rannte ich schnell zurück in meine Wohnung."

„Was konnten Sie denn verstehen?"

„Irgendetwas von wegen Baby."

Tanja und John tauschten Blicke aus.

„Haben deine Mitbewohnerinnen das zufällig mitbekommen?"

„Nein, Lisa war beim Training und Sarah in der Uni, sie hatte ein Blockseminar."

John brachte Tanja nach Hause.

„Und, konntest du wenigstens heute Vormittag dein Date nachholen?" Sie guckte in den Spiegel und schmierte sich Labello auf die Lippen. Sie wollte so beiläufig wie möglich klingen.

„Nein, ich hab's heute noch mal mit Ausschlafen versucht", antwortete er.

Den Rest der Fahrt über schwieg Tanja. Sie war zu wütend. *Wieso, verdammt noch mal, lügt John mich jetzt auch noch an?*

Als ihr Handy piepte, holte sie es aus ihrer Tasche und schaute aufs Display. Chris hatte ihr soeben ein Bild geschickt, das sie zusammen gemacht hatten, als sie ein Wochenende an der Ostsee verbrachten – das war drei Monate her. Sie erinnerte sich an jede Sekunde dieses Wochenendes, an jedes kleine Detail, an jedes Gefühl. Sie war sich damals so sicher gewesen, dass er seine

Frau nun verlassen würde. Sie hatte sogar seinen Bruder kennengelernt, dem das Ferienhaus gehörte. Tanja hatte gedacht, Chris würde es wirklich ernst meinen. Wenige Tage danach erfuhr er, dass seiner Frau gekündigt wurde … angeblich. Nun konnte er sie unmöglich verlassen. Was davon überhaupt stimmte, wusste sie nicht. *War das überhaupt sein Bruder? Hatte er je vor, seine Frau zu verlassen? Ist sie wirklich arbeitslos?* Tanja wusste es nicht. Sie wusste gar nichts mehr. Und nun konnte sie nicht mal mehr John vertrauen.

„Tanja?!"

„Was?" Erschreckt schaute sie auf.

„In welcher Welt warst du denn?"

„Entschuldige, ich musste gerade an Kristina denken." *Chris, Christopher, Kristina, Tini …*

„Ich fragte, ob wir noch was essen wollen."

„Nein, ich kann nicht. Emma hat gerade geschrieben", log Tanja. „Kannst du mich bitte zu ihr fahren?"

„Klar."

Sie konnte nicht allein zu Hause sein. Nicht heute. Vielleicht nie wieder.

MONTAG, 26. FEBRUAR 2018

Emma hatte lange auf Tanja einreden müssen, doch letztendlich hatte sie es geschafft. Es war 8:30 Uhr und Tanja saß bei Frau Dr. Weber. Emmas Argumente waren einfach unschlagbar gewesen: Die Sitzung sei bereits bezahlt und keiner würde erfahren, dass Tanja zu einer Therapeutin gehe. Emma gehe es auch schon viel besser, außerdem habe sie einen wichtigen Termin bei der Arbeit, sodass sie Dr. Weber sonst absagen müsse – wobei Tanja sich sicher war, dass Emma in diesem Punkt log –, und die Psychologin habe angeblich längst zugestimmt, da Emma mit ihr bereits über SMS alles geklärt habe. Bei dem Gedanken, mit einer Therapeutin SMS zu schreiben, musste Tanja schmunzeln. Sie hatte ein anderes Bild von dieser Art Ärzte, eines, das nichts mit Modernität zu tun hatte, eines von grauhaarigen Männern, die sich selbst zu ernst nahmen. Doch Emma hatte sie überzeugt, dass Dr. Weber in vielen Punkten anders und viel moderner war.

Und da saß sie nun im Sprechzimmer und wartete gerade auf ihr Wasser, das Dr. Weber ihr bringen wollte. Es gab zwei schwarze, sehr bequeme Ledersessel, einen Glastisch, ein großes Fenster, das leider abgedunkelt war, vermutlich, um Privatsphäre zu schaffen. Die Wände waren in sterilem Weiß gehalten, doch ein Gemälde lockerte die Atmosphäre etwas auf. Es war ein Bild mit einer Sonnenblume und einem Delfin. Komische Kombi, doch es wirkte tiefgründig und aufmunternd zugleich, sodass Tanja darin versank, bis Dr. Weber zurückkam.

„Frau Müller. Es freut mich, Sie kennenzulernen. Frau Burg hat mir schon viel von Ihnen erzählt, und ich freue mich, dass der Termin nun nicht ausfallen muss, sondern sinnvoll genutzt wird."

Als sie Tanjas erschütterten Gesichtsausdruck sah, versicherte sie, dass alles zwischen ihnen bleiben und nichts davon nach außen dringen würde, selbstverständlich auch nicht an Emma. Tanja entspannte sich etwas, soweit das während einer Therapiestunde eben möglich war.

Dr. Weber begann damit, sich vorzustellen. Tanja war überrascht. Diese Frau war ausgebildete Yogalehrerin und war erst danach zur Psychologie gekommen. *Daher wahrscheinlich auch der Fokus auf Entspannungstechniken.* Tanja hatte angenommen, Yoga wäre jetzt einfach nur modern geworden. Dr. Weber sah genauso aus, wie Tanja sich eine Psychologin vorstellte: die dunklen Haare zu einem Dutt gedreht, ein sehr schlichter, aber eleganter Hosenanzug – eine Schwarz-weiß-Kombi, die nicht aufdringlich, sondern einfach nett wirkte, und als Farbakzent rot geschminkte Lippen. Die Männer standen bei ihr wahrscheinlich Schlange. Tanja begann, sie zu mögen. Sie hatte eine sehr sanfte Stimme und war recht locker. Nach Emmas Erzählungen hatte Tanja einen anderen Eindruck von ihr gehabt, doch was hatte die Freundin eigentlich groß erzählt? Nur von ihren Hausaufgaben und ein paar nervigen Fragen, doch das war nun mal der Job dieser Leute.

„Nun erzählen Sie doch gern mal etwas von sich!“, forderte Dr. Weber Tanja auf.

Tanja hatte beschlossen, nichts von ihrem Job zu erzählen – sie hatte zu große Angst, dass Dr. Weber sie zu einem Polizeiarzt schicken würde. Also log sie und machte sich zur Angestellten bei der Bundeswehr. Das hatte sie auch bei Dates schon öfter getan, denn Männer fanden Frauen bei der Bundeswehr oft heiß, Polizistinnen hingegen fürchteten sie, weil doch irgendwie jeder etwas zu verbergen hatte und sie dann unruhig wurden.

„Nun, was führt Sie denn zu mir?“

Emma, dachte Tanja, verkniff sich diese Antwort aber.

„Also ...“, stammelte sie. Mist, diese Frage hatte sie früher schon gehasst. So richtig wusste sie es doch selbst nicht. Welche war die richtige Antwort darauf? Dr. Weber ließ ihr Zeit.

„Also, ich bin in letzter Zeit sehr häufig krank gewesen und ich war mal magersüchtig, und anscheinend werde ich wieder dünner, ohne es bewusst zu wollen, aber meine Gedanken kreisen gar nicht ums Essen, ich vergesse es eben nur oft.“

„Na, das ist doch schon mal ein Anfang. Gönnen Sie sich denn genug Ruhe?“

„Wie meinen Sie das?“, fragte Tanja perplex.

„Krankheit ist oft ein Hilferuf des Körpers, wenn man nicht genügend auf ihn achtet und sich zu viel Stress aussetzt.“ Jetzt klang sie doch wie die Psychologen von früher.

„Ich mache sehr viele Überstunden.“

„Wissen Sie warum?“

„Wie bitte?“ Tanja kratzte an ihren Händen.

„Haben Sie Neurodermitis?“, wechselte Dr. Weber das Thema und betrachtete Tanjas rote, aufgekratzte Hände.

Sie hörte prompt auf, schämte sich für diesen Makel. Sie hasste es, dass man ihr ihre Schwäche ansehen konnte. Es gab immer wieder Menschen, die sie darauf ansprachen, weil viele Leute zu wissen meinten, Neurodermitis käme von zu viel Stress. Tanja schob dann immer eine Lebensmittelallergie vor. „Das kommt, wenn ich zu viel Käse esse – aber ich liebe Käse nun mal", sagte sie dann immer, lächelte liebreizend und brachte ihr Gegenüber damit zum Schweigen.

„Ja, ich habe Neurodermitis", bestätigte Tanja jedoch diesmal.

Dr. Weber nickte.

„Es gibt Gründe dafür, warum die einen Menschen zu viel arbeiten und die anderen pünktlich nach Hause gehen und ihren Job nach Feierabend Job sein lassen. Wir können hier versuchen, herauszufinden, welcher Grund es bei Ihnen ist und wie wir etwas ändern können."

Keine Stress-Neurodermitis-Vorträge? Sie war dankbar.

„Das klingt super." *Das klingt super? Wie ein kleines Schulmädchen.* Plötzlich fühlte sich Tanja wieder wie 14.

Dr. Weber lächelte.

„Erzählen Sie mir doch mal ein wenig von Ihren Eltern und Geschwistern!"

Tanja starrte sie mit großen Augen an.

Dr. Weber begriff und erklärte: „Oft liegen die Gründe für Überstunden in der Kindheit. Mangelnde Aufmerksamkeit eines Elternteils kann schon ausreichend sein."

Na großartig. *Und jetzt beginnt der ätzende Teil.* Tanja schaute auf die Uhr. Es war noch viel zu viel Zeit übrig, bis ihre Stunde vorbei war. *Da muss ich jetzt wohl durch. Ich will schließlich einen Neuanfang … nein, ich brauche ihn.*

Tanja war froh, dass sie nach diesem Termin nicht direkt ins Büro musste. Sie hatte mit John vereinbart, die Frauenärzte in Kristinas Umfeld abzuklappern, und damit verpasste sie zum Glück das Meeting mit dem Chef. Der wollte neuerdings ständig über den Stand der Ermittlungen informiert werden. Tanja war jedes Mal froh, wenn sie eine Ausrede fand, um nicht dabei sein zu müssen. Die siebte Praxis war schließlich ein Treffer. Die Sprechstundenhilfe bat Tanja, sich ein wenig zu gedulden, doch sie könne heute auf jeden Fall noch mit der Frauenärztin selbst sprechen.

Warum muss meine Tatverdächtige ausgerechnet schwanger sein? Tanja rechnete jeden Moment damit, Christopher und seine Frau Hand in Hand hereinspazieren zu sehen, auch wenn sie wusste, dass sie am anderen Ende Berlins wohnten. Trotzdem war ihre Magensäure gefährlich nah an ihrem Rachenbereich. Ihre Schultern schmerzten vor Anspannung. Im Wartesaal saßen drei Frauen, davon nur eine sichtbar schwanger. Eine andere saß mit ihrem kleinen Mädchen in der Kinderecke, sie malten zusammen. Hinter dem Schwesterntresen betrachtete Tanja lange eine Wand mit zahlreichen Fotos von Babys mit glücklichen Müttern und einigen Vätern und Dankesworten. Auf dem Gang und auf einem Tisch im Wartebereich konnte sich Tanja über Geschlechtskrankheiten, Gebärmutterhalskrebs und Blasenentzündungen informieren.

Hat Ihr Partner Sie betrogen? Sicher ist sicher, machen Sie einen HIV Test!, las sie die Aufforderung. *Ach du Scheiße! Schwanger! Das bedeutet, sie hatten Sex, ungeschützt!* Tanja wurde bleich und ihre Übelkeit wurde bedrohlicher. Sie entschuldigte sich kurz und ging auf die Toilette. Sie musste einen Test machen. Sein AIDS-Test, den er ihr damals stolz präsentiert hatte, sagte mittlerweile rein gar nichts mehr aus. Er hatte wieder regelmäßig Sex mit ihr, und wer weiß, mit wem sonst noch. Außerdem konnte sie auch nicht wissen, mit wem seine Frau so schlief. Tanja traute niemandem mehr und diese Frau kannte sie nicht mal. *Wie konnte mir nur so etwas passieren?*

Sie war immer vorsichtig gewesen und ging, was Sex betraf, kein Risiko ein, doch das war dumm. *Dumm, einem Mann zu vertrauen, der seine Frau betrog. Dumm, verliebt zu sein? Was auch immer.* Sie musste einen Test machen, aber ganz sicher nicht in der Praxis einer Zeugin. Sie pinkelte, spülte, wusch ihre Hände minutenlang mit Seife, spritzte sich Wasser ins Gesicht, trocknete es wieder und ging zurück. Dr. Bornhöft wartete bereits auf sie.

„Geht es Ihnen gut?", fragte die Ärztin noch vor einem Hallo.

Wie lange war ich eigentlich im Bad? Tanja beteuerte, dass es ihr prima gehe und dann folgte eine höfliche Begrüßung sowie der Gang ins Behandlungszimmer. Beide setzten sich. Dr. Bornhöft an ihrem Schreibtisch, Tanja ihr gegenüber.

„Es geht um Ihre Patientin Kristina Saum, wie Sie wahrscheinlich schon von Ihrer Sprechstundenhilfe erfahren haben." Tanja schaute auf die Akte in Dr. Bornhöfts Hand. Ihr Blick demonstrierte, dass sie auf mehr Informationen wartete.

„Es tut mir leid, dass ich Ihre Zeit in Anspruch nehmen muss, aber ich habe auch nur eine kurze Frage", versprach Tanja.

Dr. Bornhöft blickte sie erwartungsvoll an.

„Ist Frau Saum schwanger?"

„Sie wissen, dass ich Ihnen darauf nicht antworten darf. Sie haben doch sicher schon etwas von ärztlicher Schweigepflicht gehört?"

Tanja wusste, worauf sie anspielte, sie war nicht von der Staatsanwaltschaft und erst recht kein Richter, die befugt sind, die Schweigepflicht aufzuheben im Gegensatz zu ihr.

„Sie müssen natürlich keine Auskunft geben, ich kann auch gern beantragen, dass Sie uns antworten müssen und noch einmal wiederkommen. Ich dachte nur, bei so einer einfachen Frage könnten wir uns das ganze Prozedere sparen."

Dr. Bornhöft verschränkte die Arme. Sie hatte kurze stoppelige Haare. Tanja vermutete, dass sie früher mal ein Mann gewesen war, der eine Geschlechtsumwandlung hinter sich hatte. Ihre Gesichtszüge wirkten markant und ihre Brüste waren groß und straff, dafür dass sie schon Anfang 50 sein musste.

Tanja versuchte es mit einer neuen Tour.

„Es dauert ewig, bis wir das bei der Staatsanwaltschaft durch haben, vielleicht ist es dann zu spät. Wir wissen nicht, ob es sich um eine Einzeltat handelt, oder noch jemandem wehgetan wird."

„Okay. Was bringt Ihnen denn diese Aussage?"

„Wir wollen wissen, ob Frau Saum gelogen hat."

„Weil sie gesagt hat, dass sie schwanger ist?"

„Genau."

„Warum?"

„Weil ihr Vater ermordet wurde und wir derzeit nicht ausschließen können, ob sie daran beteiligt ist." Tanja kratzte an ihren Händen, als sie es bemerkte, hörte sie sofort auf.

„Ihr Vater?" Dr. Bornhöft schluckte.

„Ja, kennen Sie ihn etwa?"

„Das bringt mir sehr viel Ärger ein, ich darf Ihnen keine Auskunft erteilen."

„Ich werde nichts verraten, bis wir die Genehmigung zur Aufhebung Ihrer Schweigepflicht durch haben."

Dr. Bornhöft überlegte angestrengt. Dann zuckte sie die Achseln. „Nein, ich kannte ihn nicht, aber ich kannte seine Frau. Sie war eine eingeschüchterte Person mit Alkoholproblem, hatte oft Hämatome am Körper, ich glaube er hatte ihr das angetan. Ich hatte Mitleid mit ihr, am ganzen Körper hatte sie Narben und Verletzungen. Ich habe auch versucht, mit ihr zu reden, doch sie stritt alles ab. Ich wollte das Jugendamt rufen, doch ich konnte ja nichts beweisen. Sie hatte für alles Ausreden und am Ende hätte ich ihr vielleicht geschadet." Tanja erkannte, dass Dr. Bornhöft ein schlechtes Gewissen hatte. Das war gut für Tanja. Sie würde weiterreden.

„Ja, soweit wir gehört haben, war er kein guter Mensch, und es würde mich nicht wundern, wenn er nicht nur seine Kinder misshandelt hat. Dennoch ist eine Mörderin auf freiem Fuß und wir brauchen jede Information, die wir bekommen können. Wir wissen nicht, ob es eine Einzeltat war oder ob weitere Morde folgen werden", wiederholte Tanja mit Nachdruck.

„Ja, sie ist schwanger. Im vierten Monat." Die Ärztin räusperte sich. „Eigentlich würde ich der Polizei keine Auskunft geben, aber wissen Sie, nachdem ich lange dachte, dass Kristina Saum ein liebes, armes Mädchen ist, hat sich meine Meinung inzwischen geändert. Frau Saum hat ein Geheimnis und ist ebenfalls kein guter Mensch. Ich traue ihr eine Menge zu ..."

Nun schaute Tanja sie überrascht und erwartungsvoll an.

„Zu mir ist sie die Freundlichkeit in Person, aber meine Helferinnen hat sie behandelt, als wären sie der letzte Dreck. Besonders die Auszubildenden. Mir hat das lange keiner von denen erzählt, doch irgendwann habe ich ein merkwürdiges Gespräch mitbekommen und die Mädchen darauf angesprochen. Sie hatten durch die Bank alle Angst vor ihr. Ich war zunächst ungläubig, denn bei mir mimte Frau Saum eine charmante junge Dame. Doch dann habe ich sie bei der Voruntersuchung heimlich beobachtet. Und na ja, die Mädels hatten recht. Sie benahm sich furchtbar. Ich habe Frau Saum dann klar gemacht, dass ich von meinen Patientinnen erwarte, dass sie sich auch meinen Mitarbeiterinnen gegenüber respektvoll zeigen. Sie meinte nur, ich hätte das falsch verstanden, hat sich dann dafür entschuldigt, freundlich gelächelt und ist gegangen, als wäre nie etwas gewesen. Das ist vielleicht ein halbes Jahr her."

Das klang ganz nach ihrem Vater, zumindest so, wie Tanja ihn sich vorstellte. *Immer auf die Kleinen,* hatte Emma früher oft gesagt. Die Menschen werden eben doch so, wie ihre Eltern, ob sie es wollten oder nicht. *Deshalb habe ich auch mit dem Trinken angefangen, verdammt. Ein Grund mehr, nie wieder einen Schluck anzurühren.*

„War das das Geheimnis?", fragte Tanja.

„Nein. Frau Saum hat mir sehr merkwürdige Fragen gestellt. Sie hatte große Angst, dass ihr Kind eine Behinderung hat oder sogar abgeht, und wollte wissen, wie das Risiko bei gleichem Erbgut der Eltern sei."

Tanja musste das Angedeutete erst einmal verdauen. Das war ein harter Brocken.

„Sie glauben doch nicht …?" Tanjas Stimme versagte.

„Ich weiß es nicht. Nach dem letzten Termin weiß ich auch nicht, ob sie überhaupt noch schwanger ist. Sie kam vor zwei Wochen sehr aufgelöst in die Praxis und wollte sich beraten lassen, ob sie noch abtreiben könne."

„Vor zwei Wochen, sagen Sie? Können Sie mir bitte sagen, wann genau?“

Dr. Bornhöft schaute in ihrem Computer nach. Es dauerte nicht lang und sie antwortete: „Frau Saum war am 12. Februar, das war ein Montag, in der Praxis.“

„Um wie viel Uhr?“ Tanja konnte es nicht glauben. Alles spielte sich um diesen Tag herum ab: der Tag, an dem Herr Saum ermordet wurde.

„Ich habe sie um 11:50 Uhr aufgerufen – ich habe sie vorgezogen, weil sie so aufgelöst war und die anderen Wartenden nervös gemacht hat. Sie musste also höchstens ein paar Minuten warten, und als ich ihr sagte, dass ein Abbruch in Deutschland nicht mehr möglich sei, ist sie wütend abgehauen.“

„Danke.“ Tanja erhob sich und gab Dr. Bornhöft die Hand. „Sie haben mir wirklich sehr geholfen. Ich werde noch mal wiederkommen, wenn ich die Genehmigung habe, dann machen wir das Ganze offiziell, bis dahin werde ich mit den Informationen sorgsam umgehen“, versprach sie.

Tanja verließ die Praxis und setzte sich im Treppenhaus des Ärztehauses auf eine leere Bank. Herr Saum starb am 12. Februar. *Ist er der Vater? Kann das wirklich sein?* Tanja musste ihre Gedanken ordnen. Sie zückte ihr Notizbuch und versuchte sich ein Zeitschema zu malen.

„- Kristina und er hatten am 10. Februar, Samstag, Streit wegen eines Babys.

- Am 11. Februar war er im Puff. Vielleicht, weil er wegen des Streits nicht mehr zu Kristina konnte?

- Am Montag, 12. Februar, starb Herr Saum wahrscheinlich zwischen 10 und 14:30 Uhr (wenn man davon ausgeht,

dass Frau Sinner zu der Zeit nicht im Haus war und zu jeder anderen Uhrzeit einen Mord mitbekommen hätte.)

- Kristina hatte angeblich eine Therapiesitzung um 10 Uhr, die nicht gut lief.

** Therapiealibi überprüfen!*

- Um 11:50 Uhr saß Kristina schon in der Praxis der Gynäkologie; Termin dauerte nicht lang. Sie könnte direkt nach dem Besuch beim Frauenarzt zu ihrem Vater gefahren sein? Seine Verletzungen fügte man ihm jedoch sicher nicht innerhalb einer Stunde zu, dafür waren es zu viele. An seinem Körper wurden viel Wut und Hass ausgelassen.

**Dringend noch mal in den Obduktionsbericht schauen, wann der Todeszeitpunkt gewesen sein soll!"*

Tanja legte den Stift beiseite und starrte auf ihre Schuhe. *Warum habe ich mir so etwas Wichtiges nicht notiert?*, ärgerte sie sich. Sie wurde nachlässig … etwas, das sie sich schwer verzeihen konnte. Sie zweifelte wegen der Chris-Geschichte schon genug an ihrem Verstand. Doch sie würde der Sache auf die Spur kommen, sie würde den Fall lösen. Tanja nahm den Stift erneut in die Hand und brachte ihre weiteren Überlegungen zu Papier.

„- Sagen wir, Kristina war zwischen 12:30 Uhr und 13 Uhr bei ihrem Vater, dann hatte sie nicht mehr viel Zeit, bis Frau Sinner nach Hause kam. Aber vielleicht folterte und tötete Kristina ihn während Frau Sinners Abwesenheit, verließ das Haus aber erst nachts? Frau Sinner lag sicher nicht mitten in der Nacht auf der Lauer. Sicher sein, kann man sich aber dabei nicht. Bleibt immer noch die Frage nach dem Todeszeitpunkt. Foltern, ohne dass jemand es hört ist möglich, aber undenkbar. War das genug Zeit für all die Verletzungen an seinem Körper? In Wut handelt man schneller,

aber ich habe das Gefühl, hier hat jemand genossen, was er tat, und das daher nicht nur „abgearbeitet" und innerhalb von zwei Stunden erledigt."

Tanja beschloss, Frau Sinner einen weiteren Besuch abzustatten. Manchmal erinnerten sich die Menschen schließlich erst, wenn man noch einmal gezielt nachfragte. Zudem konnte sie so Zeit schinden und musste noch nicht zu John ins Büro. Sie wusste nach wie vor nicht, ob sie ihn auf Casy ansprechen wollte.

Tanja packte ihre Notizen ein, stand auf und las an einem großen Schild, welche Ärzte es im Ärztehaus noch gab. Sie wollte einen AIDS-Test machen lassen, und zwar sofort. John konnte sie sagen, sie habe länger gebraucht, das würde niemand herausfinden. Und so etwas wollte sie auch nicht bei ihrer Frauenärztin machen, das war ihr zu peinlich, also suchte sie nach einer weiteren Gynäkologin und fand eine im zweiten Stock. Den Kopf gesenkt, nahm sie die Treppe und betrat zögernd die Praxis. Sie saß undankbare zwei Stunden im Wartezimmer, da sie keinen Termin hatte, und versuchte sich auf ihre Arbeit zu konzentrieren. Sie blätterte immer und immer wieder durch ihr Notizbuch, doch ihre Gedanken schweiften bei jedem neuen Konzentrationsversuch ab. Die Wörter Schwanger und AIDS wechselten sich in ihrem Hirn ab und führten sie immer wieder zu dem Gedanken: *Sex mit seiner Frau.* Dann sah sie die beiden vor ihrem inneren Auge, glücklich miteinander vereint, sich umarmend, in einem großen Ehebett miteinander kuschelnd ... wie er sie streichelte ... Mit diesen Bildern quälte sie sich jedes Mal so weit, bis sie die Galle schon schmecken konnte.

Dann las sie wieder in ihrem Notizbuch und alles begann von vorne. *Schwanger, AIDS, Schwanger, AIDS, Sex mit seiner Frau … mit wem noch?*

Die Zeit verging genauso langsam wie früher im Mathematikunterricht. Nur dass ihre Gedanken damals etwas fröhlicher waren, weil sie oft an ihren Schwarm gedacht und sich ein Happy End mit ihm ausgemalt hatte. Damals wäre sie nie auf die Gedanken gekommen, sich stundenlang auszumalen, wie ihr Schwarm mit einer anderen knutscht. *Warum mache ich das? Als würde ich mich selbst bestrafen,* überlegte sie. *Vielleicht ist das bereits meine Antwort?*

Tanja sprang auf, als sie aufgerufen wurde. Sie nahm das Ganze eher als Außenstehende wahr, stand neben sich und sah zu, wie ihr Blut abgenommen wurde, wie sie Informationszettel las und Fragebögen ausfüllte. Sie hörte sich zu, wie sie mit der Arzthelferin und der Ärztin redete. Die ersten Ergebnisse würden in ein bis zwei Tagen vorliegen, doch sie solle auf jeden Fall auch in vier Wochen noch einmal kommen, erst dann könne man eine Infektion ausschließen – sechs Wochen nach dem letzten Sex. Vier Wochen lang warten und versuchen, nicht noch mehr durchzudrehen, als sie es jetzt schon tat. Vier Wochen. Das war eine verdammt lange Zeit. Vier Wochen, die wahrscheinlich genauso furchtbar lang wie die Wartezeit in der Praxis werden würden. Plötzlich erschienen ihr vier Wochen Mathe gar nicht mal so schlimm.

„Kommen Sie morgen früh wieder vorbei, dann liegen mir die ersten Ergebnisse schon vor. Unser Labor arbeitet rund um die Uhr und deshalb sind wir sehr fix, was das angeht“, waren die Abschiedsworte der Ärztin. Morgen würde sie vielleicht ein wenig aufatmen können. Oder auch nicht. Würde er ihr das wirklich antun? Vor ein paar Tagen wäre sie sich bei ihrer Antwort, niemals würde er sie belügen, sicher gewesen – aber jetzt? Jetzt stand alles Kopf. War sie wie eine dieser Ehefrauen geworden, die nicht mitbekamen, dass ihr Mann sie jahrelang betrügt? Tanja war sich immer sicher gewesen, dass diese Frauen die Anzeichen sehr wohl sahen, sie aber nicht sehen wollten. *War es bei mir auch so? Gab es Anzeichen? Abgesehen davon, dass mein Freund eine Ehefrau hat? Ich war so dumm!* Ihr wurde schwindelig, doch sie eilte durchs Treppenhaus. Sie wollte einfach nur weg von diesem furchtbaren Ort, der ihr Leben verändern könnte. *Was werde ich tun, wenn er mir das wirklich angetan hat? Ob versehentlich oder nicht – vielleicht hat er mit meinem Leben gespielt und mit dem Leben seiner Frau, sie ist schließlich schwanger … er würde doch nicht mit dem Leben seines Babys spielen, oder? War er sich dem vielleicht einfach nur nicht bewusst?* Tanja wusste gar nichts mehr. Erleichtert atmete sie auf, als sie das Ärztehaus endlich verlassen konnte. Das war definitiv schlimmer als Matheunterricht gewesen. Sie war froh, nun weiterarbeiten zu können.

Das Gespräch mit Frau Sinner ergab, dass sie nichts in der Nacht mitbekommen hatte, was aber auch nur bedeutete, dass gegen ein und drei Uhr nachts, wenn Frau Sinner auf die Toilette musste, jeweils nichts Ungewöhnliches passiert war sowie auch ab halb sechs Uhr morgens alles normal blieb, denn um diese Zeit stand Frau Sinner auf. Normalerweise saß sie ab 20 Uhr in ihrem Fernsehsessel, der am Fenster stand, nickte allerdings beim abendlichen Fernsehen immer ein, oft schon nach der Tagesschau, und wechselte gegen elf Uhr in ihr Bett. Es bestand somit die

Möglichkeit, dass die Mörderin zwischen 10 und 14:30 Uhr gekommen und in der Nacht wieder verschwunden war – alles unbemerkt. Doch zumindest abends hatte Kristina ein Alibi in Form des Telefonats mit ihrer Freundin und der Flugbuchung. „Wann war das gleich noch mal gewesen? Um 21:31 Uhr war das Telefonat, gebucht hatte sie wenige Minuten davor“, überlegte Tanja laut. Es wäre also möglich gewesen, wenn Kristina die Wohnung ihres Vaters kurz nach acht Uhr abends verlassen hätte. So oder so, sie mussten unbedingt noch einmal mit ihrer Zeugin reden. Wieso log sie wegen des Kontakts mit ihrem Vater? Was hatte sie zu verbergen? Das Gespräch mit der Frauenärztin hatte Tanja sehr verwirrt. Inzest? Ein schwerer Vorwurf. Sie schrieb John auf WhatsApp, dass er Frau Saum erneut vorladen solle.

„Längst erledigt. Der Chef wollte auch, dass wir sie noch mal vorladen. Sie kommt um 16 Uhr. Die Luft ist übrigens rein, das Teammeeting mit dem Chef ist seit Stunden durch und er kommt heute sicher nicht mehr aufs Revier“, antwortete John.

***

„Weißt du noch, Daddy, damals?“, hauchte sie ihm ins Ohr. „Als du tagelang weg warst und es nichts zu essen gab?“ Mit diesen Worten hatte sie ihn hier sitzen lassen. Er kauerte zitternd auf dem Küchenboden. Mit Handschellen war er an der Heizung fixiert, sodass er nicht wegkonnte – nicht, dass er noch die Kraft dazu gehabt hätte. Ein Knebel steckte in seinem Mund. Die Küche war erfüllt mit seinem Gestank, denn er hatte sich in die Hose gemacht, mehrmals. Exkremente klebten in seinen

Shorts, und der Geruch vermischte sich mit dem von Angstschweiß. Außerdem roch es nach schimmeligem Müll – der war tagelang nicht geleert worden und lebte bereits. Der Eimer stand nur wenige Meter von ihm entfernt. Er ekelte ihn an, doch noch schlimmer war es, dass er den Inhalt sofort gegessen hätte, hätte er nur die Chance dazu bekommen. Der Boden war versifft, was ihm mit Alkohol im Blut nicht sonderlich schwer fiel zu ertragen, allerdings hatte er nun die ersten Tage eines kalten Entzugs hinter sich. *Ob das ihr Plan war? Mich zu entgiften? Aber warum bekomme ich dann nichts zu essen und zu trinken? Nicht einmal Wasser …*

Er hatte schon fast aufgegeben, war bereits seit Tagen allein mit dem hellen Summen der Fliegen, als sie plötzlich wiederkam. Er hatte gedacht, sie würde ihn dort sterben lassen. Nun hatte er Hoffnung, dass er nur für seine Fehler büßen sollte, und sie ihm eine Lektion erteilen wollte. Sie wirkte so seriös und sexy, als sie den Raum betrat, strahlte Macht aus, wie sie vor ihm stand, in ihren hohen Schuhen, dem schwarzen Kleid und mit diesen rot geschminkten Lippen. Sie kam näher und schaute auf ihn herab. Er schauderte.

„Weißt du noch, Daddy, damals?“ Sie beugte sich zu ihm und hauchte ihm ins Ohr: „Als du tagelang weg warst und es nichts zu essen gab?“

Sie zog einen Stuhl zu sich und setzte sich direkt vor ihn, aber immer noch so weit entfernt, dass er sie nicht hätte berühren können. Dann kramte sie langsam in ihrer Handtasche und ein neuer Geruch breitete sich langsam aus. Es dauerte einen Moment, ehe er selbst begriff, was seine Nase bereits erkannt hatte. Freudestrahlend präsentierte sie ihm eine Tüte von McDonald’s. Das braune

Papier raschelte. Er liebte diesen Geruch und erinnerte sich dunkel an früher, als er seine kleine Tochter damit überrascht hatte. Wie ausgehungert hatte sie das Zeug immer runtergeschlungen. Kinder lieben Happy Meals eben. Was würde er jetzt dafür geben, einen Burger essen zu können.

Sie holte ein paar Pommes aus der Tüte und schnupperte daran. Dann schob sie sich die Fritten in den Mund. Sie holte erneut ein paar aus der Tüte, stand auf und näherte sich ihm.

„Versprich mir, dass du keinen Mucks von dir gibst, wenn ich deinen Knebel entferne. Ich will doch nicht, dass du hungern musst."

Er nickte wild. Der Schweiß floss nun in Strömen an seinem Körper herunter. Sie entfernte den Knebel.

„Na, hast du Hunger?" Sie lächelte ihn freundlich an. Dann strich sie mit den Pommes über seine Glatze, die Ohren entlang, hinab an seinen Hals bis zum Kinn und dann nach oben um seinen Mund. Er traute sich nicht, zuzubeißen. Er hatte das Gefühl, er brauchte ihre Erlaubnis dafür, und ließ es einfach geschehen, dass sie mit den Fritten über sein Gesicht strich.

„Leck dir das Salz von den Lippen!", befahl sie.

Er leckte. Der Geschmack rührte ihn zu Tränen. Er hielt sie zurück. So armselig war er nicht.

„Brav", lobte sie ihn.

Dann setzte sie sich wieder auf ihren Stuhl und holte einen Burger hervor. Zuerst schnupperte sie wieder, betrachtete ihn von allen Seiten, lutschte sich die Finger sauber und biss dann herzhaft hinein.

„Das ist besser als Sex!", bemerkte sie und begann leise zu stöhnen.

Er merkte, dass er geil wurde, doch auch das wollte er nicht zulassen. Er hatte schon oft kranken Sex gehabt, aber das hier würde zu weit gehen.

„Lass deine Gefühle ruhig zu!“, forderte sie ihn auf. „Ich sehe doch, wie du mich anguckst.“

Er starrte sie verwirrt an. *Woher weiß sie das?*

Sie lachte.

„Das war doch nur ein Scherz. Auf so einen kranken Scheiß fährst du doch nicht wirklich ab, oder? … Na ja, ich bin jedenfalls die Falsche dafür. Da sind wir uns doch einig, oder?“

Sie nahm einen großen Schluck von ihrer Coke und erhob sich wieder, löste ihn von der Heizung und stellte ihm das Essen hin.

„Iss!“, befahl sie.

Wie apathisch schaufelte er schnell das Zeug in sich rein.

„Brav“, lobte sie ihn erneut. „Für das Happy-Meal-Spielzeug bist du zu alt. Das behalte ich.“

Erneut kramte sie in ihrer großen Handtasche und holte schließlich eine Tupperdose und daraus eine zerbrochene Schnapsflasche hervor. *Scheiße, was will sie damit?*

„Das“, sie zeigte ihm die Flasche stolz, „habe ich beim letzten Mal hier gefunden. Ich habe keine Lust sie einzusetzen, aber sie ist doch ein nützliches Instrument, um zu sichern, dass du mir gehorchst. Du kennst das ja, Daddy.“

Nervös zappelte er auf dem Boden. Seine Blase meldete sich und sein Bauch schmerzte vom Runterschlingen des fettigen Essens und der kalten Cola.

„Ich habe ein wenig Putzmittel dabei. Ich hole es aus dem Flur, dann werde ich dich losmachen. Du bist ja jetzt gestärkt. Ich denke, es wird uns beiden gleich viel besser gehen, wenn du hier mal ein wenig sauber machst. Du weißt schon, Sauberkeit und Ordnung helfen der Seele. Wir wollen es doch schön haben, oder?“. Sie strahlte ihn an.

Wahrscheinlich sollte das wirklich nur eine Lektion sein. Wenn er machte, was sie sagte, würde er hier schnell wieder rauskommen. Er würde sich entschuldigen und ihr dann verzeihen. Er war wirklich kein guter Vater gewesen und das tat ihm leid. Reumütig nickte er.

Sie verließ die Küche und kam sofort mit Scheuermilch und Bodenreiniger zurück. Außerdem gab sie ihm Lappen und Schwamm in die Hand.

„Das sollte ja wohl reichen.“

Sie nahm ihm die Handschellen ab und er rieb sich mit schmerzverzerrtem Gesicht über die Druckstellen.

„Danke“, brachte er gerade so hervor. Er hatte einen Kloß im Hals.

„Nicht dafür“, erwiderte sie lächelnd.

Dann erhob er sich langsam. Er war recht wackelig auf den Beinen. Seine Hose klebte ihm am Po und im Schritt, doch er traute sich nicht, etwas zu sagen. Er schlich zum Waschbecken und ließ Wasser ein. Putzen war noch nie seine Stärke und er fragte sich, womit er beginnen sollte, doch seine Angst motivierte ihn, immer irgendwo zu wischen und nicht innezuhalten. Gelegentlich gab sie ihm Anweisungen, ansonsten sah sie einfach nur zu und er fragte sich, was wohl in ihrem Kopf vor sich ging.

Nach zwei Stunden war sie endlich zufrieden.

„Das hast du prima gemacht. Und nun habe ich noch eine Überraschung für dich. Dann erlöse ich dich endlich“, versprach sie ihm.

Er war blass, doch seine Augen wurden größer. Bald war es vorbei. Nur noch einen Moment durchhalten.

„Setz dich ruhig auf den Stuhl!" Sie schob ihn darauf zu.

„Bitte, für dich. Guck ruhig rein", sagte sie, als sie ihm ein Geschenk übergab. Es war eine kleine Holztruhe. Zaghaft öffnete er sie.

„Die habe ich gefunden, als ich vor ein paar Tagen hier war – ich dachte, sie gefallen dir vielleicht …" Es war mehr eine Drohung.

Als er sah, was darin war, brach Panik in ihm aus.

„Guck sie dir ruhig an. Schöne Bilder von der glücklichen Familie. Du als Kind, du als Vater. Es sind nicht viele, aber deshalb haben sie sicher einen umso größeren Wert."

Was will sie?! Er konnte es nun nicht länger zurückhalten und pisste sich erneut ein. *Es war ein Versehen, als ich die Bilder vor Emma damals verbrannte. Ich wollte das doch nicht … aber ich war voll und sauer. Ich habe mich doch tausendmal dafür entschuldigt.*

„Ach, was haben wir denn da? Bist du nicht etwas zu alt dafür?"

Sie guckte auf den sich ausbreitenden Pissfleck und zog die Brauen hoch. Dann holte sie ein Feuerzeug hervor und hielt ihm die Flamme vor sein milchweißes Gesicht.

„Bitte – du weißt ja, was zu tun ist! Du darfst es, weil du so artig warst, auch selbst erledigen."

Mit zittrigen Händen tat er, wie ihm befohlen. Die Fotos verbrannten vor seinen Augen und er weinte.

„Es tut mir so leid", jammerte er gequält.

„Dafür ist es jetzt wohl ein bisschen zu spät." Sie stellte sich genüsslich auf seinen Fuß.

„Wirklich, ich will es wiedergutmachen! Ich werde nie wieder trinken und alles tun, was du verlangst!"

„Hach, Männer …“ Sie verdrehte die Augen. Erneut kramte sie in ihrer Handtasche und holte ihren Lippenstift hervor. Sie malte sich damit über die Lippen, lächelte ein letztes Mal und ging auf ihn zu. Dann gab sie ihm einen sanften Kuss auf die Stirn und es wurde dunkel.

***

Tanja hetzte aufs Revier, wo John sie mit einem Lächeln empfing.

„Na, wieder drum rumgekommen, den Chef zu treffen?“

„Das hat nichts damit zu tun.“

„Na, das kannst du ja unter Beweis stellen, wenn wir jetzt täglich diese schöne Teamrunde mit ihm haben.“ Er grinste bis über beide Ohren.

„Wir haben *was?*“

„Jeden Morgen um 8 Uhr möchte er über den aktuellen Stand aufgeklärt werden. Ihm geht der Arsch auf Grundeis, weil wir den Mord immer noch nicht aufgeklärt haben und die Medien uns zerreißen.“

„Na super. Morgen früh muss ich übrigens wirklich zum Frauenarzt.“

John warf ihr einen skeptischen Blick zu.

„Das wird ihm nicht gefallen.“

„Ist mir doch egal. Wenn er mir nicht glaubt, kann er gern mitkommen.“ Beleidigt fuhr sie ihren Rechner hoch und setzte sich auf ihren Drehstuhl.

„Ich habe übrigens die Therapeutin erreicht. Sie sagt, sie habe Herrn Saum nicht ans Telefon bekommen. Und sie hat mir auch nicht sonderlich bereitwillig Auskunft über Kristina gegeben.“

„Und hast du das überprüft?“

„Natürlich, und dreimal darfst du raten, was rauskam.“

Tanja guckte erwartungsvoll in seine braunen Augen.

„Er hat kurz nach 11 Uhr, also nach dem Ende der Therapiesitzung, telefoniert. Das Gespräch dauerte circa vier Minuten, aber die Nummer war unterdrückt.“

„Und finden wir nicht raus, wer ihn angerufen hat?“

„Klar, aber es dauert. Heute erfahren wir dazu sicher nichts Neues mehr.“

„Ich hab auch ein paar interessante Details erfahren, aber die dürfen wir noch nicht offiziell verwenden. Ich brauche unbedingt die Aufhebung der Staatsanwaltschaft für die Schweigepflicht von Kristinas Frauenärztin.“

„Ich kümmere mich darum. Was hat sie gesagt?“

Tanja berichtete kurz, was sie erfahren hatte, und holte eine Tüte aus ihrer Tasche.

„Ich weiß ja, wie sehr du dich darüber freust, was alles in meine riesige Handtasche passt. Heute wird es dich besonders freuen.“ Sie reichte ihm eine Chinabox. Zwar war sie noch immer sauer auf ihn, doch sie wollte sich nichts anmerken lassen und hatte auch gleichzeitig ein schlechtes Gewissen, weil sie John immer mit dem nervigen Chef allein ließ. Wie aufs Stichwort knurrte Johns Magen.

„Und ich dachte schon, du hast eine neue Schicht Deo nötig.“

„Arsch“, konterte sie seinen Witz.

„Was ist das denn?“, fragte Tanja, als sie eine Mail von John öffnete.

Er guckte fragend zu ihr rüber.

„Du warst gestern noch arbeiten?“

„Ach, das ... Ja, ich dachte, ich frage mich auf der Straße mal nach einer Tini rum. Könnte ja sein, dass mit Tini gar nicht Kristina gemeint war und wir nur zu festgefahren sind. Solche Zufälle solls ja geben."

„Warum hast du mir das nicht erzählt?"

„Hab ich mir spontan auf dem Heimweg überlegt, als ich ein paar hübsche Damen am Straßenrand stehen sah."

„Ah ja …" Tanja war verletzt. *Seit wann schließt er mich aus?* Das war ihr gemeinsamer Fall. Sie hätte ihm helfen können. „Und hast du etwas rausgefunden?"

„Nee, die meisten Namen dort enden mit einem y."

Tanja verdrehte die Augen. *Diese dämlichen Sprüche kann er sich klemmen.* Sie schluckte ihre Wut runter. Ihr Handy klingelte. Tanja nahm ab. Das Gespräch dauerte nicht lang.

„Okay, danke", sagte sie und legte auf. Ihre Wut verlagerte sich nun zumindest auf ihre Zeugin.

„Unsere liebe Frau Saum hat wohl schon wieder einen Flug gebucht, für heute Abend 21 Uhr. Und soweit ich weiß, bisher ohne Rückticket."

„Woher weißt du das?", fragte John verwundert.

„Johanna. Sie scheint wohl auch ihre Zweifel zu haben, und da Kristina nichts von unserem Besuch bei Johanna weiß, hat sie ihr anstandshalber Bescheid gesagt. Sie will wohl, bis sich der Trouble gelegt hat, ein wenig Ruhe. Vom Baby hat sie weiterhin nichts gesagt. Das war dann wohl der ausschlaggebende Punkt, dass Johanna uns informieren wollte. Wut und Verletzungen bringen Menschen zu so einigem."

„Ich denke, damit ist unsere Chance, sie heute festzunehmen, deutlich gestiegen. Manchmal machen es uns die Leute aber auch zu leicht." John begann fröhlich zu pfeifen und kochte Kaffee für die Vernehmung, die in wenigen Minuten beginnen würde, sollte Frau Saum tatsächlich kommen. Für ihn war der Fall so gut wie gelöst.

„Sie ist da", flüsterte Tanja ihm zu.

„Und es geht los – da kommt Freude auf."

Sie stellten sich einander gegenüber, packten jeweils eine Hand hinter den Rücken und sagten: „Schnick, schnack, schnuck!" John führte einen kleinen Freudentanz auf, da Tanja verlor und Protokoll führen musste.

„Guten Tag, Frau Saum, Sie kennen den Weg ja schon. Und Sie sind ganz sicher, dass Sie immer noch keinen Anwalt wollen?" Verwirrt schaute Kristina ihn eine Sekunde lang an, dann festigte sich ihre Miene wieder und sie nickte.

„Möchten Sie einen Kaffee?", fragte John fröhlich.

„Nein, danke – das Baby", erklärte sie, setzte sich auf einen der unbequemen Stühle und hielt ihren Bauch.

Das Baby, wiederholte Tanja spöttisch in Gedanken. Nach all den Lügen, die sie nun von ihr kannte, fiel es ihr schwer, die Zeugin noch unbefangen wahrzunehmen.

Tanja setzte sich ebenfalls, goss sich Kaffee ein und wartete darauf, loszulegen. Doch John nahm sich Zeit. Er nahm sich langsam etwas Kaffee, noch langsamer Milch und Zucker und dann rührte er das Gemisch geräuschvoll um. Tanja kannte diese Masche schon. Sie wusste, dass dieses Verhalten die meisten Menschen nervös machte, diese Art, wie John das Ganze genoss. Wie eine Zeremonie, die er feierte. Es war wie die Ruhe vor dem Sturm, als würde jeden Moment eine Bombe hochgehen.

„Frau Saum, es ist schön, dass Sie wieder hier sind. Entschuldigen Sie bitte vielmals die Umstände, aber wir haben noch ein paar Fragen."

„Kein Problem“, gab sie mit zittriger Stimme zurück.

Ob sie ahnt, was ihr bevorsteht? Ist das Zittern in ihrer Stimme echt? Es passte nicht zu der Frau, die Tanja inzwischen glaubte besser zu kennen.

„Könnten Sie uns noch einmal genau von Ihrem Tag erzählen, also dem Tag, an dem Ihr Vater brutal gefoltert und ermordet wurde?“

Wow, John zieht alle Register …

„Wieso? Ich habe Ihnen doch schon alles gesagt?“ Fragend schaute sie zu John auf. Als von ihm nichts kam, blickte sie hilfesuchend zu Tanja, doch die konzentrierte sich ganz auf den Bildschirm des Laptops. Sie wollte ihr nicht in die Augen sehen. Schlimm genug, dass sie mit zwei Lügnern in einem engen Raum saß.

Resigniert gab Kristina auf.

„Also, ich war morgens um 10 Uhr bei meiner Therapeutin, das können Sie sich gern bestätigen lassen.“ Die Antwort kam schnippisch.

„Das haben wir bereits“, gab John zurück.

„Danach bin ich nach Hause gefahren und habe die Wohnung geputzt, abends habe ich spontan einen Flug gebucht und daraufhin meine beste Freundin angerufen.“

„Und das war alles?“ Es war klar, dass John mehr wusste.

Kristina schien zu überlegen, was er noch wissen konnte. Sie begann mit den Beinen zu zappeln. *Sie scheint wirklich nervös zu sein … Wie konnte sie erst alle täuschen und hier verliert sie plötzlich so schnell ihre starke, sichere Fassade? … Na ja, das könnte ich mich selbst allerdings auch fragen.*

„Ja.“ Sie entschied sich also, weiter zu lügen.

„Sie haben doch sicherlich nur aus Versehen vergessen, von Ihrem Frauenarztbesuch zu erzählen, oder?“ John gab ihr eine Chance. Er kostete es zu sehr aus, Tanja fand das schon fast grenzwertig.

„Ja, natürlich. Die Frauenärztin. Da war ich kurz, weil ich mich vergewissern wollte, ob ich mit dem Baby überhaupt fliegen darf", stammelte Kristina.

„Ach, ich dachte die Idee kam Ihnen erst am Nachmittag?"

„Ich war mir am Nachmittag erst sicher, überlegt habe ich aber direkt nach der Therapiestunde, weil ich einfach nur noch wegwollte. Woher wissen Sie das überhaupt?"

„Eine Zeugin hat sie gesehen. Wir haben bei der Staatsanwaltschaft auch schon einen Antrag zur Aufhebung der ärztlichen Schweigepflicht gestellt. Dürfte in diesem Moment genehmigt werden."

Kristina wurde blass und sah aus, als müsse sie sich gleich übergeben.

„Ich müsste mal auf die Toilette. Schwangerschaftsübelkeit", entschuldigte sie sich. *Geht die nicht nach dem dritten Monat vorbei? Ich hätte die Broschüren in der Frauenarztpraxis aufmerksamer lesen sollen.*

„In welchem Monat sind Sie denn?", mischte Tanja sich nun ein.

„Im vierten", gab sie widerwillig preis. *Wenigstens diesmal keine Lüge.*

Tanja begleitete sie. Kristina wollte sich Zeit verschaffen. John kam ebenfalls bis zur Toilette mit – falls der Zeugin schummrig werde, wolle er lieber in ihrer Nähe sein, erklärte er.

Zehn Minuten später befanden sich alle wieder im Vernehmungsraum.

„Wir können gern das Thema wechseln, nicht das Ihnen sonst wieder schlecht wird." John grinste. „Erzählen

Sie uns doch bitte etwas über den Vater Ihres Kindes."

„Ich hab doch schon gesagt: Der weiß nichts davon und tut auch gar nichts zur Sache!", feuerte sie ihm wütend entgegen. Sie verschränkte die Arme und es war klar, sie würde dazu gar nichts mehr sagen.

„Nun gut, versuchen wir es mit der nächsten Frage: Wann hatten Sie zuletzt Kontakt zu Ihrem Vater?"

„Das habe ich Ihnen auch schon erklärt: als ich ausgezogen bin." Ihr rechtes Auge zuckte, ansonsten saß sie bewegungslos auf dem harten Stuhl.

„Nun ja, die Sache ist die – uns liegen ein paar widersprüchliche Informationen vor. Es gibt Menschen, die behaupten, das Gegenteil bezeugen zu können. Aber das haben Sie sicher nur vergessen ... man hört ja oft von Schwangerschaftsdemenz." John lehnte sich entspannt zurück.

Kristina lief eine Schweißperle die Stirn herunter, obwohl es nicht sonderlich warm im Raum war. Tanja sehnte sich nach einem Fenster. Wahrscheinlich wieder etwas, das sie mit der Zeugin gemeinsam hatte.

„Versuchen wir es noch einmal: Wann hatten Sie zuletzt Kontakt zu Ihrem Vater? Vielleicht, als Sie ihm von seinem Baby erzählt haben?"

Mit weit aufgerissenen Augen starrte Kristina John an.

„Ich will einen Anwalt! Und jetzt werde ich gehen!"

„Sie werden nirgendwo hingehen. Es liegen ein paar schwerwiegende Haftgründe gegen Sie vor. Sie lügen und Sie haben ein One-Way-Ticket ins Ausland gebucht. Ich denke, das sollte reichen, Sie vorerst festzunehmen."

Schachmatt, dachte Tanja und beobachtete John, der diesen Moment sichtbar auskostete. Sie wusste gar nicht mehr, was sie glauben sollte – ihre Gedanken drehten sich wieder einmal. *Nehmen wir die richtige Frau fest? Ist diese Frau eine Mörderin? Eine gute Lügnerin auf jeden Fall, aber das macht sie noch nicht zu einer eiskalten Killerin. Ist sie vielleicht einfach nur durchgedreht oder so durchtrieben wie Dr. Bornhöft heute erzählt hat? Doch durchzudrehen und daraufhin jemanden im Affekt zu töten ist die eine Sache – ihr Vater hingegen wurde ausgiebig gefoltert …*

„Kommst du heute wieder vorbei?“, las Tanja die Nachricht von Emma, als sie vor dem Supermarkt stand.

„Nein, ich versuchs heute mal zu Hause. Brauche ein bisschen Ruhe zum Nachdenken.“

„Okay. Wie liefs mit Dr. Weber?“, schrieb Emma zurück.

„Ganz okay. Aber ihr Fokus nervt etwas. Hatte das Gefühl, sie wollte immer nur über meinen Dad reden. Als hätte ich nicht genug andere Sorgen“, simste Tanja.

„Ja, das nervt. Ist bei mir auch immer so. Aber wir haben ja auch eine Menge zu erzählen.“

„Ja, aber wegen der Sache mit meinem Vater bin ich eigentlich nicht zu ihr gegangen“, antwortete Tanja ehrlich.

„Gehst du weiter hin?“

„Ich weiß es noch nicht. Irgendwie stört mich etwas, obwohl ich sie nett finde. Ich denke drüber nach. Aber danke, dass du mir deinen Termin geschenkt hast. Ich hoffe, du machst jetzt nichts Dummes, weil dir der Ausgleich fehlt.“ Tanja zog fröstelnd die Schultern hoch. Es war ziemlich kalt geworden in den letzten Tagen.

„Ach Quatsch, mach du lieber nichts Dummes und bleib stark.“

„Mach ich, schönen Abend dir“, antwortete Tanja und schickte einen Kuss-Smiley hinterher.

Nach dem Einkaufen betrat sie so vorsichtig ihre Wohnung, als würde sie über ein Minenfeld gehen. Sie hatte immer noch ein dumpfes Gefühl im Magen, wenn sie nach Hause kam, und hatte Angst, wieder die Kontrolle zu verlieren, auch wenn sie sich gefestigt genug fühlte, um den Abend allein zu verbringen. Tanja brauchte das Alleinsein jetzt, um ihren Kopf zu ordnen. John, Emma, Therapie, AIDS, Arbeit und natürlich Chris, wobei sie über den lieber nicht nachdenken wollte. Es war, als würde sie ihre Wohnung nach langem endlich mal wieder klar sehen können. In jeder Ecke lag irgendetwas herum. Ihre Bude war zugemüllt mit tausend Sachen. Tanja öffnete weit die Fenster, um kalte, frische Luft in die Wohnung zu lassen, mistete ihren Kühlschrank aus und hörte dabei ihre Lieblingsmusik. Bei MIA konnte sie jedes Lied mitsingen und bekam immer gute Laune. Sie wischte den Kühlschrank aus, packte die frisch gekauften Lebensmittel hinein und begann dann, die Küche zu schrubben, bis alles glänzte. Ihr Magen erinnerte sie an ihren Hunger und so be-schloss sie sich ein Champignon-Risotto zu kochen. Das hatte es lange nicht mehr gegeben, aber sie hatte ja auch schon lange nicht mehr gekocht. Sie holte den Topf raus, schnippelte die Pilze, kochte den Reis auf, rührte und rührte – alles lief gut. Sie verschwendete keinen Gedanken an Chris, bis ihr Handy eine eingehende Nachricht signalisierte.

Wie jedes Mal in letzter Zeit zuckte sie auch jetzt zusammen und ihr wurde schwindelig. *Ist er es?* Vorsichtig nahm sie ihr Handy und schaute auf das Display, als würde das Gerät explodieren, wenn der falsche Name angezeigt wurde. Und jedes Mal, wenn sie seinen Namen tatsächlich las, explodierte auch etwas in ihr.

Chris. Scheiße! Was will er denn? Und warum gucke ich überhaupt sofort auf mein blödes Handy, wenn es ein

Geräusch abgibt. Sie überlegte, die Nachricht einfach gleich zu löschen, doch die Hoffnung, dass sie sich mit allem nur getäuscht hatte und es ein Happy End geben würde, war größer, also öffnete sie seine Nachricht.

„Ich liebe dich. Ich habe sie verlassen. Lass uns reden." Tanjas Herz hüpfte in die Höhe. Sie hasste sich dafür, dass sie immer noch diese widerliche Hoffnung spürte. *Was will ich von so einem Kerl?! Er hat mich belogen und betrogen! … Einmal noch,* dachte sie. *Ein letztes Mal noch.* Sie ging zu ihrem Laptop, loggte sich bei Facebook ein, gab Johanna Schuster ein und wieder einmal wurde ihr beinahe schwarz vor Augen. Sie zitterte am ganzen Körper. *Dieser Hurensohn!* Seine Frau hatte gerade ein Bild vom fröhlichen Familienwochenende gepostet. *Von wegen verlassen. Er kann anscheinend nicht anders, als immer nur zu lügen.* Wütend warf sie ihr Handy in die Ecke und saß regungslos vor ihrem Laptop. Sie konnte nicht einmal mehr weinen, war überwältigt von all den Emotionen in sich. Vor allem spürte sie Wut. Dann roch sie etwas Verbranntes.

„Scheiße, mein Risotto!", fluchte sie und rannte in die Küche. Doch es war zu spät. Das Essen war inzwischen angebrannt. Doch Tanja war der Appetit sowieso vergangen. Sie musste irgendetwas tun, um ihn aus ihrem Leben zu bekommen. Sie lüftete erneut und sprang währenddessen unter die Dusche – dabei kamen ihr immer die besten Ideen und sie würde sich etwas beruhigen.

Danach trocknete sie sich ab, stand nackt vor ihrem Badspiegel. *Zu dünn. Eindeutig zu dünn.* Heute konnte sie daran aber nichts mehr ändern. Sie schloss überall die Fenster und ging fröstelnd ins Schlafzimmer, wo sie die Unterwäscheschublade öffnete. Sie griff als erstes ein weißes Seidenhöschen.

Ich liebe weiße Unterwäsche, hörte sie ihn in der Erinnerung in ihr Ohr hauchen.

„Weg damit!“, schrie sie wütend und warf das Teil auf den Boden. Dann zog sie einen roten Tanga hervor. *Trag in der Silvesternacht rote Dessous, dann haben wir ein Jahr heißen Sex,* hörte sie ihn wieder flüstern.

„Ja, mit deiner scheiß Frau oder was?!“, brüllte sie nun und warf den Tanga ebenfalls auf den Boden. Ihr war übel. Also neuer Versuch. Die folgenden Hotpants waren auch nichts. Er hatte sie ihr an ihrem Ostsee-Wochenende geschenkt. Und so zog sie so lange ein Teil nach dem anderen aus der Schublade, bis sich nur noch alte, hässliche Unterwäsche darin befand. Sie entschied sich für einen grauen Slip, hob den Rest vom Boden auf und warf alles in den Müll. Das Risotto samt Topf landete ebenfalls darin. Schnell verschloss sie den Beutel und stellte ihn, nur mit grauem Höschen bekleidet, vor die Tür. *Weg mit dir!,* drohte sie dem Müllbeutel. *Du hast hier nichts mehr zu suchen.*

Ihr Handy klingelte wieder. Sie krümmte sich, denn ihr Bauch tat weh. *Wahrscheinlich Hunger … Wann habe ich zuletzt etwas gegessen? Dieser verdammte Arsch! Seinetwegen werde ich wahrscheinlich verhungern.* Sie nahm ihr Handy, bereit ihn anzuschreien, und sah Emmas Namen auf dem Display.

***

„Du musst sofort kommen!“, schrie Emma ins Telefon.

„Wo bist du denn?“ Tanja war besorgt. So aufgeregt hatte sie Emma noch nie erlebt.

„Ich bin bei meinem Dad. Er ist tot. Er ist tot, verdammt!“

„Was? Wohnt er noch da, wo er früher gewohnt hat?"

„Ja, Erich-Weinert-Str. 24. Du musst sofort kommen. Bitte!"

„Hast du einen Krankenwagen gerufen?"

Doch Emma hatte bereits aufgelegt. Tanja starrte fassungslos auf ihr Handy. Dann rief sie intuitiv John an und informierte danach den Notarzt. Sie zog sich schnell etwas halbwegs Vernünftiges über und eilte zu Emma.

Tanja rannte in die Wohnung, die Tür stand offen. Emma saß im Wohnzimmer auf einem fleckigen beigen Sessel. Sie hatte aufgehört zu weinen und starrte regungslos an die Decke. Ihre Haare waren zu einem Zopf zusammengebunden, sie trug immer noch ihre schwarze Winterjacke. Tanja zog sie oft damit auf, weil ihre Klamotten immer so unauffällig wie möglich waren und Emma nur schwarze, graue und weiße Sachen besaß. Das höchste der Gefühle waren blaue T-Shirts, die Emma jedoch nur unter ihren grauen weiten Pullovern trug.

„Er ist in der Küche", sagte sie apathisch.

Tanja betrat die Küche vorsichtig, doch mit diesem Anblick hatte sie nicht gerechnet. Sie kam sofort zurück und fragte Emma: „Du hast doch nichts angefasst oder?"

„Ich weiß es nicht." Emma legte die Hände auf ihr Gesicht.

„Was ist denn hier los?" John trat vorsichtig ein.

„Küche", erwiderte Tanja.

Wenige Sekunden später kam er kreideweiß zurück.

„Hast du schon jemanden informiert?"

„Nur den Notarzt."

„Okay, ich ruf den Chef an."

„Danke", flüsterte Tanja und setzte sich zu Emma, um sie in den Arm zu nehmen.

Es dauerte nicht lang und in der ganzen Wohnung wimmelte es nur so von Polizisten. Tanja und John hatten sich alles genau notiert, bevor Fotos gemacht und alle Beweismittel gesichert wurden. Herr Burg lag auf dem Boden. Erstochen, überall klebte Blut. Im Waschbecken standen Eimer, Scheuermilch und Bodenreiniger. Bis auf das Blut sah die Küche ziemlich sauber aus – im Gegensatz zum Rest der Bude. Tanja war schon unwohl gewesen, als sie sich nur zu Emma auf die Sessellehne gesetzt hatte. Doch der Geruch war das Schlimmste. Der schimmelige Mülleimer kroch ihr fast schon entgegen, es summten Insekten. Außerdem lag der Gestank von Exkrementen in der Luft, neben dem widerlich süßlichen Duft der Leiche - wobei zumindest das noch deutlich schlimmer riechen konnte, wie sie aus Erfahrung wusste. Auf dem kleinen Küchentisch stand eine Holztruhe, daneben lagen ein Feuerzeug und angekokelte Fotos, sie konnte darauf nichts mehr erkennen. Seine letzte Mahlzeit war anscheinend etwas von McDonald's gewesen, denn unter dem Tisch stand noch die leere Tüte. Doch das alles war nicht so schockierend, wie die Tatsache, dass Herr Burg einen Lippenstiftabdruck in Kussform auf der Stirn hatte. Die Todesküsserin hatte erneut zugeschlagen.

Tanja und John schwiegen, während sie mit Emma ins Revier fuhren. Sie mussten diese befragen, sofern Tanja nicht vom Fall abgezogen wurde. Auf jeden Fall würde John die Befragung übernehmen müssen. Aber wer sollte auch sonst an diesem Montagabend übernehmen – es waren so schon kaum noch Kollegen verfügbar. *Warum war Emma am Tatort? Was hatte sie bei ihm zu suchen? Hat sie nicht vor vielen Jahren mal erzählt, dass er sie immer mit Essen von McDonald's belohnte, wenn er sie mal wieder tagelang vergessen hatte?*

Tanja kratzte sich die roten Stellen an ihren Händen auf. Noch war ihre beste Freundin nur eine wichtige Zeugin, aber wenn während der Befragung herauskäme, dass die Todesküsserin mit Emmas Vater dasselbe gemacht hat, wie der damals mit Emma, konnte sich das schnell ändern. *Emma könnte so was nie tun,* versicherte Tanja sich selbst. *Tja, das hast du von Chris vor ein paar Tagen auch noch gedacht,* hallte es in ihrem Kopf nach.

„Emma, du kannst schon mal Platz nehmen. Ich mach dir einen Tee und dann kommen wir zu dir, damit du es schnell hinter dir hast. Wir müssen nur noch kurz etwas mit dem Chef klären." Zärtlich strich Tanja über Emmas Wange und verließ den ungemütlichen Verhörraum.

„Ich habe mit dem Chef telefoniert. Solang sie nur Zeugin ist, kannst du bei der Befragung das Protokoll schreiben", beruhigte John seine Kollegin.

„Danke, John ..."

„Bekommst du das hin?", fragte er nach und sah ihr tief in die Augen.

„Ich muss." Tanja ging in die Küche und kochte Tee. Sie entschied sich für Kamille – nicht, dass sonderlich viel Auswahl an Tee dagewesen wäre. Sie goss das kochende Wasser in die Tasse und fragte sich, wie sie es hinbekommen sollte, für Emma stark zu sein und ihr zu signalisieren, dass alles gut werden würde. Ihre beste Freundin würde vermutlich jeden Moment unter Tatverdacht im Fall des Mordes an ihrem Vater stehen. Sie nahm den Tee und ging zusammen mit John zurück ins Befragungszimmer. Tanja setzte sich an den Laptop, begann die

Personalien einzutippen, bevor John sie überhaupt erfragen konnte, und dann ging es auch schon los.

„Warum waren Sie am Tatort, Frau Burg?“

Emma schob sich einige lose braune Haare, die aus ihrem Pferdeschwanz gerutscht waren, aus dem Gesicht und klemmte sie sich hinters Ohr.

„Ich war wütend auf meinen Vater und wollte ihn zur Rede stellen.“

O nein. Warum hat sie mir nichts davon erzählt? Wäre ich bloß zu ihr gefahren … So beginnen Geständnisse, schoss es Tanja durch den Kopf.

„Warum wollten Sie ihn zu Rede stellen?“

„Ist das wichtig?“, fragte Emma zögerlich.

„Ich denke schon. Wir ermitteln in einem Mordfall – da ist jedes kleine Detail wichtig.“ Er lächelte Emma aufmunternd an.

„Er hat meinen Geburtstag vergessen. Und mich bei der Therapie sitzen lassen.“

„Oh, alles Gute nachträglich, Frau Burg.“

Emma nickte.

„Wusste Ihr Vater von Ihrem Plan, ihn zu besuchen?“

„Nein, er ging nicht ans Telefon, also beschloss ich, einfach hinzufahren.“

Ausgerechnet heute, wo ich ihr die Therapiesitzung weggenommen habe. Wäre ich bloß nicht zu dieser scheiß Psychologin gegangen. Ich hab Emma nicht mal gefragt, wie es ihr geht … ich wusste doch, dass sie wütend auf ihn war.

„Und dann?“

„Und dann stand ich vor seiner Haustür. Sein Briefkasten quoll über. Da hab ich mir Sorgen gemacht. Vielleicht hat er sich ja totgesoffen, habe ich gedacht. Ich … ich wurde dann von irgendeinem Mieter reingelassen und klingelte direkt an seiner Wohnungstür. Als er nicht aufmachte, guckte ich unter die Fußmatte. Dort hatte er schon früher immer seinen Schlüssel versteckt."

„Und dann sind sie eingebrochen?"

„Ich hatte einen Schlüssel und er ist schließlich mein Vater. Ich dachte, dass ihm vielleicht etwas passiert ist", wiederholte Emma laut. „Und es *ist* ihm schließlich auch etwas passiert!"

„Schon gut. Das war nicht als Vorwurf gemeint. Es tut mir sehr leid, was Ihrem Vater angetan wurde."

Emma blickte zu Tanja, die ihr mit einem schiefen Lächeln Sicherheit zu vermitteln versuchte.

„Frau Burg, was ist dann passiert?"

„Ich … ich ärgerte mich, dass er immer noch so ein Dreckschwein ist und sein Leben nicht auf die Reihe bekommt, als ich den Geruch von Schimmel und Pisse schon im Flur wahrnahm. Die Wut verdrängte meine Sorgen erst mal."

John schaute sie auffordernd an.

„Dann betrat ich das Wohnzimmer, dort war aber niemand. Ich rief ihn auch immer wieder. Als ich dann in die Küche ging, wurde mir schwindelig. Ich glaube, ich habe geschrien und dann reflexartig mein Handy genommen und Tanjas … äh, Frau Müllers, Nummer gewählt."

„Und dann?"

„Dann habe ich mich im Wohnzimmer auf die Couch gesetzt und gewartet. Den Rest kennen Sie."

„Können Sie sich erklären, warum die Küche, bis auf die Blutspritzer, so sauber war und der Rest der Wohnung … äh … nicht?"

„Was weiß ich – vielleicht wollte er endlich mal sauber machen und wurde dabei gestört. Außerdem hab ich den

Mülleimer gesehen. Ich weiß ja nicht was *Sie* unter sauber verstehen, aber der war es nicht mal ansatzweise."

Er entschuldigte sich vorsichtig. Sie tat es ihm nach.

„Ich habe in den Nachrichten von der Todesküsserin gehört. Da hieß es, dass sie dem ersten Opfer mit geschminkten Lippen einen Kuss auf die Stirn drückte." Sie räusperte sich. „Dort wurde auch erwähnt, dass sie das Opfer gefoltert hat. Wurde das auch meinem Vater angetan?"

Tanja konnte sich nicht mehr zurückhalten. Sie wollte Emma beruhigen.

„Emma, soweit ich sehen konnte, hatte er keine der Verletzungen, die das andere Opfer aufwies. Wir werden alles tun, um schnell rauszufinden, wer ihm das angetan hat."

John warf Tanja einen drohenden Blick zu.

„Frau Burg, wir werden Sie in den nächsten Tagen, vermutlich schon morgen, erneut kontaktieren. Sie sind eine wichtige Zeugin und wir brauchen Ihre Hilfe, um den Mord aufzuklären. Bitte bleiben Sie erreichbar und in der Nähe."

„Natürlich", stimmte Emma zu. Sie erhoben sich und verließen den Raum.

„John, ich bring sie nach Hause, okay?" Seine Antwort konnte sie schon nicht mehr hören, weil sie Emma hinterherlief und sich bei ihr einhakte. Er würde es schon verstehen, er verstand immer.

Tanja und Emma vollzogen ihr lang erprobtes Ritual: erst mal kein Wort über das Problem verlieren. Sie fuhren mit der U-Bahn nach Hause. Mittlerweile war es kurz vor Mitternacht. Sie schwiegen, jede hing ihren eigenen

Gedanken nach. Bei Emma angekommen sprang Tanja unter die Dusche, während Emma für sie beide Spaghetti Carbonara kochte. Jede hatte ihre eigene Methode, um die Gedanken zu ordnen.

Sie stocherten in ihrem Essen herum und hörten dabei Musik. Als Emma das Geschirr in die Spüle räumen wollte, hielt Tanja sie auf.

„Warte!“ Sie griff nach Emmas Arm. „Lass uns jetzt reden.“

Emma setzte sich wieder.

„Okay.“

„Ich muss dir ein paar Fragen stellen.“

„Mein Gott, ich war es nicht!“, schrie Emma.

„Ich weiß, mein Schatz. Das meine ich nicht“, beruhigte Tanja sie. „Ziemlich wahrscheinlich wird John dich morgen das Gleiche fragen. Er wird Dinge wissen wollen, Dinge aus deiner Vergangenheit. Ich vermute, die Todesküsserin hat deinem Vater das angetan, was er dir vor vielen Jahren angetan hat. Wenn das rauskommt, stehst du unter Tatverdacht und ich werde den Fall abgeben müssen.“ Sie beobachtete Emmas Reaktion genau, war sich jedoch nicht sicher, ob Emma ihr folgen konnte. „Emma, verstehst du? Sie werden dich sehr viel fragen müssen. Das wird härter als bei der Therapie. Du musst ehrlich sein und man wird dich vielleicht beschuldigen, deinen Dad umgebracht zu haben.“

Emma begann zu schluchzen.

„Aber ich war es nicht …“

„Ich weiß. Ich denke, dass du nicht lange unter Verdacht stehen wirst, denn dass zwei Töchter kurz nacheinander ausrasten und ihre Väter ermorden ist ziemlich unrealistisch. Aber vielleicht unterstellt man dir, die Todesküsserin nachgeahmt zu haben. Trittbrettfahrer sind gar nicht mal so selten und du kanntest genügend Details aus den Nachrichten." Tanja tätschelte Emmas Rücken. *Und von mir …,* fügte sie in Gedanken hinzu.

„Du musst mir jetzt noch mal alles ganz genau erzählen: von früher und von vorhin. Ich muss alles wissen, okay?"

Emma weinte nun noch stärker. Tanja umarmte sie, versuchte ihr Halt zu geben. Sie glaubte nach wie vor nicht, dass Emma zu einem Mord fähig war. Ihre beste Freundin verletzte sich zwar selbst, doch niemals andere – bis auf dieses eine Mal, damals, als sie dazu gezwungen worden war. Doch diese Geschichte war viele Jahre her. Sie versuchte, die nahestehende Frage beiseitezuschieben, scheiterte jedoch. *Wurde Emma wieder gezwungen?*

DIENSTAG, 27. FEBRUAR 2018

„Hast du überhaupt geschlafen?“, fragte John, als er Tanja am nächsten Morgen bereits im Büro arbeiten sah.

„Nicht wirklich“, gab sie zurück.

Er sah sie eindringlich an, sagte jedoch nichts weiter.

„Sie war es nicht!“, feuerte sie ihm entgegen.

„Das hab ich auch gar nicht behauptet.“

„John, ich würde gern mit der Befragung der Nachbarn beginnen. Kannst du den Chef übernehmen?“ *Außerdem muss ich zum Frauenarzt,* fügte sie stumm hinzu. *Vielleicht bin ich ja die nächste Tote.* Okay, zugegeben, an AIDS musste man heute nicht mehr sterben, hatte ihr die Frauenärztin erklärt, dennoch hatte sie eine Wahnsinnsangst. Sie hatte so viele Emotionen in sich, dass sie sie kaum noch geordnet bekam. Sie versuchte jeden Gedanken in seine Schublade zurückzuschieben und hoffte, die Gedanken würden warten, bis sie Feierabend und damit Zeit hatte, sich um sie zu kümmern. Zeit und Kraft.

„Tanja, auch ich habe die halbe Nacht gearbeitet, und ich habe die Vermutung, dass du sehr bald von dem Fall abgezogen wirst.“

„Ja, ich weiß, deshalb will ich so viel wie möglich helfen, solange ich noch kann."

„Okay, aber geh nicht allein. Das könnte sich später negativ für Emma auswirken."

„Ja, ich nehme Tim mit. Er weiß schon Bescheid und holt mich gleich unten ab."

„Okay, ich kläre das mit dem Chef."

„Für wann lädst du Emma wieder ein?"

„Das werden wir gleich im Teammeeting besprechen – ich habe gestern ein paar Fragen nicht gestellt, die ich hätte stellen müssen."

„Ich weiß. Danke, John." Sie gab ihm einen Kuss auf die Wange.

„Na, solang du keine roten Lippen hast und der nicht auf die Stirn geht …", scherzte er.

Tanja sah ihn nachdenklich an.

„Emma hat keinen Lippenstift. Sie schminkt sich nie", *worüber ich mich immer wieder beschwert habe,* setzte sie in Gedanken hinzu.

„Im Gegensatz zu Kristina", merkte John an.

„Lass bitte überprüfen, welche Lippenstiftmarke sie trägt. Vielleicht kommen wir so ein Stückchen weiter. Und schreib mir, wenn du mehr von der Gerichtsmedizin weißt, dann klappere ich mit Tim gleich noch alle McDonald's-Filialen in der Nähe ab. Wir sehen uns später."

„Ich ruf dich nachher an", verabschiedete er sich.

„Wie gehts dir?", schrieb Tanja an Emma.

„Bin auf dem Weg zur Arbeit. Ich konnte nicht allein zu Hause sitzen und Däumchen drehen."

„Ich werde die Mörderin finden!", versprach Tanja plump, als würde das Emmas Vater zurückbringen. Doch

was sollte sie sonst sagen? Ihr Mut zu machen war das Einzige, was sie momentan für sie tun konnte.

Tim war nicht unbedingt Tanjas Lieblingskollege, doch er machte einen guten Job. Er war Mitte 40, bereits dreimal geschieden und viel zu sexistisch für Tanjas Geschmack. Er nahm sie nicht ernst, was aber nichts Persönliches war – in seiner Welt hatten Frauen einfach nichts bei der Polizei zu suchen. Dass sie ihn locker vermöbeln könnte, ignorierte er, doch Tanja wusste, im Ernstfall konnte sie schneller und länger laufen, und deutlich besser zuschlagen und ausweichen. Der Typ war vielleicht mal sportlich gewesen, als er bei der Polizei anfing, doch das war viele Kuchenjahre her. Und bei seinem Kaffeekonsum vermutete sie, dass er, sobald eine Verfolgungsjagd anstehen würde, an einem Herzinfarkt starb. Sein Mundgeruch ließ sie oft grübeln, ob er nicht schon tot war. Vielleicht ja innerlich tot, aber das konnte sie ihm nicht verübeln. Sie fühlte sich selbst so. Das einzig Gute an dem ganzen Drama war, dass sie momentan gar nichts fühlte. Ihr Schubladensystem funktionierte. Sogar Chris war ihr auf merkwürdige Weise egal, als wäre er nicht ihr Problem, sondern das einer anderen Tanja. Allerdings hatte er sich seit gestern Abend auch nicht mehr gemeldet. Wer weiß, wie sie reagieren würde, sollte sich das ändern. Aber erst mal redete sie sich gern ein, dass er ihr egal war.

„Tanja?"

„Was?" Sie schreckte auf.

„Wir sind da, brauchst du 'ne extra Einladung? Soll ich dir noch einen Moment zum Nägelfeilen geben?"

Fick dich, dachte sie. Doch sie brauchte ihn noch, also versuchte sie eine Antwort runterzuschlucken und nett zu bleiben.

„Ich komme, meine Nägel sind schon perfekt, danke."
Er guckte debil drein, als hätte er mit einer anderen Reaktion gerechnet.

Leider ergaben die Gespräche mit den Nachbarn überhaupt nichts. Es hatte mal wieder niemand jemanden gesehen, allerdings gaben die meisten auch zu, dass sie sich nicht sonderlich um ihre Nachbarn scherten. Es gab sogar welche, die Dieter Burg nicht einmal als ihren Nachbarn erkannten, andere wiederum sagten nur: „Ach, der Suffi". In diesem Haus gab es keine Frau Sinner, die alles notierte.

Tanja fühlte sich zermürbt. *Es kann doch nicht sein, dass niemand etwas mitbekommen hat.* Andererseits, sie hatte auch keine Ahnung, mit wem genau sie selbst im Haus wohnte. Da war die junge Dame mit dem süßen Hund, eine WG mit zwei bis drei Studenten – zumindest nahm sie das der Lautstärke nach an –, ein älterer Mann mit Glatze, den sie insgeheim verdächtigte, Dreck am Stecken zu haben, und die türkische Familie aus dem ersten Stock, die immer ihre Pakete annahm.

Tanja wurde aus ihren Gedanken gerissen, als John anrief. Sie blickte entschuldigend zu Tim und verschwand kurz im Flur, während er sich weiter mit einem Mann, Mitte 20, unterhielt. „John, was gibts?"

„Er wurde erst gestern getötet. Die Gerichtsmedizin hat eben angerufen. Das Letzte, was er zu sich genommen hatte, war etwas von McDonald's. Sollte ich irgendetwas darüber wissen?"

Tanja überlegte fieberhaft, ob sie ihn einweihen sollte.

„Tanja, du musst mir die Wahrheit sagen."

Sie rieb ihre juckende Hand draußen an der Haustür. Dann seufzte sie und lehnte sich dagegen.

„Ja, vermutlich ist das ein wichtiges Detail. Ich fahr gleich in die umliegenden Restaurants. Wir sind hier so gut wie fertig, keiner hat irgendetwas gesehen."

„Vielleicht hast du ja noch Glück. Leider ist es wie bei Herrn Saum. Auf den ersten Blick sieht es so aus, als hätte der Typ keine sozialen Kontakte. Aber wenigstens hatte er ein Handy. Er wurde vor einer Woche, am Montagvormittag um kurz nach elf Uhr, von einer unbekannten Nummer angerufen. Herrn Burgs Briefkasten wurde seit dem Tag, an dem der Anruf kam, auch nicht mehr geleert."

„Können wir nicht rausfinden, von wem die Nummer ist?"

„Steht jetzt bei den IT-Leuten auf der Liste mit den höheren Prioritäten. Wir bekommen spätestens morgen die Ergebnisse. Bisher ist nur klar, dass es sich um ein Prepaidhandy handelt, das momentan ausgeschalten ist", antwortete John.

„Montag ...", grübelte sie laut. „Montag ist gut, dann hat Emma ein Alibi."

„Weil?"

„Na, weil sie von Montag bis Freitag arbeiten geht."

„Kannst du mir sagen wo? Dann überprüf ich das gleich und du kannst aufatmen und weiter am Fall bleiben."

Tanja atmete schon jetzt erleichtert auf.

„Ja, ich schick dir die Adresse." *Sie war es nicht. Sie hat ein Alibi.*

Tim kam aus der Wohnung. Sie hörte, wie er sich von dem Nachbarn in Jogginghose und Holzfällerhemd verabschiedete.

„Das war nichts", erklärte er ihr.

„Mist. Aber wir können mal schauen, wie viele McDonald's hier in der Nähe sind. Wir wissen jetzt, dass das

Opfer gestern getötet wurde, und Burger und Pommes waren seine letzte Mahlzeit."

„Hier ist eins in der Schönhauser Allee", sagte Tim.

„Na, dass *du* weißt, wo wir hier einen McDonald's finden, hätte ich wissen können." Tanja schielte auf seinen Bauch.

„Tja, es soll Menschen geben, die essen mehr als zwei Tic Tacs am Tag", schleuderte er direkt zurück.

Tanja holte ihr Handy aus der Tasche und suchte auf Google Maps nach weiteren Filialen, während sie zum Wagen liefen.

„In der Greifswalder Straße ist auch noch einer und auf der Prenzlauer Promenade ebenfalls. Wir haben also eine kleine Auswahl."

Als sie ins Auto stieg, erhielt sie eine Nachricht von John.

„Emma hat sich gestern und heute krank gemeldet und war nicht bei der Arbeit. Ich bekomm sie nicht ans Telefon."

Fuck! Das kann doch nicht sein. Emma hat doch vorhin erst geschrieben, dass sie auf dem Weg dorthin ist. Erneut öffnete sie Emmas letzte Nachricht. Ja, da stand es schwarz auf weiß.

„Tim, steig schon mal ein, ich muss noch mal kurz telefonieren."

„Schnell noch einen Friseurtermin machen, wa'?" Sein Tonfall war abfällig.

„Da kannst du wohl nicht mitreden, was? Neidisch?" Sie spielte auf seine Glatze an. Er setzte sich grummelig ins Auto. Anscheinend bekam er nicht so oft Paroli geboten. Tanja wählte Emmas Nummer, doch deren Handy war ausgeschaltet. *Vor ein paar Stunden war es doch noch an. Was ist passiert, verdammt?*

Wieso hat sie nicht erzählt, dass sie gestern nicht in der Arbeit war? Hätte ich bloß nicht ihre Therapiestunde übernommen.

„Willst du den ganzen Tag dein Handy anstarren, oder können wir auch mal weiterarbeiten?“, brummte es da auch schon aus dem Wagen.

Dieser Kerl macht mich noch wahnsinnig.

Sie fuhren zum ersten McDonald’s, Tanja fragte nach den Überwachungskameras, während sich Tim mit Fastfood vollstopfte. *Wie ein gieriger, sabbernder Hund.* Sie erfuhren, dass es jeder Filiale selbst überlassen war, ob sie Kameras einsetzten, und meistens wurde sich nur an Orten dafür entschieden, wo es gefährlich werden konnte. Das war hier leider nicht der Fall, also fuhren sie weiter. Im nächsten Laden angekommen, bestellte sich Tim doch ernsthaft noch einen Burger. Tanja nahm eine Cola, sie brauchte Zucker, um den Typen auszuhalten.

„Ähm, du weißt schon, wie viele Kalorien so eine Coke hat, oder?“, neckte er sie.

„Ähm, du weißt schon, dass dein Herzinfarktrisiko heute ziemlich gestiegen ist, oder?“, konterte sie.

Auch hier hatten sie kein Glück – es gab keine Videoaufzeichnungen.

Erneut versuchte Tanja, Emma zu erreichen, doch auch dabei blieb sie erfolglos. Die letzte Filiale brachte ihnen positive Ergebnisse. Sie erhielten nicht nur die Namen und Telefonnummern der am Montag anwesenden Mitarbeiter, wie bei den letzten beiden Läden, sondern auch Kameraaufzeichnungen.

Sie beschlossen, diese gleich aufs Revier zu bringen, doch auf dem Weg dorthin entschied Tanja sich um.

„Fahr du schon mal vor, ich muss noch was erledigen."
„Bring mir was mit!"
„Hä?"
„Na, du gehst doch jetzt sicher shoppen. Bring mir was mit, und falls du überlegst: Rote Dessous stehen dir sicher am besten."
Wie kann man nur so plump und einfallslos sein?! Nägel, Tic Tacs, Kalorien, Dessous. Wie hat er es geschafft, dreimal zu heiraten? Tanja schüttelte nur noch den Kopf und stieg in die U-Bahn.
Als sie wieder ausstieg, sah sie, dass John es bei ihr versucht hatte, und rief zurück.
„Gibts was Neues?"
„Nicht von Emma, aber wir haben gerade noch mal mit Kristina gesprochen."
„Und?"
„Sie gibt es zu. Wir haben die Genehmigung für die Aufhebung der Schweigepflicht, waren schon bei Dr. Bornhöft und die hat uns alles noch mal bestätigt. Der Anwalt wollte, dass seine Mandantin keinen Ton sagt, doch sie ist in Tränen ausgebrochen und hat ihn zum Schweigen gebracht. Tanja, das hättest du erleben sollen! Die Frau kann anders, als wir sie bisher erlebt haben. *Ganz* anders!"
„So anders, wie Dr. Bornhöft beschrieben hat?"
„In etwa, ja. Sie kann Schwäche riechen! Wie eine Hündin", bestätigte John.
„Okay, und was genau hat sie gestanden?"
„Also im einen Moment war sie ein Miststück und im nächsten begann sie zu heulen." John war anscheinend noch ganz durcheinander. „Die perfekte Theateraufführung. Sie sagte, sie habe ihren Vater vor einem Jahr zum

ersten Mal und danach regelmäßig wiedergesehen, er habe sie vergewaltigt und daraus entstand das Kind. Er habe davon gewusst, aber nichts davon hören wollen. Sie sei sauer gewesen und habe überlegt, abzutreiben."

„Und das glauben wir ihr?", fragte Tanja verunsichert.

„Ich hab keine Ahnung. Er ist tot, da ist es einfach, die Schuld auf ihn zu schieben. Aber warum sollte sie auch freiwillig mit ihrem Vater schlafen?", fragte er. Tanja konnte sein angewidertes Gesicht vor ihrem inneren Auge sehen.

„Es gibt Dinge, die wir nicht verstehen, die aber immer wieder passieren. Wenn Verwandte sich jahrelang nicht gesehen haben und dann als Erwachsene aufeinandertreffen, ist die Chance nicht ausgeschlossen, dass sie sich ineinander verlieben, habe ich mal in einer Doku gesehen."

„Ja, vielleicht. Aber hier handelt es sich um eine Frau, die als Kind und Jugendliche, von ihrem Vater misshandelt wurde", erinnerte John sie.

„Ja, aber sie scheint genau wie er psychisch nicht ganz in Ordnung zu sein. Sie ticken vielleicht sogar gleich, sind beide sadistisch veranlagt – das verbindet sie und man findet das sicher auch nicht so oft im Leben … andere mit einem ähnlich starken Drang, Sadismus auszuleben."

„Wer weiß. Weißt du was von Emma?", wechselte er das Thema.

„Ich bin gerade auf dem Weg zu ihr."

„Bring sie am besten gleich mit, bevor wir sie holen müssen!", drohte er und legte auf.

Tanja klingelte Sturm, doch sie hörte keinen Mucks aus der Wohnung. Nach einer Viertelstunde gab sie auf, ließ einen Zettel für Emma da und fuhr ins Revier. Für ihren Arztbesuch war es jetzt zu spät, aber heute konnte sie ohnehin keine weiteren schlechten Nachrichten mehr ertragen. Sie würde morgen hingehen.

„Wo ist Emma?“, begrüßte John sie.

„Sie ist sicher gerade beim Arzt oder einkaufen, mach dir keine Sorgen, John.“ Tanja wusste, dass er an ihrer Stimme erkennen konnte, dass sie selbst sich durchaus große Sorgen machte. Sie ging in die Küche und setzte Kaffee auf. Bisher hatte ihr Adrenalinspiegel sie wachgehalten, aber langsam machte sich die schlaflose Nacht bemerkbar. John kam dazu und strich ihr über die Schulter.

„Wir kriegen das hin.“

Wie schafft er es bloß immer, mich zu beruhigen?

„Wir müssen herausfinden, wer die Informationen über die Kinder der Opfer hatte.“

„Vielleicht gibt es ja irgendein Mein-Daddy-ist-scheiße-Forum im Internet, wo sich die Kinder der Opfer untereinander ausgetauscht haben“, überlegte Tanja laut und war sich nicht sicher, ob an ihrem Scherz nicht doch etwas dran sein konnte.

„Da melde ich mich auch an“, sagte John sarkastisch. „Mein alter Herr ist so ein Penner. Wäre nicht traurig, wenn sie sich ihn als Nächstes schnappen würde!“

„John!“

„Ja, ist ja gut. Kein Wunder, dass Casy krank geworden ist …“, entgegnete John genervt.

„Wie kommst du denn jetzt auf Casy?“

„Ach, keine Ahnung. Nur so.“

Tanja wusste, es war nicht der richtige Zeitpunkt, um ihn auf seine Lüge anzusprechen, doch die Erinnerung daran ließ ihre Zuversicht automatisch schwinden.

„Aber vielleicht können wir aus der Sicht der Täterin an die Sache rangehen, denn wir hassen unsere Väter auch.“ Johns Augen funkelten wütend.

„Die Täterin scheint über die Vergangenheit der Opfer genau im Bilde zu sein. Aber irgendwo muss sie ihre Informationen ja herbekommen.“ Tanja goss sich Kaffee in eine große Tasse. „Willst du auch?“

„Gern, danke.“ Er beobachtete, wie sie eine zweite Tasse mit Kaffee befüllte, ihm Milch aus dem Kühlschrank holte und ein wenig davon mit der schwarzen Flüssigkeit vermischte sowie zwei Teelöffel Zucker in die Tasse gab. Normalerweise tranken sie nachmittags keinen Kaffee, doch Tanja vermutete, dass auch ihr Kollege nicht viel geschlafen haben konnte.

„Gehen wir jetzt mal ganz logisch an die Sache heran, ohne daran zu denken, dass Emma deine beste Freundin ist. Es besteht die Möglichkeit, dass es sich bei unserem Fall um die Rache misshandelter Kinder handelt, die sich verbündet haben.“

„Vielleicht hat Kristina das aber auch nur gemacht, um von sich abzulenken.“

„Und woher soll sie erfahren haben, dass Herr Burg kein guter Vater war?“

„Das ist sicher kein Geheimnis. Bei Saum wussten damals wohl auch alle Bescheid, nur hat keiner was dagegen getan.“

„Vielleicht wurde der erste Mord im zweiten Fall aber auch von einem Trittbrettfahrer nachgeahmt? Irgendwer dachte sich: ‚Hey, das ist meine Chance, auch mal zu töten – ich gebe ihm noch einen Kuss auf die Stirn und der Lippenstiftabdruck beweist, dass hier eine Serienmörderin zugeschlagen hat‘“, gab er zu bedenken.

„Das können wir ja schnell rausfinden. Mal sehen, was die DNA-Ergebnisse sagen. Wo zur Hölle bleiben die eigentlich? Es kann doch nicht so schwer sein, die Abdrücke abzugleichen!“, fluchte sie.

„Soweit ich weiß, ist da in der Kommunikation der Dringlichkeit was schiefgelaufen, und auch dort herrscht ein hoher Krankenstand. Der Chef wollte die Ergebnisse aber heute noch beschaffen.“ Als John von ihrem Chef sprach, zuckte Tanja automatisch zusammen. „Und wir dürfen nicht außer Acht lassen: Es könnte auch eine Exfreundin von Herrn Burg dahinterstecken, die Rache wollte. Vielleicht hatte er was mit einer Frau, der er im Suff sein Herz ausgeschüttet und seinen schlechten Erziehungs-methoden gebeichtet hat. Als sie feststellte, dass er sie verarscht hat, wurde sie sauer, brachte ihn um und ahmte die Todesküsserin nach, um von sich abzulenken. Die Infos waren ja dank der Medien kein Geheimnis. Und alles wusste die Mörderin anscheinend nicht“, grübelte Tanja weiter.

„Wie meinst du das?“

„Emmas Vater hat ihr damals nicht nur Essen von McDonald’s gegeben – er hat ihr auch eine bestimmte Verletzung zugefügt, von der Emma außer mir noch nie jemanden erzählt hat, soweit ich weiß. Die wurde ihm nicht zugefügt.“

Mit ihren Kaffeetassen in der Hand liefen Tanja und John den Flur entlang zu ihrem Büro. Heute waren ungewöhnlich viele Kollegen anwesend, obwohl es bereits nach 16 Uhr war. Die meisten waren noch da, um ihre Tagesberichte zu schreiben und wollten danach Feierabend machen, doch der Chef hatte alle Ermittler zum Fall der Todesküsserin hinzugezogen. Angeschlagene Tasten klapperten, die Luft war stickig, einige telefonierten – fast vermisste Tanja die Abwesenheit der Kollegen.

„Ach, das ist aber nett, dass du Kaffee gemacht hast“, begrüßte Tim Tanja. „Nächstes Mal kannst du ihn mir gern direkt an den Tisch bringen. Ich nehme drei Löffel Zucker.“ Tim biss von seinem Snickers ab und schlurfte Richtung Küche. Tanja verdrehte die Augen. *Dieser Schwachkopf.*

„Wie lief es mit ihm?“, fragte John.

„Frag nicht. Der Kerl nervt einfach.“ Zugegeben, manchmal fand sie ihn sogar ein wenig witzig, doch das würde sie niemals zugeben. Ihr kam ein Gedanke.

„Wir sollten prüfen, ob die Kinder der Opfer in irgendeiner Verbindung zueinander stehen. Vielleicht gibt es dieses Ich-hasse-meinen-Daddy-Forum ja wirklich … oder sie waren bei den Anonymen Alkoholikern für Angehörige.“

„Oder bei Al-Anon“, ergänzte John.

„Al-Anon? Was ist das?“

„Eine Selbsthilfegruppe für Angehörige von Alkoholkranken. Gibt es überall.“

„Das hab ich ja noch nie gehört.“

„Ist ganz gut da. Spart man sich den Therapeuten.“

„Frau Müller!“

Tanja schrak hoch. Die Stimme konnte nichts Gutes bedeuten. *Was macht der denn hier? Ich dachte, der hat schon Feierabend!*

„Schön, dass ich Sie hier auch mal wieder antreffe.“

Kann ich nicht behaupten … „Hallo Chef.“ Sie entschied sich, den indirekten Vorwurf zu ignorieren. Ihre Schultern zogen sich automatisch nach oben, klebten fast an ihren Ohren. Sie konnte schlechter atmen, wenn er im selben Raum war wie sie.

„Ich habe gehört, Ihre Freundin ist involviert?“

„Meine Freundin ist *betroffen!* Jemand hat ihren Vater ermordet!“, zischte sie. *Involviert. Tss.*

„Und wo ist Frau Burg? Wir müssen sie dringend sprechen.“

„Das weiß ich nicht. Ich bin wie gesagt ihre Freundin, nicht ihre Assistentin, aber sie wird sich sicher jeden Moment melden.“ Tanja versuchte Zuversicht auszustrahlen und nahm all ihre Kraft zusammen, um ihm ein Lächeln zu schenken. *Würg.*

„Sie sehen immer noch schlecht aus. Ihre Augenringe sind noch größer als beim letzten Mal.“ Einige Kollegen kicherten.

‚Sie sehen immer noch scheiße aus, weil sie hässlich sind.‘ Reiß dich zusammen, Tanja. Nicht explodieren. Doch sie spürte, dass ihre Gesichtsfarbe von weiß wie Milch zu rot wie Feuer wechselte.

John sprang für sie ein. Er registrierte, dass die Situation gleich eskalieren würde. „Chef, wir haben alle Augenringe, weil wir Tag und Nacht an dem Fall arbeiten, Frau Müller ganz besonders. Wir haben schließlich mindestens eine Mörderin zu fassen. Ich konnte Frau Burg erreichen – sie wird gleich morgen früh aufs Revier kommen.“

„Ist das so?“ Er musterte John von oben bis unten.

„Ja, ich konnte es Frau Müller bisher nur noch nicht mitteilen.“

„Und warum kommt sie heute nicht?“

„Sie ist verhindert. Sie wissen schon … Frauenprobleme.“

Merkwürdigerweise zog das bei ihrem Chef immer.

„Apropos mindestens eine Mörderin. Die DNA-Ergebnisse sind da: Zwar wurde die DNA der ältesten Tochter in Herrn Saums Wohnung gefunden, Haare und Fingerabdrücke, aber der Lippenabdruck stammt nicht von ihr. Sie sollten also dringend Frau Burgs DNA besorgen." Noch einmal schaute er Tanja tief in die Augen, als wäre sie dafür verantwortlich, dass Emmas DNA noch nicht vorlag. Dann verschwand er – seine Duftwolke nach Aftershave und Mundwasser würde aber erfahrungsgemäß noch Stunden im Büro hängen.

„Mir ist schlecht", gestand Tanja. „Dieser Gestank raubt mir die Luft zum Atmen und dieser Typ treibt mir die Galle bis hoch in die Augen."

John lachte.

„Na, solange du noch fies sein kannst, ist doch alles gut."

„Danke, John." Sie wusste, dass er für sie gelogen hatte.

„Bedank dich, indem du Emma bis morgen früh auftreibst."

***

Christopher schielte nervös auf sein Handy. Sie hatte sich immer noch nicht gemeldet. Seit einer Woche hatte er nichts mehr von ihr gehört. Er war fast am Durchdrehen.

„Papi!"

„Du sollst doch schlafen", hörte er sich brummen.

„Ich kann aber nicht schlafen, weil ich pullern muss", gab seine Tochter schmollend zurück.

„Dann geh auf die Toilette."

Sie kam zum sechsten Mal an diesem Abend aus dem Kinderzimmer, als wollte sie ihn ärgern. *Wann kommt sie endlich nach Hause?* Er hatte seine Sporttasche längst gepackt und war stinksauer, dass sie ausgerechnet heute zu spät nach Hause kommen musste. Er konnte kaum noch einen klaren Gedanken fassen. *Was ist mit ihr los? Warum meldet sie sich nicht?*

July kam aus dem Bad zu ihm ins Wohnzimmer.

„Papi, kannst du mir bitte noch eine Geschichte vorlesen?"

„Du bist doch alt genug, um selbst zu lesen!" *Shit.* So wollte er nie mit seinen Kindern reden. „Tut mir leid, ich komm schon", schob er schnell hinterher.

„Bist du böse auf mich?", fragte sie ängstlich, als sie zusammen in ihr Zimmer gingen.

„Nein, ich will nur meinen Sportkurs nicht verpassen und Mami ist viel zu spät dran. Aber das ist nicht wichtig. Tut mir leid, dass ich es an dir ausgelassen hab." Er gab ihr ein Küsschen auf die Wange und deckte sie zu. Zum Glück waren sie in dem Alter noch nicht nachtragend.

„Welches Buch soll ich dir denn vorlesen?"

„Das mit dem kleinen Staubsauger Felix."

„Bist du nicht langsam zu alt für dieses Buch?"

„Papa, für Bücher ist man nie zu alt. Und wir müssen doch auch jedes Jahr wegen dir *Kevin allein zu Haus* gucken, obwohl das ein Film für Kinder ist."

Christopher grinste mal wieder über die guten Argumente seiner Tochter und machte es sich auf dem Boden bequem. Er saß neben Julys Bett und lehnte mit dem Rücken an der warmen Heizung – so hatte er die Tür im Blick und die Leselampe neben sich. Julys Zimmer war wirklich groß für das einer Achtjährigen. Er hatte sich früher ein Zimmer mit seinem älteren Bruder teilen müssen, doch hier war Platz für einen Schreibtisch, ein

Bett, einen Kleiderschrank, eine Puppenecke mit Puppenküche und sogar zum Tanzen, was July gern schon am frühen Morgen tat.

Er las ein wenig vor und schon nach wenigen Minuten war die Kleine eingeschlafen. Leise schlich er sich aus dem Zimmer und ging in die Küche. Er starrte aus dem Fenster in die kalte Dunkelheit. *‚Ich komm ein wenig später‘, heißt bei mir was anderes,* dachte er ärgerlich. Er holte sein Handy aus der Hosentasche und rief seine Frau erneut an. Doch natürlich ging sie wieder nicht ran. Er goss sich ein Glas Saft ein. *Mist!* Es war schon 20:46 Uhr. Sein angeblicher Cycling-Kurs hatte längst angefangen. Da hörte er den Wagen in die Auffahrt sausen. *Na endlich.* Er exte sein Getränk, schnappte sich seine Tasche, schlüpfte in die Schuhe und eilte aus dem Haus zu seiner Frau. Als sie ausgestiegen war, warf er ihr einen vernichtenden Blick zu und setzte sich auf den Fahrersitz, der noch warm war.

„Tut mir leid … Ich wurde aufgehalten."

Christopher glaubte ihr nicht. Er schlug die Tür zu, gab Gas und fuhr los, ohne sie eines weiteren Blickes zu würdigen.

***

Zum zweiten Mal an diesem Tag stand Tanja vor Emmas Tür und klingelte. Ihr Zettel lag noch immer unberührt auf der Fußmatte, sodass sie sich nicht allzu viel Hoffnung machte. Umso überraschter starrte sie Emma an, als diese unvermittelt die Tür aufmachte.

„Wie siehst du denn aus?!" Tanja bereute ihre Frage noch im selben Moment. *Wie soll man schon aussehen, nachdem man erfahren hat, dass sein Vater ermordet worden ist?!* Sich zu verkriechen, um zu weinen, war keine unübliche Reaktion. „Tut mir leid“, setzte sie gleich hinterher und umarmte ihre beste Freundin.

Emma sagte kein Wort, ging apathisch in die Küche, schaltete den Wasserkocher an und wärmte Essen für Tanja auf.

„Hab ich heute gekocht … Du hast bestimmt Hunger, oder?“

„Das riecht verführerisch lecker. Asiatisch?“

Emma nickte, nahm den Teller aus der Mikrowelle und brachte ihn ins Wohnzimmer, während Tanja Tee aufgoss und ihn ebenfalls auf den Couchtisch stellte. Ihr altbewährtes Ritual: erst ein Gefühl von Normalität und Alltag aufkommen lassen, um dann irgendwann für die ernsten Themen bereit zu sein.

„Du hast schon gegessen?“

Emma nickte.

„Ich bin beim Nachtisch dabei.“

Sie schauten während des Essens eine Serie, zwischendurch holte Emma Walnusseis mit bunten Streuseln und Pflaumen und sie sahen sich noch die zweite Folge von *Grace and Frankie* an. Sie lachten sogar ab und an halbherzig. Als die Folge zu Ende war, schloss Tanja den Laptop, räumte das Geschirr weg und setzte sich wieder zu Emma.

„Wo warst du heute?“

Emma sah sie fragend an.

„Ich weiß, dass du nicht in der Arbeit warst, gestern auch nicht. Und nachdem du mir geschrieben hast, dass du ins Büro fährst, habe ich nichts mehr von dir gehört und dein Handy war aus.“

„Oh? Mein Handy …“ Emma sprang auf, lief in den Flur und kramte in ihrer Handtasche. „Mein Akku war leer und ich habe vergessen, es aufzuladen.“ Sie fand es, steckte das Smartphone an ein Ladegerät und setzte sich wieder auf die Couch.

„Emma, du bist eine wichtige Zeugin in einem Mordfall. Du wusstest, dass dich die Polizei heute erreichen musste.“

„Vielleicht habe ich ja deswegen vergessen, es aufzuladen!“, gab sie garstig zurück.

„Emma, du machst dich damit verdächtig.“

„Indem ich einen Tag nachdem ich meinen Vater ermordet vorgefunden habe trauere und keine Lust auf mein Handy habe?“

Tanja nahm Emmas Hand.

„Tut mir leid, aber ich will einfach nicht, dass es noch schwerer für dich wird, weil man dich verdächtigt.“

„Ich weiß, aber es ist einfach so absurd.“ Emma löste sich von Tanja und stand erneut auf. Sie ging zum Fenster und schaute hinaus.

„Wieso hast du mir nicht erzählt, dass du gestern nicht bei der Arbeit warst?“

„Weil ich nicht wollte, dass du dich sorgst. Mir ging es nicht so gut. Ich habe es versucht, doch der Gedanke daran, mit meinen Kollegen Small Talk zu führen, war schrecklich. Ich hätte irgendeine blöde Website für eine bescheuerte Kundin fertig machen müssen. Ich war gestresst, wütend auf meinen Dad, und der Drang, mir weh zu tun, wurde stündlich größer.“

„Weil du nicht zur Therapie konntest …“, bemerkte Tanja deprimiert. „Es ist meine Schuld. Ich hätte dir niemals deine Sitzung klauen dürfen.“

„Ich habe doch selbst nicht gewusst, dass ich von einem Mal nicht hingehen gleich so durchdrehen würde. Sonst hätte ich sie dir nicht überlassen. Außerdem brauchst du schließlich auch Hilfe."

„Ja, aber es ist keine Hilfe, wenn ich dir die Stunde wegnehme und es dir dann schlecht geht."

„Siehst du. Deswegen hab ich es dir nicht erzählt. Es nützt doch nichts, wenn wir beide schlecht drauf sind."

Tanja stand auf und näherte sich Emma.

„Hast du dich geritzt?"

Emma antwortete nicht, was als Ja gedeutet werden konnte.

„Und wo warst du heute?" Ein nicht sehr taktvoller Übergang, doch Tanja musste es erfahren.

„Ich habe versucht, arbeiten zu gehen. Ich fuhr los, wollte mich ablenken, doch dann hab ich immer wieder dieses Bild von ihm gesehen. Ich war wütend auf ihn und auf mich und auf dich und deinen John, weil ich dieses blöde Verhör machen musste, und der Drang wurde wieder stärker." Emma ging wieder zum Sofa und setzte sich. Sie nahm ihren Akupressurring, rollte ihn über ihre Finger – eine Methode, um Stress abzubauen und den Drang nach Selbstverletzung loszuwerden.

„Dann habe ich Dr. Weber angerufen und gesagt, es handle sich um einen Notfall. Also hat sie einer anderen Patientin abgesagt und mich spontan dazwischengeschoben. Danach habe ich geschlafen, Yoga gemacht, meditiert, geschlafen, gekocht und wieder geschlafen."

Tanja musste bei Dr. Weber anrufen und herausfinden, ob Emmas Behauptung stimmte – oder besser noch, John musste das tun. Sie durfte nicht als Polizistin erkannt werden. Doch dann würde er es erfahren, falls Emma log, und Tanja konnte sie nicht mehr decken. *Verdammt.*

„Du musst morgen mit mir aufs Revier kommen.“ *Und ich werde hier schlafen, damit du keine Dummheiten machst.*

„Ich weiß. Habt ihr noch andere Verdächtige, außer *mich*?“ Ihre Betonung klang verächtlich.

„Ich darf mit dir nicht über die Ermittlungen reden, aber wir sind dran.“

„Ich war es nicht.“

„Ich weiß.“ *Ich hoffe. Ich hoffe, dir deine Therapiesitzung geklaut zu haben war kein noch größerer Fehler, als ich bisher dachte.* Sie wusste, dass Emma fähig war, sich selbst sehr viel Schmerz zuzufügen. Tanja hatte schon viele ihrer selbst verursachten Verletzungen gesehen, am schlimmsten waren ihre Verbrennungen gewesen. Einmal musste Emma sogar ins Krankenhaus, weil sie es übertrieben hatte. *Aber ist sie auch in der Lage, anderen wehzutun? Oder ist es möglich, dass sie jemand dazu gezwungen hat? … Bullshit!* Tanja ging ins Bad und schrieb John.

„Sie ist zu Hause und ich bringe sie morgen mit. Sie hat ein Alibi, das ich gleich morgen früh überprüfe.“

MITTWOCH, 28. FEBRUAR 2018

Emma konnte die ganze Nacht lang nicht schlafen, wälzte sich alle paar Minuten im Bett hin und her. Nicht einmal ihr Einschlafmedikament half. Die Vorstellung, am nächsten Tag auf dem Revier zu sein und möglicherweise für eine Mörderin gehalten zu werden, machte sie fertig. Emma war so angespannt, dass sie Bauchschmerzen bekam. Sie versuchte sich damit zu beruhigen, dass Tanja bei ihr sein würde, wenn die Befragung stattfand, doch zum Einschlafen reichte es nicht. Jedes Mal, wenn Emma die Augen schloss, sah sie sich in einem engen Raum, tausend Blicke auf ihr ruhend, ungemütliche Fragen und sie, wie sie keinen einzigen geraden Satz hinbekam, stotterte und ständig aufs Klo musste. Und zwischendurch sah sie immer wieder ihren Vater, wie er da lag, überall sein Blut und dazu diese McDonald's- Tüte. War es wirklich möglich, dass jemand ihm gezielt das angetan hatte, was sie damals erleben musste? Aber wer sollte das tun? Wer hatte etwas davon, sie zu rächen, wenn sie das doch gar nicht wollte? Alles, was sie wollte, war endlich Frieden zu schließen. Und nun würde sie nie eine echte Entschuldigung von ihm hören. Sie hatte so gehofft, dass ihr diese Entschuldigung helfen würde, ihre Probleme zu überwinden. Dass er von heute auf morgen ein Vorzeigedad geworden wäre, war natürlich utopisch, aber vielleicht hätten sie eine solide Basis legen können. Und nun?

Gleichzeitig nagte das schlechte Gewissen an ihr, denn sollte sie nicht einfach nur trauern, weil ihm wehgetan, er getötet worden war und sie ihn nie mehr wiedersehen würde? Nein, alles was sie im Kopf hatte, war diese blöde Entschuldigung. Sie tat sich selbst leid, dachte nur an sich und ihren Schmerz. Oder war das eine körpereigene Schutzfunktion?

Emma war sauer auf die Mörderin – aber in erster Linie, weil sie wegen ihr morgen einer so schrecklichen Situation ausgesetzt sein würde, nicht einmal, weil ihr Vater tot war. Stand sie noch unter Schock? Kam die Trauer noch? Und wollte sie das überhaupt?

Stundenlang sprangen ihre Gedanken so von links nach rechts, nach oben und unten. Es fühlte sich an, als hätte sie Buchstabensuppe im Kopf. Um halb Fünf gab Emma auf. Sie bezog ihr Bett neu, weil es völlig durchgeschwitzt war, und machte sich Tee, setzte sich auf die Couch und fuhr ihren Laptop hoch. *Irgendeine Serie wird sich schon finden …*

„Kannst du auch nicht schlafen?"

Emma zuckte zusammen, als Tanja gähnend ins Wohnzimmer schlurfte.

„Erschreck mich doch nicht so", brummte sie.

Tanja setzte sich zu Emma, kuschelte sich zu ihr unter die Decke und lehnte sich an ihre Schulter.

„Mach *Grace and Frankie* an, das hilft immer."

Und es half tatsächlich etwas, doch als es heller wurde und die Zeit des erneuten Verhörs nahte, wurden die Abstände von Emmas Toilettengängen wieder kürzer.

„Emma, mach dir keine Sorgen, ich bin doch dabei. Du warst es nicht und ich habe auch schon einen Plan, wie ich das beweisen kann. Wir werden herausfinden, wer es war. Und denk dran: Es gibt keine falschen Antworten. Sag nachher einfach die Wahrheit, okay?" Tanja streichelte Emmas Arm.

Diese zwang sich zu einem Lächeln.

„Du hast mir doch beigebracht, Atmung ist alles – also atme. Tief ein, lang aus … und noch mal. Entspannung ein, Anspannung aus … Ruhe ein, Angst aus …"

Emma folgte Tanjas Anweisungen und tatsächlich wurde es etwas besser. Nur die Übelkeit wich nach wie vor nicht.

Als sie in der U-Bahn saßen, wurde Emma ein wenig schwindelig. Sie schwitze, obwohl es draußen -5 Grad hatte. Tanja versuchte sie mit irgendeinem Gespräch über etwas Triviales abzulenken, doch Emma bekam nicht viel davon mit. Sie war ganz in ihrer eigenen Welt gefangen. Sie hatte es in den letzten zwei Tagen nicht zur Arbeit geschafft, wie sollte sie jetzt *das* aushalten?

„Komm, wir holen John ab und machen dir einen Kamillentee, der beruhigt etwas."

„Guten Morgen John", trällerte sie übertrieben fröhlich und locker. Doch Emma war so mit sich selbst beschäftigt, dass sie gar nicht bemerkte, wie angespannt Tanja in Wirklichkeit war.

„Hallo Frau Burg, hallo Tanja. Schön, dass ihr schon da seid."

„Ja, wir wollen uns vorher noch einen Tee kochen."

Emma entschuldigte sich und verschwand auf der Toilette, während Tanja in die Küche ging. John kam hinterher.

„Was ist mit ihrem Alibi?"

„Ich habe gestern Abend keinen mehr erreicht, aber ich bin dran. Gleich nach der Befragung überprüfe ich das."

John schien ebenfalls nervös zu sein. *Was hat er denn?*

„Frau Müller."

O Scheiße ...

„Haben Sie Frau Burg mitgebracht?", fragte ihr Chef skeptisch.

„Natürlich, sie ist nur kurz auf der Toilette."

„Schön, dass Sie sie mitgebracht haben. Herr Krüger und Herr Bachmann werden sie auch nicht beißen." Er grinste blöd.

„Herr Krüger?", fragte Tanja fassungslos.

„Na, Sie glauben doch nicht, dass ich Sie Ihre beste Freundin selbst befragen lasse."

„Das haben Sie doch Montagabend auch angeordnet?!"

„Ja, Montag spät am Abend, da war auch keiner mehr im Dienst für so einen Quatsch. Jetzt ist aber Mittwochvormittag und eine Menge Leute stehen zur Verfügung. Sie haben doch sicher genug zu tun", entgegnete er.

„Aber ... aber ...", stotterte Tanja.

„Aber was? Haben Sie ein Problem mit meinen Anweisungen, Frau Müller?" Er blickte ihr prüfend in die Augen.

„Nein, Chef. Alles klar", presste sie hervor, als Emma um die Ecke kam. Sie sah aus wie ein scheues Reh. Tanja ahnte, wie schlimm das für Emma mit ihrer Sozialphobie alles sein musste – sie konnte auch so schon kaum etwas mit fremden Menschen unternehmen. Die Arbeit im Büro fiel ihr oft so schwer, dass sie sich krankschreiben ließ oder zumindest Homeoffice anmeldete, sofern das eben machbar war – aber in einem engen Raum mit zwei Männern, die ihr Fragen zum Mord an ihrem Vater stellen würden und sie möglicherweise verdächtigten … Das musste für Emma die Hölle sein.

„Sie sind sicher Frau Burg“, begrüßte der Chef Emma freundlich. „Ach, und da ist ja auch schon Herr Krüger, guten Morgen, bereit für Frau Burg?“, fragte er Tim.

„Für so eine hübsche Frau bin ich immer bereit.“ Sein widerliches Grinsen trieb Tanja die Galle in den Hals.

„Bitte folgen Sie mir, ich bringe Sie in den Befragungsraum.“ Er schob sie vor sich her.

Emma schaute hilfesuchend zu Tanja, doch die konnte nur verzweifelt mit den Achseln zucken, und formte mit den Lippen ein „Tut mir leid“.

„Dieser Mistkerl!“, fluchte sie, nachdem sie außer Hörweite waren.

John nahm ihre Hand.

„Welcher von beiden?“, fragte er sarkastisch.

Tanja sah ihn flehend an.

„Pass auf sie auf, John. Sie war es nicht.“

„Dann besorg uns schnell ihr Alibi.“

***

Emma betrat den kleinen Raum. In ihr tobte ein Sturm, doch sie versuchte, sich ihre Panik nicht anmerken zu lassen. *War der beim letzten Mal auch schon so eng? Hängen hier eigentlich Kameras?* Sie traute sich nicht zu fragen. Die Wände waren weiß, keine Blumen, kein Fenster, dafür flackerndes Licht, von dem einem schwindelig werden konnte. Die Stühle waren hart und unbequem. Sie war erst vor zwei Tagen hier gewesen, konnte sich aber nicht mehr erinnern, wie es da ausgesehen hatte. Wahrscheinlich hatte sie an jenem Abend doch unter Schock gestanden. *Woher weiß man so was eigentlich?*

Tim nahm ein paar Speichelproben und Fingerabdrücke von ihr sowie Haarproben aus ihrem Zopfhalter.

„Tut mir leid um die schönen Haare …“ Er zwinkerte ihr zu.

Wo war eigentlich ihr Beruhigungstee? Da kam John herein und brachte das Getränk – zumindest etwas.

„Hier, den hätten wir fast vergessen.“ Er lächelte sie warm an, was ihr ein wenig Mut verlieh. Heute war er wohl friedlicher gestimmt als Montagabend, oder war es schon Nacht gewesen? Es war auf jeden Fall spät. *Er sieht jetzt richtig freundlich aus mit seinen Grübchen.* Sie hatte sich immer gewünscht, dass Tanja und er zusammenkommen würden, doch nach Montag war sie sich da nicht mehr so sicher. Er hatte sich ziemlich danebenbenommen … oder hatte sie sich das nur eingebildet? Ihr war so, als hätte er ihr ein paar Fragen gestellt, die darauf schließen ließen, dass er sie für schuldig hielt, doch sie konnte sich an keine einzige davon erinnern. Vielleicht war er doch kein Arsch gewesen und sie hatte sich das wirklich eingebildet … Emma dachte oft, dass ihr andere etwas unterstellten und schlecht über sie dachten und redeten.

„Frau Burg, ich werde heute die Befragung übernehmen, Herr Krüger wird das Protokoll führen,“ sagte John.

Tim schien nicht sonderlich begeistert davon zu sein, doch Emma war erleichtert. Sie hatte keine Lust, von einem Typen verarscht zu werden, der auch noch ständig so tat, als baggerte er sie an.

Emma musste noch einmal detailliert schildern, wie und wann sie ihren Vater gefunden hatte und was sie am Montag vor ihrem Besuch getan hatte. Ihre Aussage, sie habe ihre Wohnung nicht verlassen, war vermutlich keine befriedigende Antwort, und sie spielte kurz mit dem Gedanken, sich was auszudenken. Doch das könnte man alles überprüfen, also ließ sie es. Danach wurden die Fragen ungemütlicher.

„Dem ersten Opfer wurden Dinge angetan, die es Jahre vorher mit seinen Kindern angestellt hatte. Wir müssen herausfinden, ob das bei Ihrem Vater auch so war."

Emma lauschte und wartete auf eine konkrete Frage, die sie beantworten sollte.

„Frau Burg, Sie sagten, Ihr Verhältnis zu Ihrem Vater war nicht besonders gut. Könnten Sie uns bitte mehr darüber erzählen?"

Emma fühlte sich überfordert. Sie konnte es kaum ihrer Therapeutin erzählen, der sie inzwischen vertraute, und nun sollte sie mit zwei fremden Männern darüber plaudern? Ihr Hals schnürte sich zu. Sie hustete. John goss ihr ein Glas Wasser ein und hielt es ihr freundlich entgegen.

„Ich kann mir vorstellen, dass das nicht einfach für Sie ist, aber es ist sehr wichtig für die Ermittlung". John sah ihr tief in die Augen. Seine waren haselnussbraun, und wieder fragte sie sich, warum er und Tanja eigentlich nie etwas miteinander angefangen hatten. Er war so nett und strahlte eine angenehme Wärme aus. Konnte sie ihm das wirklich erzählen? Sie musste. Er würde ihr ein wenig Zeit geben, sich zu beruhigen.

Atmen, Emma. Ihre Hände waren eiskalt, dennoch begann sie zu schwitzen und merkte, dass sie anfing zu stinken. Angstschweiß. Ein ekliger Geruch – sie hasste ihn. Hatte sie Deo dabei? Könnte sie es wohl kurz benutzen? Vielleicht könnte sie sich entschuldigen und kurz auf die Toilette gehen? Sie drehte sich um und sah auf die Uhr. Es waren erst neuneinhalb Minuten vergangen. Außerdem wusste John, dass sie eben erst auf dem Klo gewesen war. Einfach die Arme nicht bewegen … vielleicht roch es dann keiner. So würde sie gern alle ihre Probleme lösen: einfach totstellen. Welches Tier machte das noch mal?

„Frau Burg, vielleicht können Sie uns etwas zu der McDonald's-Tüte sagen, die bei Ihrem Vater gefunden wurde. Vielleicht hilft Ihnen das beim Einstieg."

Emma schwieg weiter.

„Gibt es eine Geschichte aus Ihrer Kindheit hierzu?", hakte er nach. Sein Ton war bedrohlicher geworden.

Drängte er sie? Natürlich tat er das. Es war sein Job. Sie musste da jetzt durch – je schneller sie es hinter sich brachte, umso schneller konnte sie nach Hause.

Also begann sie zu reden, stellte sich vor, Dr. Weber würde vor ihr sitzen und ihr diese Fragen stellen, und das half. Sie erzählte von früher.

Emma hatte jegliches Zeitgefühl verloren. Saß sie schon eine Stunde dort oder redete sie erst seit zehn Minuten? Sie wusste es nicht. Emma dachte, sie könnte nun endlich gehen, nachdem sie schon so viel beantwortet hatte, doch die Befragung war anscheinend noch nicht vorbei.

„Frau Burg, wir suchen eine Verbindung zwischen den beiden Opfern. Deshalb muss ich Sie fragen: Kennen Sie diese Personen?"

John hielt ihr ein Bild von einem älteren Mann hin. Emma verneinte. Er zeigte ein Bild von einem Mann und einer Frau, die dem Alten auf dem Foto davor ähnlich sahen. Emma schüttelte wieder den Kopf. Zuletzt zeigte er ihr ein Bild von Kristina Saum. Emma zuckte kurz zusammen, schüttelte dann wieder verneinend den Kopf.

„Sind Sie sich ganz sicher?"

Hatte John ihre Reaktion etwa bemerkt? Sie war sich nicht sicher, doch sie glaubte, diese Frau von früher zu kennen. Damals hatte sie aber anders ausgesehen ... als sie noch Kinder waren. Sie musste nach Hause gehen und das überprüfen, doch das konnte sie ihm nicht sagen. Sie wusste, eine der Töchter galt als Hauptverdächtige, und wenn sich herausstellte, dass Emma sie kannte, konnte das nur Ärger geben. Und auf keinen Fall konnte Emma in den Knast gehen. Lieber würde sie sich umbringen. Sie begann zu zittern, also versteckte sie ihre Hände unter dem Tisch auf ihrem Schoß.

„Ich kenne sie nicht", versuchte sie, mit fester Stimme zu antworten, was ihr nur mäßig gelang.

„Wird man Spuren von Ihnen am Tatort finden, Frau Burg?"

Dieser Ton gefiel ihr ganz und gar nicht. Wut half ihr neuerdings gegen ihre Angst, das kam ihr gerade sehr entgegen.

„Natürlich, ich war schließlich dort!", gab sie pampig zurück.

„Sie haben recht." Er sah ihr tief in die Augen. „Danke für Ihre Ehrlichkeit, ich weiß, dass es nicht leicht ist, und sie gerade eine schwere Zeit durchmachen. Das war es für heute. Sie können gehen, aber ich muss Sie bitten, erreichbar zu bleiben."

Das plötzliche Ende kam überraschend, doch das störte Emma nicht. Sie rannte fast aus dem Raum und verließ das Revier in Sekundenschnelle, obwohl sie dringend auf die Toilette musste. Es dauerte, bis sie wieder ohne Beklemmungen atmen konnte. Sie musste dringend in ihren alten Fotoalben suchen. Andere hatten welche von Ferienlagern, sie hatte welche von ihren Krankenhausaufenthalten.

***

Tanja eilte in die IT-Abteilung und wies ihre Kollegen an, Emmas Smartphone anhand des GPS-Senders auf die letzten drei Wochen zu überprüfen, damit sie schnell entlastet werden konnte. In diesem Zuge erhielt sie auch gleich die Ergebnisse von Kristinas Handy. Sie oder zumindest ihr Telefon war am Mordabend ihres Vaters tatsächlich zu Hause gewesen. Auch an den Tagen, an denen die Mörderin bei Herrn Burg gewesen sein musste, war sie nicht in der Nähe jener Wohnung. *Es wäre auch zu einfach gewesen.*

Tanja beschloss, persönlich zu Frau Dr. Weber zu fahren. So konnte sie vielleicht unbemerkt herausfinden, ob Emma spontan bei ihr gewesen war. Draußen schneite es. Tanja liebte den Winter und den Schnee, doch diesmal nahm sie davon kaum etwas wahr. Sie fuhr mit der U-Bahn zur Prenzlauer Allee, holte sich unterwegs noch einen Kaffee. Doch inzwischen war sie so müde, dass der kaum noch half, dafür aber ihrem Magen unangenehm auffiel. Sie hatte Sodbrennen, doch ihr Bedürfnis nach Koffein war zu groß. *Vielleicht sollte ich auf Energiedrinks umsteigen … wenn die nur nicht so süß wären.* Sie trank ein paar Schlucke von ihrem Kaffee, dann musste sie aufstoßen und übergab sich dabei fast. *Okay, Kaffee ist keine Option mehr für mich.* Sie schmiss den noch fast vollen Kaffeebecher seufzend in einen Mülleimer und ging erneut zum Bäcker, holte sich eine Dose Red Bull und ein belegtes Käsebrötchen. Vielleicht würde es besser, wenn sie etwas aß. Sie biss ein paarmal ab, das musste reichen. Das Essen gab ihr keine Befriedigung, das Red Bull leerte sie hingegen innerhalb weniger Minuten auf dem Weg zu Dr. Weber.

In der Praxis angekommen, begrüßte die Psychologin Tanja überrascht und entschuldigte sich, dass Tanja ein wenig Geduld mitbringen müsse. Sie nutzte die Zeit, um noch ein paar Happen von ihrem Brötchen zu nehmen, in der Hoffnung, ihr Magen wäre dann besser auf sie zu sprechen.

Nach einer Viertelstunde hörte sie schließlich, dass Dr. Weber auf dem Weg zur Tür war und mit jemandem redete. Die Stimme der zweiten Person kam ihr bekannt vor und Tanja rätselte, wer das sein könnte.

„Auf Wiedersehen, Frau Buchholz", verabschiedete Dr. Weber ihre Patientin.

Tanja ließ vor Schreck ihr Brötchen fallen.

Hatte sie eben richtig gehört?

„Danke für Ihre Zuversicht … wir sehen uns dann Freitag, acht Uhr."

Frau Buchholz? Casy Buchholz? Das wurde immer schräger. Wieso tauchte sie plötzlich überall auf und wieso war sie ausgerechnet hier in dieser Praxis? Freitag, acht Uhr. Tanja hob schnell ihr Brötchen auf und versuchte die Krümel unter den Sessel zu wischen, dann setzte sie sich wieder hin und versuchte ihre Gedanken zu ordnen.

„Frau Müller, darf ich Ihnen ein Glas Wasser anbieten?“ Dr. Weber betrat den Raum.

„Gern, danke“, brachte Tanja ihr so ruhig wie möglich entgegen. Nachdem die Psychologin den Raum direkt wieder verlassen hatte, versuchte sich Tanja auf ihre Umgebung zu konzentrieren. Bequeme Sitzmöbel – eine Ledercouch und zwei Ledersessel. Warum war es bei Therapeuten immer so verdammt bequem? Sie hätte auf der Stelle einschlafen können. In der Mitte stand ein kleiner Holztisch, das große Fenster ließ nicht viel Licht herein, weil die Jalousie halb heruntergezogen war. An den weißen Wänden hingen große Bilder von bunten Blumen und neben der Tür stand eine riesengroße Palme. Außerdem sah Tanja ein Flipchart in der Ecke stehen.

Dr. Weber kam mit einem Glas Wasser zurück und reichte es Tanja.

„Bitteschön!“, sagte sie.

„Danke. Und entschuldigen Sie, dass ich Sie einfach so überfalle.“

„Kein Problem. Wie kann ich Ihnen denn heute helfen?“

„Ich wollte eigentlich nur einen neuen Termin bei Ihnen machen und mich dafür bedanken, dass Sie Emma gestern spontan geholfen haben.“

„Na ja, das war schließlich ein außerordentlicher Notfall.“

Okay, also hat Emma nicht gelogen. Sie war hier. Tanja war erleichtert. Als wäre ein Sack Kartoffeln von ihren Schultern gerutscht, richtete sie sich etwas auf.

„Wenn Sie wollen, können wir die Folgesitzung jetzt gleich absolvieren? Die ursprünglich nächste Patientin hat für heute abgesagt.“

Tanja stieg die Hitze in den Kopf. *Jetzt?* Darauf war sie nicht vorbereitet. Andererseits, vielleicht war das gar nicht so verkehrt. Vielleicht konnte Dr. Weber ihr ein Schlafmittel verordnen, damit Tanja endlich mal wieder eine Nacht Ruhe bekam. Sie kratzte an ihrer rechten Hand.

„Sie haben zurzeit viel Stress, oder? Wir können gern auch ein anderes Mal weitermachen, wenn es Ihnen jetzt nicht passt."

„Nein, ist schon in Ordnung. Ich muss nur kurz jemandem Bescheid geben."

„Ja, natürlich, nicht dass Ihr Vorgesetzter auf Sie wartet."

„Mein Vorgesetzter?", fragte Tanja verdutzt.

„Sie sagten doch neulich, dass Sie Ihren Chef nicht mögen. Ich kann mir vorstellen, dass die Führungsetage der Bundeswehr Frauen nicht sonderlich respektiert."

Ach, die Bundeswehr. Fast hatte Tanja ihre eigene Tarnung vergessen. Sie stimmte Dr. Weber zu. *Ich muss mich besser konzentrieren!*

„Ja, also, da wollte ich als nächstes mit Ihnen ansetzten. Ich denke, es gibt Gründe, warum Sie Probleme mit Ihrem Chef haben. Vielleicht erinnert er Sie an Ihren Vater."

O Mann … Jetzt fängt die schon wieder mit meinem Vater an. Worauf hab ich mich da bloß eingelassen … Ich würde lieber über Chris und Emma und John reden. Und darüber, dass ich vielleicht AIDS habe und mich nicht traue, die Ergebnisse abzuholen.

Tanja nahm ihr Handy und schrieb John, dass die Therapeutin Emmas Besuch bestätigt habe. Die ungelesenen acht Nachrichten von Christopher, die sie am vorigen Abend erhalten hatte, ignorierte sie nach wie vor.

Nach der Sitzung war Tanja mehr als aufgewühlt. Im kleinen Badezimmer der Praxis versuchte sie, ihre Fassung zurückzuerlangen. All die alten Wunden wieder aufzureißen war heftig gewesen. Sie war zurzeit aber auch besonders labil. Die Sache mit Chris hatte sie einfach kaputt gemacht, sodass sie jetzt umso anfälliger für negative Gefühle und traurige Erinnerungen war. Doch gleich musste sie stark für Emma sein. Ihr Handy verriet ihr, dass diese bereits auf dem Weg nach Hause war.

„Wo bist du, verdammt?“, las sie.

Scheiße! Sie wusch ihr Gesicht, schnäuzte sich, lächelte ihrem Spiegelbild aufmunternd zu und verließ die Praxis. Noch im Treppenhaus rief sie Emma zurück.

„Hey, tut mir leid, ich habe dein Alibi bestätigen lassen. Wie war es?“ Tanja hörte im Hintergrund Straßenlärm. Emma war wohl noch nicht zu Hause.

„Wie soll es schon gewesen sein?! Schrecklich!“

„Bist du noch Zeugin oder stehst du unter Tatverdacht?“

„Zeugin – dem anderen toten Mann sei Dank“, gab Emma sarkastisch zurück. „Und als wäre das nicht schon beschissen genug, habe ich jetzt auch noch eine E-Mail von meinem Chef erhalten, dass er doch sehr verwundert sei, dass ich mich neuerdings nicht mal mehr krank melde, wenn ich nicht ins Büro komme. Ich hatte es einfach vergessen.“

„Dann geh schnell zum Arzt.“

„Einen Teufel werd ich tun! Ich geh jetzt direkt nach Hause und heute auf keinen Fall noch mal raus!“

„Soll ich dich begleiten?“

Emma dämpfte die Stimme. Sie klang resigniert.

„Finde einfach die Mörderin … okay?“

„Okay. Ich komm später vorbei.“

„Nein, lieber nicht. Ich glaube, ich ertrage heute keine Menschen mehr um mich rum. Tut mir leid.“

„Okay.“ Tanja legte nachdenklich auf. Sie dachte, sie würde Emma zuliebe bei ihr vorbeischauen, doch jetzt, als diese ablehnte, wusste sie, dass sie nur nicht allein sein wollte. Emma war der einzige Mensch, der sie noch nie angelogen hatte.

Tanjas Handy klingelte erneut.

„John, ich bin immer noch auf dem Weg zurück.“ Sie stieg in die U-Bahn und ihr Empfang verabschiedete sich, noch bevor sie ihn verstehen konnte. Sie war froh darum. Eine kurze Verschnaufpause für die Achterbahn ihrer Gefühle. Das Telefon piepte erneut. *Verdammt! Was denn jetzt schon wieder?!*

Christopher. Die neunte Nachricht. Jedes Mal, wenn sie seinen Namen auf dem Display las, durchzuckten sie tausend schmerzende Blitze und ihr Herz setzte kurz aus. Sie wollte, dass es aufhörte, wollte nichts mehr von ihm hören und nicht mehr ständig an all das erinnert werden. Kurz durchfuhr sie eine heftige Wut, die ihr half, den Mut zu finden, seine Nachrichten zu lesen.

„O Scheiße …“, sagte sie fassungslos.

Die Reaktion der Menschen um sie herum zeigte ihr, dass sie das wohl laut gesagt hatte. Er war bei ihr gewesen. Christopher hatte die halbe letzte Nacht vor ihrer Tür gestanden, zumindest schrieb er das. Es war wie bei den letzten Malen. Die ersten Nachrichten waren herzzerreißend, dann wurden sie immer wütender. Wütende Verzweiflung, das traf es am besten. In der letzten Nachricht drohte er damit, sich umzubringen, weil er ohne sie nicht mehr leben könne. *Wow …* Sie wusste nicht, ob sie das noch rührend, dämlich oder armselig finden sollte. Sie liebte ihn, doch er konnte sich nicht für sie entscheiden und hatte sie belogen und betrogen – warum gab er *ihr* jetzt die Schuld an dem Desaster? Wenn sie genau darüber nachdachte, hatte er sie auf diese Weise immer besonders gut manipulieren können. Er baute Mist, sie stritten sich und am Ende stand sie da, fühlte sich schuldig und wusste gar nicht mehr, was das eigentliche Problem gewesen war. Wieder rumorte es in ihrem Magen.

Ein neues Gefühl stieg in ihr auf – eines, das ihr lange unbekannt gewesen war: Wut. *Ist das jetzt schon Liebeskummerstufe 2?* Erst fühlte man sich zerrissen und dann wurde man wütend? Wut gefiel ihr jedenfalls besser als das davor, damit fühlte sie sich stärker. Und wenn sie seinetwegen infiziert war, dann würde sie noch viel mehr davon in sich tragen, als jetzt schon. Das wäre dann die einzig gute Sache daran.

Tanja gegenüber saß ein blondes Mädchen, das mit einer Gleichaltrigen mit kurzen lilafarbenen Haaren flirtete. Tanja beobachtete sie nachdenklich. *Diese Stufe ist die Schönste. Alles ist möglich und es kribbelt im Bauch … der Körper ist elektrisiert von all der Leidenschaft.* Jetzt war das angenehme Kribbeln zu einer juckenden Neurodermitis geworden.

Eine Stimme kündigte die nächste Haltestelle an. Sie musste aussteigen.

Auf dem Revier informierte John sie über Emmas Befragung. Mittlerweile war die IT-Abteilung auch etwas schneller als noch vor ein paar Tagen und das Handy-GPS war bereits überprüft worden. Für Emma sah es immer besser aus.

„Ich hab was über den Lippenstift erfahren", sagte John. „Der ist von einer DDR-Marke. Florena part, Farbe pearl 107. Ist schon lange nicht mehr erhältlich."

„Ebay", überlegte Tanja laut.

„Was? Da kann man DDR-Lippenstift kaufen?"

„Da kann man fast alles kaufen", klärte sie ihn auf. „Ich versuche rauszufinden, wer diese Marke dort anbietet oder anbot und vor allem, wer sie gekauft hat."

Als Tim mit einer Tasse Kaffee ins Büro schlenderte, sah er erfreut zu Tanja.

„Ach, schön. Meine neue Lieblingskollegin ist auch wieder da. Warst du schnell noch beim Friseur, während wir hart gearbeitet haben?"

Tanja musste fast lächeln. So langsam kaufte sie ihm diese Arschlochnummer nicht mehr ab.

„Hey, flirtest du etwa mit mir?", fragte Tim.

„Was?!" Tanja sah ihn entsetzt an.

„Ich hab genau gesehen, dass du mich angelächelt hast."

„Du kannst mich mal", konterte sie.

„Dafür musst du dich doch nicht schämen. So eine Wirkung habe ich nun mal auf Frauen. Was meinst du, warum ich schon dreimal geheiratet habe."

Nun konnte sie ihr Lachen nicht mehr verbergen. Es war, als würde die Anspannung zumindest teilweise nachlassen. Es tat gut. Wann hatte sie eigentlich das letzte Mal gelacht? Fühlte sich an, als wäre es Jahre her.

John beobachtete das Ganze mit hochgezogenen Augenbrauen.

„Frau Müller, schön, Sie gleich zweimal am Tag hier anzutreffen, und schön, dass Sie heute sogar mal beim Teammeeting dabei sind. Ich hatte schon fast das Gefühl,

Sie wären gar nicht mehr im Team." Ein schmieriges Grinsen erschien auf dem Gesicht des Chefs.

Tanja zog die Schultern sofort wieder hoch. Der Moment des Loslassens war vorüber, sechs Sekunden Lachen sollten genügen. Teammeeting … Das hatte sie völlig vergessen. *Das sollte doch heute später stattfinden, nicht jetzt schon?!* Diesmal kam sie also nicht drum herum. *‚Ich hatte schon fast das Gefühl, Sie wären gar nicht mehr im Team.'* War das wieder eine seiner subtilen Drohungen? Er schloss die Tür, was die Luft für Tanja noch knapper machte, und setzte sich in die Mitte des Raumes. Alle anderen rollten auf ihren Drehstühlen mit Kaffeebechern neben ihn. Wie im Kindergarten saßen nun alle im Kreis. *Müssen wir jetzt auch noch Händchen halten?*

„Herr Bachmann, könnten Sie uns bitte über den Stand der Ermittlungen aufklären?" Er räusperte sich.

John tat es ihm nach und blickte auf seinen Notizblock.

„Wie es aussieht, waren die Kinder der Opfer zumindest nicht direkt an den Morden beteiligt. Ihre DNA-Spuren waren zwar jeweils am Tatort ihres Vaters zu finden, aber sie waren auch vorher ab und an dort und beide Männer waren nicht unbedingt Putzteufel. Frau Burgs DNA findet man nicht bei Herrn Saum und umgekehrt gab es auch keine Treffer." John wirkte ruhig und gelassen, als er fortfuhr. „Die GPS-Daten von Frau Burgs und Frau Saums Smartphones bestätigen, dass die beiden zu Hause waren, als ihre Väter ermordet wurden", berichtete John weiter.

„Aber es kann sein, dass sie zusammengearbeitet haben, im Vorfeld?" Der Chef rümpfte die Nase.

„Ja, natürlich. Wir durchforsten gerade das Internet nach anonymen Hilfsgruppen, doch bisher haben wir keine Ergebnisse vorzuweisen. Außerdem wurden

DNA-Spuren einer weiblichen Person in langen dunklen Haaren und dem Kussabdruck gefunden. Die Lippenstiftmarke ist nicht mehr im Einzelhandel zu bekommen, aber Frau Müller kümmert sich darum, herauszufinden, ob und wo man den Lippenstift noch beschaffen kann."

Der Chef nickte Tanja zu und sie versuchte, die Mundwinkel etwas hochzuziehen, war sich jedoch nicht sicher, ob es ihr ausreichend gelang.

„Die Nachbarn und die McDonald's-Mitarbeiter haben nichts Auffälliges bemerkt. Auch die Kameraaufzeichnungen des Ladens haben nichts ans Licht gebracht, außer dass Frau Burg und Frau Saum nicht in dem Restaurant waren – Frauen mit langen dunklen Haaren hingegen viele. Außerdem konnten wir weder eine Verbindung zwischen Frau Saum und Herrn Burg noch zwischen Frau Burg zu Herrn Saum feststellen."

„Und was ist mit den Kindern? Kannten die sich vielleicht? Besonders Frau Burg und Frau Saum …", fragte der Chef mit harter Stimme.

„Bisher wissen wir darüber nichts", gab John zurück.

„Na ja", mischte sich nun Tim ein. „Frau Burg hat sehr merkwürdig reagiert, als wir sie auf Frau Saum angesprochen haben. Vielleicht sollten wir da noch mal nachhaken."

Was?! Wieso sagt er so etwas? Tanja hatte gerade angefangen, ihn zu mögen, und nun zog er Emma wieder tiefer in den Sumpf? Und was zur Hölle sollte Emma mit Kristina zu tun haben? Sie musste ihre Freundin unbedingt unter vier Augen sprechen, aber gut, dann musste sie jetzt eben noch eine Verdächtige ins Spiel bringen.

„Ich hätte da auch noch eine Theorie." Tanja gab sich Mühe, ihre Stimme stark und gefestigt klingen zu lassen. John schaute sie verwundert an. *Tja, John, ich hätte das gern anders mit dir geklärt, aber du hast mir auch nichts von Emmas Reaktion erzählt, und wenn Tim die bemerkt hat, dann hast du das erst recht.*

„Wir hören“, forderte ihr Chef sie auf.

„Als ich heute bei Frau Burgs Therapeutin war, um ihr Alibi zu überprüfen, habe ich Casy Buchholz dort gesehen.“ Alle starrten sie entsetzt an.

„Ja, und? Sie ist schließlich krankgeschrieben und hat ein Recht darauf, sich von einer Therapeutin helfen zu lassen, um bald wieder hier zu sein.“ Johns Ton verriet, dass er sauer war.

„Na ja, ich meine, es kann ja ein Zufall sein – aber warum wird sie ausgerechnet dann krank, wenn sie den Fall der Todesküsserin übernehmen soll? Vielleicht steckt sie dahinter, ist zu den Therapeuten von Frau Burg und Frau Saum gegangen und hat dort deren Akten geklaut, um zu sehen, was sie den Vätern antun könnte. Vielleicht will sie so ihren eigenen Dad zur Strecke bringen, ohne dass jemand Verdacht schöpft.“ Zugegeben, damit lehnte sie sich gefährlich weit aus dem Fenster.

„Also, das ist ja nun mal völlig weit hergeholt! Wie kommen Sie auf so etwas?!“, brüllte der Chef.

Okay … das war wohl der falsche Weg, um von Emma abzulenken. Aber warum reagieren die beiden gleich so übertrieben ätzend?

„Die arme Casy wird krank und du verdächtigst sie, eine Serienkillerin zu sein? Vielleicht solltest du mal lieber …“, brüllte John.

„Ich sollte was?!“, fiel Tanja ihm ins Wort und sah ihn drohend an.

‚Die arme Casy‘? Was soll der Mist? Dann blickte sie von ihrem Chef über John zu Tim und beobachtete, dass

Letzterer unverschämt zufrieden aussah. Gefiel ihm das etwa, wenn alle wütend waren?

„Ich schlage vor, wir beruhigen uns jetzt erst mal. Jeder darf doch seine Theorien haben." Tim übernahm überraschend die Rolle des Schlichters.

„Ich möchte so einen Unsinn nicht noch einmal hören, Frau Müller!", zischte der Chef.

Ich auch nicht über Emma, wollte sie ihm antworten, doch sie verkniff es sich. Zähneknirschend wurden noch ein paar Aufgaben verteilt, dann löste sich das Treffen auf. Das Meeting war damit beendet. Tanja hatte eigentlich noch fragen wollen, was mit der unbekannten Nummer war, die die Opfer vorher angerufen hatte, doch das sparte sie sich nun lieber.

Man hätte die Luft mit einem Messer schneiden können, und Tim öffnete das Fenster.

„Das hält ja keiner aus", brabbelte er, doch richtig unglücklich wirkte er nicht.

„Wir müssen reden." John zog Tanja am Arm aus dem Büro. „Lass uns zu unserem Falafelladen gehen, um diese Zeit werden da noch keine Kollegen sein."

Sie riss sich von ihm los, begleitete ihn aber wortlos. Frische Luft und Bewegung brauchte sie nach diesem Theater dringend, doch ohne John wäre ihr das deutlich lieber gewesen. Aber wenn er unbedingt reden wollte, dann redeten sie halt – sie hatte nämlich auch ein paar Fragen.

Sie bestellten sich jeder Falafel im Brot, nahmen sich Ayran und setzten sich draußen jeder auf eine der Holzbänke, die sie vorher mit ihren Handschuhen vom Schnee befreit hatten. Es hatte aufgehört zu schneien, war aber immer noch arschkalt. Allerdings hatten sie beide keine Lust, den ganzen Tag nach Frittierfett zu riechen und zogen das Frieren dem Stinken vor.

„Also, was sollte das eben? Warum redest du nicht *vorher* über solche wilden Theorien mit mir?“ Er versuchte, ruhig zu klingen, doch sie spürte, wie aufgebracht er war.

„Wann hätte ich das denn machen sollen?! Wir *haben* gerade geredet, als das bescheuerte Meeting schon losging. Warum drehst du so ab, wenn es um Casy geht?“

„Weil das total abwegig ist.“

„Ach ja? Und das weißt du, weil sie dir das Sonntag auf dem Flohmarkt erzählt hat?“ Tanja starrte ihn herausfordernd an.

John wurde blass und schwieg einen Moment.

„Tut mir leid. Ich hätte es dir sagen müssen.“

„Was, John?! Was hättest du mir sagen müssen?!“

„Das ich mich mit ihr treffe.“

„Seit wann und warum triffst du dich mit ihr, und wieso zur Hölle weiß ich davon nichts?“

John holte tief Luft. Nun war von seiner Wut nicht mehr viel zu spüren. Tanja sah nur noch Reue, oder zumindest glaubte sie, das zu erkennen.

„Ich hab doch neulich Al-Anon erwähnt“, begann John.

Tanja nickte.

„Für Angehörige von Alkoholkranken“, bestätigte sie.

„Ja. Dort habe ich zufällig Casy getroffen.“

„Was hast du denn da gemacht?“, wunderte sich Tanja.

„Ich habe diese Gruppentreffen von jemandem empfohlen bekommen und gehe da seit Jahren hin. Und irgendwann habe ich Casy dort getroffen. Wir waren uns einig, dass das unter uns bleiben sollte – es schickt sich für Polizisten nicht, zu Selbsthilfegruppen zu gehen. Und dort haben wir beide unseren Job verheimlicht. So kam es, dass wir immer mehr voneinander erfuhren. Wir gingen nach den Treffen oft noch in eine Bar oder spazieren und redeten. Anfangs nur über Familie und Alkohol, dann über alles Mögliche. Und irgendwann wurde mehr daraus. Aber das durfte auf keinen Fall jemand von den Kollegen erfahren. Du weißt doch, wie ätzend das Gerede ist. Und der Chef sieht das überhaupt nicht gern."

„Ich bin nicht nur deine Kollegin." Tanja blickte traurig auf ihre zerkratzten Hände und nahm einen Schluck aus ihrem Ayranbecher.

John stand auf und holte ihre Falafeln, die nun fertig waren.

„Tanja, ich musste Casy versprechen, es niemals jemandem vom Revier zu sagen."

„Verstehe." Es traf Tanja wie ein Stich ins Herz. *Jemand vom Revier ... Ich dachte immer, ich wäre mehr als das.*

„Wie lange geht das schon?"

„Ein paar Monate ...", antwortete er zögerlich.

Wow, ein paar Monate. Ein paar Monate ist richtig viel.

„Und, liebst du sie?"

„Ich weiß es nicht ... Aber warum bist du eigentlich enttäuscht?" Plötzlich wechselte er wieder von Reue zu Wut. Er konnte das in den letzten Tagen echt gut. „Du verschweigst mir seit mehr als nur ein paar Monaten etwas. Irgendwas geht bei dir mit 'nem Typen, von dem du nie redest, aber entweder schwebst du auf Wolke Sieben und klebst nur an deinem scheiß Handy oder du bist zu Tode betrübt – in den vergangenen Wochen meistens Letzteres! Da hast du mich auch völlig ausgeschlossen, anstatt mich für dich da sein zu lassen."

Er hat ja recht …

„Ja, weil ich froh war, wenn ich wenigstens mit dir über normale Themen reden konnte. Ich brauchte diese Normalität, um zu überleben. Ich wollte nicht, dass du mir sagst: ‚Verlass den Kerl, verkauf dich nicht unter Wert, warum tust du dir das an?‘ Ich wollte mir all die klugen Ratschläge nicht anhören, weil ich das alles selber wusste, aber einfach nicht anders konnte!“ Tanja kullerten ein paar Tränen übers Gesicht.

John sah sie hilflos an.

„Ich mag aber die Tanja, die auch mal ihre traurige Seite zeigt. Die ist viel menschlicher und echter.“

Irgendetwas lösten diese Worte bei ihr aus. Sie begann laut zu schluchzen. Er legte seine Falafel weg, stand auf und ging zu ihr, nahm sie in den Arm und ließ sie weinen. Nach wenigen Minuten hatte sie sich wieder gefasst, putzte sich die Nase und tat, als wäre nichts gewesen.

„Hast du keinen Hunger?“, fragte sie trocken.

Er verstand, setzte sich ihr wieder gegenüber und sie aßen schweigend weiter. Tanja hatte immerhin die Hälfte geschafft, John aß wie immer ihren Rest. Die ersten Kollegen strömten aus dem Präsidium. John sah sie auf den Falafelladen zukommen, als er gerade mit dem Essen fertig wurde.

„Komm, wir holen uns noch Kuchen“, schlug er vor.

„Warum hast du mir das mit Emma nicht gesagt? Dass sie Kristina kennen könnte.“

„Ich wusste nicht, ob du es nicht längst weißt und wollte das unter vier Augen mit dir klären. Du weißt also nichts davon?“

Tanja schüttelte den Kopf.

„Vielleicht sagt Emma es dir selbst. Sie schien überrascht zu sein, Kristina auf dem Foto zu sehen. Ich glaube nicht, dass sie vor der Befragung wusste, wer die Tochter des ersten Opfers ist."

„Tut mir leid, dass ich deshalb so wütend wurde", entschuldigte sich Tanja bei John.

„Ja, ich konnte ja nicht ahnen, dass Tim das auch gecheckt hat und es dann auch noch vor allen anspricht. Der wirkte auf mich bisher nicht wie die hellste Kerze auf der Torte."

„Der steht total auf Streit! Hast du gesehen, wie er das genossen hat? Ich dachte, dem geht gleich einer ab. Dabei fing ich gerade an, ihn zu mögen."

„Ja, das hab ich gesehen …", sagte John schnippisch.

„Eifersüchtig?", neckte Tanja ihn.

„So wie du auf Casy?" Tanja fühlte wieder den Stich in ihrem Herzen. Der Spruch hatte tatsächlich wehgetan und sie war sich nicht ganz sicher, warum. John war schließlich nur ein guter Freund.

***

Emma schloss die Haustür auf, holte die Post aus dem Briefkasten und schob sich die Treppen hoch. Auf dem Weg nach oben traf sie Frau Hefter, die oft zahnlos und angetüdelt einen Plausch abgreifen wollte. Emma versuchte immer höflich zu sein und ein paar Minuten mit ihr zu reden, die alte Dame nahm schließlich ihre Pakete entgegen. Doch heute überlegte sie fieberhaft nach einer Ausrede, um schnell in ihre Wohnung zu kommen. Sie musste dringend auf die Toilette, wollte keine Menschenseele mehr sehen und erst recht keinen Smalltalk halten. Sie hatte etwas zu erledigen, musste dringend herausfinden, ob Kristina die war, für die Emma sie hielt …

obwohl sie sich insgeheim längst sicher war. Sie brauchte nur Beweise und musste dann überlegen, wie sie damit umgehen sollte.

Frau Hefter grinste sie breit an und zeigte ihre wenigen verbliebenen Zahnstummel. Sie trug ihren Morgenmantel zu jeder Tageszeit – Emma hatte jedes Mal Angst, dass er sich öffnen würde. Dazu trug Frau Hefter ein paar rosa Puschelpantoffeln, ohne Socken. Ihre Haare hatten eine Farbmischung aus Weiß, Grau und Blond, und bestanden nur noch aus ein paar Flausen. Sie war stets freundlich und neugierig und Emma wusste, dass sie vorsichtig sein musste, was sie ihr erzählte, denn sonst war bald das ganze Haus im Bilde. Dank Frau Hefter wusste sie, dass sich die Frau aus dem obersten Stock gerade getrennt hatte, die Dame darunter Krankenschwester war, der Typ daneben Schuster und so weiter. Irgendwie war es ja auch nett, aber Emma fragte sich oft, was Frau Hefter wohl über sie herumerzählte. *‚Arbeitet in irgendeiner Agentur', ‚war wieder mal das ganze Wochenende allein zu Hause', ‚trägt immer die gleiche trostlose Kleidung', ‚sollte sich mal wieder schminken – kein Wunder, dass sie keinen Mann findet', ‚hat sich schon wieder nur Bücher bestellt, anstatt mal was ordentliches zum Anziehen' …?*

Mit alkoholschwangerem Atem hauchte Frau Hefter ihr ein herzliches „Hallöchen" entgegen. Emma wollte gerade eine Ausrede hervorzaubern, doch ihre Nachbarin war schneller.

„Ich dachte schon, Sie holen Ihr Paket nie ab, Kindchen."

„Mein Paket?"

„Ja, das liegt schon eine Weile bei mir. Hatten Sie wieder keinen Zettel im Briefkasten?"

„Nein, kein Zettel." *Was habe ich denn bestellt,* fragte sie sich. Diese blöden Paketzusteller. Sie hatte immer nur Probleme mit denen. Selbst wenn Emma zu Hause war, klingelte nie einer bei ihr, weil sie im sechsten Stock wohnte. Und wenn Frau Hefter mal bei einem Arzt oder auf Kur war, landeten Emmas Pakete in den merkwürdigsten Gegenden. Einmal musste sie eine halbe Stunde zu einer Paketstation laufen, um dort einen riesigen Stapel Bücher abzuholen. Und oft vergaßen die Postleute eben, ihr einen Zettel in den Briefkasten zu stecken, damit sie wusste, wo ihre Pakete nun wieder gelandet war. Doch da Emma inzwischen damit rechnete, fragte sie Frau Hefter oft im Scherz, ob mal wieder etwas für sie abgegeben worden war, wenn sie etwas erwartete – was diesmal jedoch nicht der Fall war, soweit sie sich erinnern konnte.

Frau Hefter holte das Paket aus ihrem Flur und überreichte es Emma triumphierend. „Von ihrem Vater." Frau Hefters Ton zeigte deutlich, dass sie neugierig war und wissen wollte, warum Emma etwas von ihrem Vater bekam, das hatte es schließlich noch nie gegeben.

Von meinem Vater, wiederholte Emma stumm. Woher wusste sie, dass ich einen Vater habe? Da steht derselbe Nachname, und Geschwister habe ich nicht. Wahrscheinlich habe ich das damals kurz nach dem Einzug im ersten von Frau Hefters Verhören erzählt. *Von meinem toten Vater,* vervollständigte sie. Ihr kamen die Tränen.

„Kindchen, ist alles in Ordnung?"

Emma starrte auf das Paket. *Scheiß auf Höflichkeit.* Sie klemmte es sich unter den Arm, so groß war es zum Glück nicht, und ging wortlos die Treppen hinauf. Emma wusste gleich darauf nicht einmal mehr, ob sie sich wenigstens bedankt hatte. Vor ihrem inneren Auge zog ein Film vorbei. Sie sah ihre wenigen Treffen der letzten Jahre, erinnerte sich an ihre Wut und letztendlich an das Bild, das sie nie mehr loswerden würde: er, blutüberströmt in seiner sauberen Küche mit einem Kussabdruck auf der Stirn.

Sie wollte unbedingt wissen, was in diesem Paket war, das ihr ein jetzt toter Mann geschickt hatte, doch sie schleppte sich im Schneckentempo nach oben. Jeder Schritt fiel ihr schwer, als würden ihre Beine von einer unsichtbaren Kraft nach unten gezogen. *Was hat er mir geschickt? Und was ist eigentlich jetzt mit seiner Post?* Ihr Herz setzte erneut kurz aus, als ihr bewusst wurde, dass sie sich nun um alles Mögliche kümmern musste. Sie war seine einzige verbleibende Verwandte. Sie musste einen Nachsendeantrag bei der Post stellen, sich um seine Beerdigung und um seine Wohnung kümmern. *Woran muss ich noch denken?* Da sie außer Tanja keine Menschen in ihr Leben ließ, hatte sie noch nie jemanden verloren, hatte sich noch nie um so etwas wie eine Beerdigung kümmern müssen. *Gibt es dafür Checklisten im Internet? Gibt doch für alles Checklisten …* Ihr Magen zog sich zusammen.

Ihre Mutter war gestorben, als Emma noch klein war, da hat sich wahrscheinlich ihr Vater um alles gekümmert. Lebende Großeltern hatte Emma nicht, soweit sie wusste, und Geschwister schon gar nicht. Auch ihr Vater war Einzelkind gewesen und von ihrer Mutter wusste sie ohnehin kaum etwas. Sie hatte nur ein paar Bilder gesehen, als sie noch klein war, doch die hatte ihr Vater schließlich vor ihren Augen verbrannt, als er wegen irgendetwas sauer war.

Sie hatte ihn noch so viel fragen wollen. War er schon immer so gewesen? Oder wurde er so, weil ihre Mutter an Brustkrebs starb? Wie immer, wenn sie daran dachte, tat ihre rechte Brust weh. Sie musste unbedingt mal wieder zum Frauenarzt.

Endlich stand Emma vor ihrer Tür. Sie suchte erneut den Schlüssel in ihrer Handtasche, fand ihn aber nicht. Dann stellte sie fest, dass sie ihn mit der linken Hand festumschlossen hielt. Wo war sie nur mit ihren Gedanken? Sie schloss auf, machte die Tür hinter sich zu, verriegelte das Schloss und ließ den Schlüssel von innen stecken. Dann zog sie langsam ihre Schuhe aus, hängte ihren Mantel über ihre Garderobe und legte Schal und Mütze dazu. In ihrer Wohnung war es schön warm, doch es roch ein wenig muffig. *Erstmal alle Fenster öffnen …* Sie brauchte frische Luft, um klar denken zu können, dann ging sie ins Bad, erleichterte sich, wusch sich Hände und Gesicht, sah dabei in den Spiegel und beschloss, sich die Haare zu bürsten. Verzögerungstaktik. Sie hatte Angst davor, das Paket zu öffnen. Warum hatte ihr Vater etwas geschickt? Ihr toter Vater.

Ihr blickten müde Augen entgegen, heute sahen sie grüner aus als sonst – ein dunkles Grün, das mit den braunen Sprenkeln ganz nett aussah. Ihre Augen waren das Einzige, das sie an sich mochte, und sie hatte sehr lange Wimpern, die ihr schönstes Körperteil betonten.

Emma trocknete sich das Gesicht, cremte es ein und ging in die Küche. Dort stellte sie den Wasserkocher an, schloss überall die Fenster, goss sich Kamillentee auf und holte die Schere aus einer Küchenschublade. Die Post und das Paket hatte sie in den Flur geworfen. Nun holte sie beides und ging damit ins Wohnzimmer, setzte sich aufs

Sofa, Tee und Schere vor sich auf dem Couchtisch. Jetzt fiel ihr keine Ausrede mehr ein, sie musste es öffnen. Sie schloss kurz die Augen, sah jedoch sofort seinen Körper in einer Blutlache liegen, also nahm sie die Schere und öffnete das Paket zaghaft.

Als Erstes fand sie eine Karte. Es war ein Pferd drauf. Früher mochte sie Pferde und hatte sich ab und zu Pferdezeitschriften aus der Bibliothek geliehen und zu Hause stundenlang darin gelesen. Sie hatte immer Reiterin werden wollen, mit eigenem Pferdehof. Heutzutage traute sie sich nicht einmal in die Nähe dieser riesigen Viecher. Ob ihr Vater sich daran erinnert hatte? Sie öffnete die Karte.

„Meine liebe Emmi,
für den Fall, dass ich es wieder versauen werde, schicke ich dir dieses Paket.
Ich weiß nicht mehr viel von dir, nur, was du früher als Kind mochtest, deshalb hoffe ich, dass ich wenigstens halbwegs richtig liege. Der Wille zählt doch oder?
Auch wenn ich es nie richtig gezeigt habe: Ich liebe dich. Ich kann mich nicht an viel aus deiner Kindheit erinnern, ich war viel zu oft besoffen, doch anscheinend habe ich versagt. Ich habe immer versucht, ein guter Vater zu sein. Wahrscheinlich bin ich froh, dass ich mich nicht erinnern kann.
Trotz alledem bist du eine tolle Frau geworden. Keine Sorge, das schreibe ich nicht mir zu. Wahrscheinlich die Gene deiner Mutter.
Es tut mir leid, dass ich dir nie von ihr erzählt habe, doch es tat zu weh. Ich habe sie sehr geliebt, mehr als mich selbst. Sie war die Einzige, die immer an mich geglaubt hat, auch wenn ich mal wieder Mist gebaut hatte. Sie hat mich nie aufgegeben. Aber vielleicht ist sie ja sogar meinetwegen krank

geworden.
Es tut mir leid.
Ach ja, jetzt hätte ich es doch fast vergessen:
Herzlichen Glückwunsch zu deinem Ehrentag! Ich freue mich auf unseren Neuanfang. Ich bin stolz auf dich!
Dein Vater"

Emma schluchzte und zitterte am ganzen Körper. Sie saß über eine Stunde so da, um sie herum türmten sich immer mehr zerknüllte Taschentücher. Da war sie, die Entschuldigung. Auch ohne diese blöde Therapeutin. Es war von ihm selbst gekommen. Sie hatte ein Leben lang darauf gewartet und jetzt ... Sie wollte ihn so gern in den Arm nehmen, ihm sagen, dass sie ihm verzieh. Sie wollte zum Telefon greifen und sich bedanken.

Neuanfang ... Mutter ... Ehrentag ... Stolz ... Es waren nur noch Wortfetzen in ihrem Kopf übrig. Sie fühlte sich plötzlich sehr allein.

***

„Weißt du noch, damals?", hauchte sie ihm ins Ohr. „Als du diese Bilder von mir geschossen hast?" Mit hochhackigen Schuhen ging sie im Hotelzimmer auf und ab. „Wann fing das an? Schon bevor ich zur Schule ging, wenn ich mich recht erinnere. Mami durfte nichts davon erfahren."

Er war gerade dabei, wach zu werden. Vor ihm stand eine Frau mit dunklen, langen Haaren. Er blinzelte, doch er konnte sie nur verschwommen sehen. Ihre Stimme kam ihm nicht bekannt vor. Er verstand nicht, was sie da redete, wollte es auch gar nicht verstehen. Er blickte an sich hinab. Sein Herz raste. Er war nackt, lag auf einem

Bett, war gefesselt, konnte sich kaum bewegen. Sein ganzer Körper tat weh und im Zimmer war es schweinekalt. Krampfhaft versuchte er sich zu erinnern.

Er hatte Dampf ablassen wollen und sich bei seiner Sekretärin abgemeldet. Er hatte gesagt, er müsse kurz zum Zahnarzt – was eigentlich schon auffällig war, denn er war niemandem Rechenschaft schuldig, schon gar nicht seiner Sekretärin. Er hatte sein Prepaidhandy, das er in seinem Büro versteckt hielt, aus der sonst verschlossenen Schublade genommen. Er hatte Josy anrufen wollen, doch sie war ihm bereits zuvorgekommen. Er hatte ihre Nachricht gelesen. Niemand sonst kannte diese Nummer, also vertraute er darauf, dass die Nachricht von ihr sein musste, auch wenn es nicht ihre übliche Nummer war.

„Hey, Daddy, hier spielt die Musik!" Sie schlug ihm mit der flachen Hand ins Gesicht. Sie war wütend, das merkte er ganz deutlich, und das war gar nicht gut.

„Erinnerst du dich an unsere gemeinsamen Foto-Shootings?"

Er schüttelte panisch den Kopf.

„Nicht? Soll ich dir ein bisschen auf die Sprünge helfen?" Sie stellte ein Stativ auf, richtete die dazugehörige Kamera auf ihn.

Jetzt konnte er klarer sehen. Er kannte diese Frau nicht. Sein Kopf explodierte fast, so sehr strengte er sich an, sich zu erinnern. Sie hatte geschrieben, dass sie diese Woche für ein Seminar in Berlin sei und ein Zimmer gemietet habe. Sie wusste, er hielt es nie lange ohne sie aus. Er brauchte sie. Ein Hotel am Alexanderplatz – kein Ort für seine Kollegen, sondern für Touristen. Tausend Leute checkten dort ein und wieder aus, also würde sich keiner für ihn interessieren, und er war schnell wieder zurück bei der Arbeit. Also war er hingefahren.

„Ich habe auch ein paar Requisiten dabei. Guck mal." Sie zeigte auf den Boden neben dem Bett. Er war in einem Hotelzimmer. Als er es vorhin betreten hatte, war er freudig erregt gewesen – die Routine zu ändern war aufregend. Sie trafen sich sonst bei ihr in Brandenburg oder nahmen sich für abends ein Hotelzimmer, doch noch nie während der Arbeitszeit. Er wollte so viel Zeit wie möglich mit ihr verbringen. Es hatte nach zitronigem Badreiniger gerochen. Er wusste noch, dass er als erstes das Bett in der Mitte des Raums sah. Es war ein großes Doppelbett mit weißer, frischer Bettwäsche, auf der er nun lag. Ein Fernseher hing an der Wand, die Minibar samt Tisch stand unter dem Fenster gegenüber der Tür. Es war ein großes Zimmer.

Ich werde ihr die Kosten erstatten und ihr diesmal noch ein wenig mehr zahlen – der Preis hat sich schon jetzt gelohnt, hatte er vorhin noch leichtsinnig gedacht, weil sich seine ganze Wut in Aufregung und Erregung verwandelt hatte. Sie finanzierte davon ihr Studium in Eberswalde, und ihm halfen diese Treffen, um sein Leben ertragen zu können. Der Vorhang war zugezogen, deshalb war es recht düster im Raum gewesen. Er hatte das Licht angemacht und sich aufs Bett gesetzt. Dort hatte ein Zettel gelegen.

„Zieh dich aus, Daddy." Er liebte es, wenn sie ihn so nannte. *„Und nimm einen Entspannungsdrink, ich bin gleich bei dir."* Das war so aufregend gewesen. Der Drink hatte auf dem Nachttisch gestanden. Er war eigentlich noch im Dienst, aber er würde ein wenig hierbleiben – was schadete es also, ein paar Schlucke zu nehmen, hatte er sich gedacht. Er roch an dem Glas. Whiskey. Sein

Lieblingsgetränk. Seine Wut von vorhin war wie weggeblasen gewesen, stattdessen zuckte sein Körper vor Ekstase. Erotik hatte in der Luft gelegen, als er sich auszog. Was würde sie wohl heute tragen, hatte er sich gefragt. Eine Schulmädchenuniform? Ein kurzer Rock, zwei geflochtene Zöpfe links und rechts, keine Schminke. Sie wusste, wie sie ihm etwas Gutes tun konnte. Josy kannte ihn gut genug – besser als seine Frau es je könnte –, dabei war sie jünger als seine Tochter.

„Siehst du? Eine Schultüte." Sie riss ihn aus seinen Gedanken. „Hier: ein Schulranzen, ein kurzer Faltenrock und ein Blüschen. Ich hoffe, da passt du rein. Na, macht es klick?"

Was wollte diese Frau? Sie konnte unmöglich auf das anspielen, was er glaubte. Das konnte niemand wissen ... oder hatte sie geredet? Nach all den Jahren? Er hatte ihr gedroht, sie würde es bereuen. Er hatte ihre Karriere in der Hand. Nein, sie würde das niemals verraten, dafür hatte er gesorgt.

„Ach ja, falls du mir nicht gehorchst, werde ich wohl etwas abrasieren müssen. Das ist dir doch klar?!" Sie holte eine Schermaschine aus dem Bad. „Hier, die hab ich mitgebracht. Die Drohung hat ja damals gut funktioniert, wie ich mich erinnere." Sie kam ihm gefährlich nah.

„Weißt du noch? Ich sollte es niemandem sagen, und als du mein Tagebuch gefunden hast, musste ich dafür büßen. Du hast mir meine langen schönen Haare kurzgeschoren. Ich hatte eine Glatze. Das ist für eine Achtjährige in der Schule nicht gerade leicht. Aber das hat dich nie sonderlich interessiert, oder?" Sie legte die Schermaschine an die Stelle, wo vorhin der Drink gestanden hatte. „Du hast allen erzählt, ich hätte Läuse gehabt. Nun hast du selbst nur noch ein paar Fransen auf dem Kopf und schon eine halbe Glatze, du wirst also leider nicht ganz nachvollziehen können, wie es war … aber ich vermute, deine restliche Kopfbedeckung ist dir dennoch viel wert. Ringst du um jedes Haar auf deinem Kopf? Hast du Angst, dass du bald komplett kahl bist? Und was ist mit deinem Bart?“ Sie spreizte seine Beine.

Er hatte Angst um sein bestes Stück, doch musste es geschehen lassen, denn er hatte vom Bauchnabel abwärts kein Gefühl mehr in seinem Körper.

„Damit wir besser sehen können, wir wollen ja schließlich alles drauf haben“, erklärte sie und ging zurück zur Kamera.

„Bitte lächeln! Versuch mal, ein bisschen schüchtern zu gucken.“

Er begann zu schwitzen, sie musste etwas in den Drink getan haben. Er erinnerte sich, dass er plötzlich sehr müde geworden war und nur kurz die Augen schließen wollte. Wie viel Zeit war seitdem vergangen?

„Daddy, du sollst deinem kleinen Mädchen doch keinen Wunsch ausschlagen, du sollst lächeln“, forderte sie ihn liebreizend auf.

Er starrte auf ihre roten Lippen. Er hasste Schminke an Frauen, auch wenn es für die meisten besser war, wenn sie welche benutzten … besser für alle Beteiligten. Doch ein reines, weiches Gesicht, wenn er sanft über die wolkenweichen Wangen strich, erregte ihn jedes Mal. Auch der Po war in einem gewissen Alter noch zart und ohne Dellen, so unberührt. Das war es, was ihn faszinierte.

„Daddy!“, ihre Stimme wurde bedrohlicher. Wieso zur Hölle nannte sie ihn Daddy? Er kannte diese Frau nicht. Und ganz sicher war er nicht ihr Vater. Er hatte nur eine Tochter und von der wussten nur sie und er, und sie hatten eine Abmachung. Die Abmachung, dass das niemals jemand erfahren würde.

Er versuchte zu lächeln, denn er ahnte, dass ihm die Konsequenzen nicht gefallen würden. Aber vielleicht war das alles nur ein Spiel? Vielleicht wollte Josy nur mal die Rollen tauschen und hatte dafür jemanden engagiert? Wenn, dann fand er das gar nicht lustig. Niemand durfte von seinen Neigungen erfahren, er war schließlich nicht irgendjemand. Er ballte die Fäuste, die er langsam wieder spürte. Wenn Josy das getan hatte ... Aber das würde sie nicht. Oder?

Sie kannte ihn eigentlich gut genug – sie trafen sich seit Jahren. Seit sie 12 Jahre alt gewesen war. Nun war sie älter geworden und hatte gemerkt, dass ihn ihr zunehmendes Alter immer mehr abturnte, deshalb versuchte sie seit neuestem ständig, die Routine zu durchbrechen. Josy hatte Angst, dass er sie verlassen würde, doch das wollte er gar nicht. Das Risiko war zu groß, dass sie ihn vielleicht doch verraten würde, und er liebte sie auf eine Art, die er sich selbst nicht erklären konnte. Dennoch sehnte er sich nach einem zarten Mädchenkörper. Das mit ihr verschaffte ihm kaum noch Befriedigung, auch wenn sie sich große Mühe gab.

Sie liebte ihn, war abhängig von ihm, hätte alles getan, um ihm zu gefallen, doch ihr Ende zu riskieren, weil sie zu weit ging und andere in ihr Geheimnis einweihte – dafür hatte sie viel zu viel Angst, ihn zu verlieren. Er hatte sie in der Hand. Er genoss die Macht, die er über Menschen besaß, doch über kleine, junge, zarte Wesen – fast wie Puppen – zu verfügen, dieses Gefühl konnte mit nichts anderem ersetzt werden. Das war fast noch besser als die Bilder von sich und den jungen Geschöpfen.

Seit er erwachsen war, hatte es nur zwei dieser Geschöpfe gegeben – Josy und davor seine Tochter. Er wusste, er hätte das nicht tun sollen, doch es war wie eine Sucht. So oft hatte er sich vorgenommen, dass es das letzte Mal war, doch er konnte nie aufhören. Erst als sie aufs Internat ging, nachdem seine Frau verstorben war, endete es. Er hatte wirklich geglaubt, dass sie die Letzte gewesen sei, er nie wieder Kinder zeugen und somit nie wieder den ganzen Tag ein kleines, süßes, unschuldiges Mädchen vor seiner Nase herumtanzen sehen müsste.

Doch mit der Zeit merkte er, dass sein Verlangen immer größer wurde. Er sah Schulmädchen hinterher, auf Feiern von Kollegen schielte er zu deren Töchtern, unterhielt sich mit ihnen. Er wusste, er hätte irgendetwas tun müssen, damit er nicht rückfällig wurde … und dann stand eines Tages Josy vor seiner Tür. Sie war die Tochter eines Bekannten, steckte in Schwierigkeiten und brauchte seine Hilfe – und sehr schnell merkte er, dass sie Interesse an ihm hatte und er sein Verlangen nicht zu verstecken brauchte. Der Gedanke daran trieb selbst jetzt die Erregung in seinen Körper zurück, es begann überall zu kribbeln. Vielleicht ließ aber auch nur die Wirkung des Drinks nach, wer wusste schon, was sie ihm da reingetan hatte.

„Na also, da ist ja das sanfte Lächeln, das ich mir erhofft habe.“ Sie knipste ein paar Bilder, gab ihm eine Requisite nach der nächsten, zog ihm den Faltenrock über, fotografierte weiter. Er hoffte, dass es bald vorbei sein würde, doch als sie den Spaß daran verlor, begriff er, dass er lieber gehofft hätte, das Shooting würde niemals enden.

Das Letzte, woran er sich erinnern konnte, war, dass sie einen Lippenstift über ihren Mund gleiten ließ, näher kam und ihm einen Kuss auf die Stirn gab, bevor sie zustach … immer und immer wieder.

***

Abends klingelte es an Emmas Tür. Sie war hin- und hergerissen, ob sie sauer auf Tanja sein sollte, weil sie einfach trotzdem kam, oder froh, weil sich ihre Freundin um sie kümmern wollte. Sie ging in den Flur und drückte den Türöffner. Anderen Besuch bekam sie nie, daher machte sie meistens ohne die nervige Gegensprechanlage auf. Sie öffnete die Wohnungstür und ging zurück ins Wohnzimmer, um die Geschenke ihres Vaters wegzuräumen. Er hatte ihr tatsächlich Pferdezeitschriften geschenkt, ein Buch über Pferde und ihr einen Gutschein für eine Reitstunde auf einem Hof am Rande von Berlin versprochen. Sie war überwältigt davon, würde tatsächlich reiten lernen können. Das hatte sie sich als kleines Mädchen immer gewünscht, doch nun machte ihr die Vorstellung Angst.

Wie sagte Dr. Weber immer so schön, „wo Widerstand ist, gehe hin“. *Für ihn möchte ich versuchen, diese Angst zu überwinden, und meinen Mädchentraum wahr machen.* Pferde, reiten, so viele Jahre war dieser Traum her. Sie hatte sich wieder etwas beruhigt, während sie in dem Pferdebuch schmökerte, und sogar etwas gelacht, als sie bei den Zeitschriften angelangte. Sie räumte die Geschenke in ihr Schlafzimmer – sie wusste nicht, ob sie mit Tanja schon darüber reden konnte. Erst einmal musste sie das mit sich selbst ausmachen und es verarbeiten. Tanja würde das verstehen und es auch so machen. Sie waren sich bei solchen Sachen sehr ähnlich. Im Schlafzimmer legte sie die Sachen auf ihr ordentlich gemachtes Bett, da auf dem Nachttisch kein Platz mehr war – neben einer Leselampe lagen drei angefangene Bücher. Sie las immer mehrere Bücher gleichzeitig. Außerdem hatte sie diverse Cremes dort stehen, schließlich kam sie der Dreißig nun schon sehr nah. Emma schmunzelte.

„Em!"

Sie erschrak. So wurde sie seit vielen Jahren nicht mehr genannt. Die Stimme konnte sie nicht zuordnen. Sie drehte sich zaghaft um, blinzelte mehrfach. Es dauerte einen Moment, bis sie begriff, wen sie da vor sich stehen hatte. *Das kann nicht wahr sein?* Dort lehnte Kristina Saum in ihrer Schlafzimmertür.

„Kristina?" Emmas Stimme klang drei Oktaven höher als sonst.

Was will die denn hier?

„Wa-was machst du hier?", stotterte sie.

Kristina lehnte in ihrem schwarzen, mit Schneeflocken bedeckten Wintermantel im Türrahmen von Emmas Schlafzimmer. Dieses Bild passte einfach nicht zusammen. *Mein Zuhause und sie.*

„Willst du mich nicht zu einem Tee einladen? Es ist schweinekalt da draußen."

„Eigentlich nicht …" Sie fühlte sich unbehaglich.

Kristina war doch eben noch in U-Haftgewesen, weil sie verdächtigt wurde, ihren eigenen Vater ermordet zu haben. *Wurde sie etwa entlassen?*

„Egal, damit hab ich auch nicht gerechnet. Ich kann eh nicht lange hierbleiben. Aber ich werde mich trotzdem kurz setzen … mein Kreislauf", erklärte sie, als wären sie gute alte Bekannte. Kristina schwankte ins Wohnzimmer und setzte sich aufs Sofa. Emma überlegte fieberhaft, was sie jetzt machen sollte. Tanja anrufen und sie herbitten? Doch eigentlich wollte sie gar nicht, dass Tanja erfuhr, dass sie und Kristina sich kannten. Zumindest noch nicht. Sie ging in den Flur, kramte in ihrer Handtasche und steckte sich das Handy in die Hosentasche. Dann ging Emma zögerlich ins Wohnzimmer. Sie konnte es immer noch nicht fassen, Kristina nach all den Jahren auf ihrer Couch sitzen zu sehen. Als wären sie die besten Freunde gewesen.

„Schön hast du es hier", sagte Kristina. „Oh, ein Akupressurring. Tust du dir etwa immer noch selbst weh?"

Miese kleine Schlampe. Immer noch fies und gehässig. Emma nahm ihr den Ring aus der Hand und legte ihn auf den Tisch. Sie staunte wieder einmal über sich selbst. Die neue, wütende Emma war so viel mutiger. Früher hätte sie sich nie getraut, Kristina auch nur zu widersprechen. Sie hätte ihr nicht nur Tee gemacht, sondern auch ein Vier-Gänge-Menü zubereitet, wenn Kristina das gefordert hätte.

„Was willst du?" Emma stand im Wohnzimmer und fühlte sich deplatziert. Sie wollte sich auf keinen Fall zu Kristina setzen und um den heißen Brei reden.

„Ich wurde heute aus dem Gefängnis entlassen, man hatte mich verdächtigt, meinen Vater umgebracht zu haben." Kristina tat so, als wäre das der normalste Satz der Welt. Als würde sie erzählen, dass sie heute Kuchen essen war.

Unglaublich, diese Frau. Emma ließ sie weiterreden.

„Als ich da heute das hundertste Mal verhört wurde, zeigten sie mir ein Bild von dir und fragten, ob ich dich kennen würde." Sie blickte Emma prüfend in die Augen.

„Und?"

„Und ich habe natürlich Nein gesagt. Ich habe eins und eins zusammengezählt und begriffen, dass wir in derselben Lage stecken." Kristina schnappte sich erneut den Ring und ließ ihn über ihre Finger gleiten.

„Aha ... Und was willst du jetzt von mir?" Emma ärgerte es, dass sie den Ring nicht weiter weggelegt hatte. Nun demonstrierte Kristina ihr die ganze Zeit, dass sie über Emmas Selbstzerstörungswahn noch immer Bescheid wusste.

„Ich denke, wir sind uns einig, dass wir nichts von unserer Vergangenheit erzählen sollten, damit man uns nicht beide in den Knast steckt." Sie funkelte Emma an. „Deine Polizeifreundin kann dich schließlich nicht ewig beschützen!"

Woher weiß sie von Tanja?!

„Stattdessen soll ich eine potenzielle Mörderin decken?"

„Du weißt genauso gut wie ich, dass ich meinen Vater nie umgebracht hätte, und dein alter Herr hat mich schon immer einen Dreck interessiert, auch wenn seine Methoden ziemlich interessant waren, Herzchen. Das hat aus dir doch erst eine so wundervolle Frau gemacht." Kristina legte den Ring wieder ab. „Ich habe niemanden getötet, aber du weißt auch", sie grinste Emma an, „dass sich das schnell ändern kann!"

Damit erhob sie sich und verließ das Wohnzimmer.

„War schön, dich mal wieder gesehen zu haben!", rief sie im Gehen aus dem Flur.

Emma stand regungslos da, bis die Tür ins Schloss knallte. Das Geräusch rüttelte sie aus ihrer Starre und sie durchsuchte panisch jedes Zimmer, ob Kristina auch wirklich weg war. Hatte sie ihr etwa gerade mit Mord gedroht? Emma zitterte am ganzen Körper, doch sie musste dringend Kristinas süßliche Parfumwolke aus der Wohnung bekommen. Sie riss alle Fenster auf und kochte sich einen Tee. Sollte sie Tanja anrufen? Kristina war schließlich zu allem fähig.

***

Der Rest des Tages war für Tanja und John frustrierend und ergebnislos gewesen. Tanja musste unbedingt mit Emma sprechen. *Hatte sie wirklich gelogen? Kannte sie Kristina?* Doch gleichzeitig wollte sie auch nach Hause. Christopher war dagewesen. Gestern Abend. Sie hoffte, dass er ihr eine Erklärung dagelassen hatte oder wieder vor der Tür stand und nun alles gut werden würde, doch gleichzeitig war sie froh, dass sie am Vortag nicht zu Hause gewesen war. Sie wäre nur weich geworden, hätte sich wieder einlullen lassen und am Ende wäre alles wie immer gewesen: Sie hätten eine atemberaubende Zeit miteinander verbracht, er hätte nach wie vor gelogen und wäre immer wieder in sein *echtes* Leben zurückgegangen. Tanja ballte die Fäuste.

„Wollen wir noch was essen?“ John unterbrach ihre diffusen Gedanken. Sie saßen in seinem Wagen und waren unterwegs nach Hause. Sie war froh, dass sich alles wieder beruhigt hatte zwischen ihnen, und so sehr es sie auch nach Hause zog, sie wollte es trotzdem noch etwas hinauszögern und abgelenkt werden.

„Klar“, gab sie zurück. „Wie wärs mit meinem Lieblingsvietnamesen?“

„Klingt super. Die großen Portionen da sind gerade genug für meinen Riesenhunger."

„Du hast immer einen Riesenhunger." Tanja lachte. Normalität fühlte sich gut an. Es war jetzt eine Woche her, dass sie den Schlussstrich unter die Geschichte mit Chris gezogen hatte, und die war aufgrund der Ereignisse erstaunlich schnell vergangen. Manchmal war sie froh, Polizistin zu sein. Mit einem langweiligen Bürojob wäre der Liebeskummer sicher schwerer auszuhalten, aber so war sie meistens abgelenkt.

Die Fahrt über schwiegen sie. John hatte keine Musik an und so lauschte sie gedankenversunken dem Rauschen der Räder auf dem regennassen Asphalt.

Ohne John und Emma hätte sie diese Woche nicht durchgehalten. Sie verspürte zwar oft das Bedürfnis nach einem Drink und Zigaretten, doch ihr Entschluss war stärker und mit jedem Tag fühlte sie sich dadurch ein wenig gefestigter. Doch sie war noch lange nicht über den Berg, da machte sie sich nichts vor. Noch immer warf sie jede Nachricht von ihm aus der Bahn – und keine Nachricht von ihm ebenso. Eine falsche Nachricht zur falschen Zeit, wenn sie allein war, konnte sie weit zurückwerfen. Doch jeder einzelne Tag war ein Sieg. Es würde besser werden. Sie versuchte, sich auf die Wut zu konzentrieren und konnte langsam etwas besser auch seine schlechten Seiten sehen. Die Manipulation, seine Abhängigkeit, der Betrug, seine Schwäche, die Unfähigkeit, endlich zu ihr zu stehen und sein angeblich so verhasstes Leben zu ändern – falls das nicht auch nur von Anfang an eine Lüge gewesen war –, und natürlich der Knaller: sein Verhalten – ohne Rücksicht auf Verluste mit mindestens zwei Frauen ohne Kondom zu schlafen.

Wie lange würde sie noch durchhalten müssen, bis nicht mehr jeder Tag ein Kampf war?

Ihr Handy piepte. Sie dachte, es wäre Emma, doch Chris schien mal wieder ihre Gedanken lesen zu können, wie so oft. Er schrieb: *„Ich vermisse deine wunderschönen langen blonden Haare, wie sie über deine Brüste fallen – sexy!“*

Uff, das tat weh.

Es piepte erneut.

„Ich vermisse dein kleines niedliches Stupsnäschen – süß!“

Er war der erste Mann gewesen, der ihr wegen ihrer Nase ein Kompliment gemacht hatte, und es war sein erstes Kompliment gewesen.

Eine weitere Nachricht.

„Ich vermisse deinen dämlichen Humor – lustig!“

Tanja musste lachen, gleichzeitig wurden ihre Augen feucht.

„Ich vermisse es, mit dir über alles reden zu können – beste Freundin!“

Tanja konnte die Tränenflut nicht mehr aufhalten. Sie schaltete ihr Handy aus und ließ alles raus. John war verwirrt, hielt aber sofort in einer Seitenstraße an und nahm seine Kollegin in den Arm. Er ließ sie weinen.

Ein wenig später saßen sie über ihren Reisgerichten.

„Willst du darüber reden?“, fragte er sie sanft.

„Es tut noch zu weh“, brachte sie hervor und kämpfte erneut mit den Tränen. Sie war auf einmal hundemüde. Traurig sein und Heulen waren echt anstrengend.

„Der tut dir nicht gut. Gib ihn auf.“

„Hab ich.“ Kurz huschte ein Lächeln über Johns Gesicht. Oder hatte Tanja sich das eingebildet? Sie schob ihren Teller zu ihm rüber.

„Hier, ich schaff nicht mehr." Stattdessen nahm sie einen Schluck von ihrem Eistee.

„Das war nicht mal die Hälfte!", sagte er entsetzt.

„Du hast doch gesagt, du hast Hunger."

Sie sah, dass er sich einen weiteren Kommentar klemmte. Konnte er auch – sie wusste genau, was er sagen wollte: *‚Du bist zu dünn, du wirkst so zerbrechlich. Bla, bla …'* Das hatte sie schon oft genug in ihrem Leben gehört, doch John war klug genug, es sich zu sparen. Sie entschied abzulenken.

„Unglaublich, dass ich nichts über den Lippenstift rausfinden konnte."

„Unfassbar, dass man gebrauchten Lippenstift bei eBay kaufen kann", entgegnete John.

„Konntest du mit dem Chef noch über Emma reden?"

„Wann denn? Ich war doch die ganze Zeit bei dir." Er nahm einen Löffel Reis mit Gemüse und kaute.

„Chef müsste man sein … Emmas Chef ist noch krasser. Der lässt sich Dienstagmittag das erste Mal in der Woche im Büro blicken und sein Wochenende beginnt dann Donnerstag am frühen Nachmittag", erzählte Tanja belustigt.

„Aber jetzt mal im Ernst, du musst mit Emma reden!"

„Ich weiß, ich ruf sie an, wenn ich zu Hause bin."

Johns Handy, unterbrach ihr Gespräch.

„Tut mir leid, ich muss los!" Er sprang auf und suchte nach seinem Portemonnaie.

„Casy?", fragte Tanja vorsichtig.

„Ja …" Ihm war sichtlich unwohl bei der Antwort. Er ging zur Theke, um zu bezahlen. Sie wechselten sich jedes Mal damit ab. Heute wäre eigentlich Tanja dran gewesen, aber wahrscheinlich war John zu durcheinander oder er hatte ein schlechtes Gewissen. *Warum er wohl plötzlich los muss? Schade …*

Zusammen verließen sie das Restaurant.

„Ich geh zu Fuß – ich kann noch ein bisschen Bewegung gebrauchen. Fahr du nur schnell zu Casy." Wenn sie ihren Namen aussprach, schwang immer ein wenig Verachtung mit, auch wenn sie versuchte, das zu verhindern.

„Bist du sicher?", fragte er erleichtert und besorgt zugleich.

„Ganz sicher!" Sie umarmte ihn und ging los, um ihre Antwort zu unterstreichen. Es waren von hier aus nur 20 Minuten bis nach Hause und die kühle Luft half, ihren Kopf zu sortieren. Zu Hause würde sie dann ein warmes Bad nehmen. Zuhause … *Deine blonden Haare über deinen Brüsten … Mist!* Es war schwer, diese Gedanken loszuwerden. Sie hätte sie gern einfach beiseitegeschoben, wie sie es immer mit der nervigen Post machte, doch leider ging das nicht so einfach – und selbst wenn … wie auch Rechnungen würde es sie sowieso immer wieder einholen, und zwar in Form von Mahnungen. Tanja lächelte über ihre bildhaften Gedanken und betrachtete die Schaufenster. Hier in der Gegend, im Prenzlauer Berg, änderte sich ständig etwas. Die Läden wechselten andauernd. Sie erinnerte sich an einen Spaziergang mit Chris vom Vietnamesen zu sich nach Hause. Er hatte den Tick, immer die Friseurgeschäfte zu zählen. Es waren acht, und das auf diesem kurzen Weg. Tanja war zuvor nie aufgefallen, wie viele Friseurläden es in Berlin gab, doch seitdem achtete sie ebenfalls darauf und war immer wieder aufs Neue beeindruckt. Sie ging ein Stück weiter und dann stand sie plötzlich vor einem Schild. *„Neueröffnung unseres Friseursalons – auch ein Neuanfang für Ihre Haare!"*, darunter ein dicker Smiley. *„Heute schneiden wir bis Mitternacht, ohne Termin!"* Und im nächsten Moment saß sie schon auf einem Stuhl in dem Laden, hatte ein Glas Wasser in der Hand und sprach mit einer blondierten Kurzhaarigen namens Bianca über ihre mögliche neue Haarpracht. *Was man nicht alles tut, um nicht nach Hause zu müssen,* dachte sie. Das war Tanjas Beweis an sich selbst, dass sie es ernst meinte: Er liebte ihre Haare, also mussten sie weg. *Ein Neuanfang für meine Haare,* genau das wollte sie.

Als sie eine Stunde später ihr Treppenhaus betrat, sah sie mit zitternden Händen im Briefkasten nach ihrer Post. Sie hatte fest damit gerechnet, dass er ihr etwas dagelassen hatte, doch zum Glück war da nichts. Sie war erleichtert und enttäuscht zugleich. Sie stand vor dem Briefkasten und fasste an ihren lila gesträhnten Bob. Ein Griff, der ihr versichern sollte, dass ihr Neuanfang noch da war. *Aber was ist, wenn er wieder vor meiner Haustür lauert?* Sofort kam die ganze Anspannung zurück. Sie musste ihr Handy anschalten, um vorbereitet zu sein. Noch immer vor dem offenen Briefkasten stehend schaltete sie ihr Smartphone ein, tippte den Pin und erhielt sofort fünf Nachrichten von Chris und eine von Emma. Sie überflog die von ihm nur und sah schnell, dass er nichts davon geschrieben hatte, heute wieder vor der Tür stehen zu wollen. Im Gegenteil – die letzten Nachrichten waren eher gemein. Sie sei eiskalt, sie liebe ihn nicht. *Wann gibt er wohl auf?*

Immer noch angespannt ging sie die Treppe hinauf in den vierten Stock. Mit jedem Schritt wurde das Gefühlschaos in ihr größer, und als sie oben ankam, sah sie ihn: den Brief. Er lag auf ihrer Fußmatte. Tanjas Puls raste. *Zum Glück war es nur ein Brief und nicht er höchstpersönlich.* Schnell griff sie danach und schloss die Tür auf. Dann ging sie ins Badezimmer und betrachtete sich im Spiegel. Da war sie nun, ihre neue Frisur, die neue Tanja. Sah eigentlich ganz hübsch aus. Ging jetzt sicher einfacher und schneller beim Haarewaschen. Sie strich sich wieder durch die kurzen Haare und hatte Angst, dass sie den Schnitt schon morgen bereuen würde. Sie hatte ihre lange Mähne geliebt – die hatte sie an sich bisher am meisten gemocht. Schnell löschte sie das Licht und ging ins Schlafzimmer. In ihrer Wohnung zu sein war einfach zu gefährlich heute. Sie beschloss, zu Emma zu joggen – egal, ob die allein sein wollte. Emma würde das schon verstehen. *Ach ja, Emma …* Emma hatte ihr doch auch geschrieben. Sie nahm erneut ihr Telefon zur Hand und las Emmas WhatsApp-Nachricht: „Tut mir leid, dass ich heute allein sein will. Ich leg mich schon hin. Muss schlafen. Wir reden morgen. Gute Nacht, Maus. Küsschen."

Mist. Das hatte Emma schon vor einer Stunde geschrieben. Nach dieser Nachricht konnte Tanja unmöglich noch zu ihr gehen, also brauchte sie eine andere Lösung. Den Brief konnte sie nicht lesen, nicht am Abend, vielleicht sogar nie. Sie brauchte etwas zur Beruhigung. Doch was? Für Sport war sie zu erschöpft. Ihr fiel Emmas Entspannungskram wieder ein. *Sie war schließlich verzweifelt, was hatte sie schon zu verlieren,* also suchte sie sich auf YouTube ein Yoga-Video und nahm anderthalb Stunden verschiedene Yoga-Positionen ein. Sie merkte, wie es ihr tatsächlich langsam besser ging und sich ihr Körper entspannte. Nach einer heißen, langen Dusche legte sie sich ins Bett und machte sich eine Einschlafmeditation an. Die half ihr zwar nicht dabei, sofort einzuschlafen, aber stoppte zumindest das Gedankenkarussell – und nach der dritten schlummerte sie dann tatsächlich weg.

DONNERSTAG, 1. MÄRZ 2018

Tanjas Nacht war sehr unruhig. Sie wälzte sich von einer Seite zur anderen und träumte schlecht. Nachdem sie dann von Chris und seiner Frau geträumt hatte, wie sie zum Zelten fuhren, kuschelten und von weiterer Familienplanung redeten, konnte Tanja nicht mehr einschlafen. Um halb sechs gab sie auf, verließ ihr Bett und machte sich fertig zum Joggen. Sie liebte es, zu laufen, wenn die Stadt noch schlief. Vielleicht könnte sie ja bei Emma vorbeijoggen.

Von unterwegs schrieb Tanja ihr eine Nachricht, dass sie, wenn Emma auch nicht schlafen könne, mit Brötchen vorbeikommen könne. Doch Emma reagierte nicht, obwohl sie die Nachricht gelesen hatte – das erkannte sie an den zwei blauen Haken. *Merkwürdig.* Tanja lief also wieder nach Hause, duschte und schaute danach wieder einmal in den Spiegel. Sie war so in Gedanken gewesen, dass sie ihre neue Frisur ganz vergessen hatte. Ihre langen schönen Haare waren weg. Sie hatte sich verloren. Seinetwegen. *Was habe ich mir nur dabei gedacht?!* Tränen liefen über ihre Wangen. Sie vergrub ihr Gesicht in ihren Händen, holte den Brief aus dem Flur und setzte sich, nur in ein Handtuch gewickelt, auf den Wannenrand. Sie war eh schon traurig, da konnte sie das ebenso gut auch hinter sich bringen. Der Brief war von Hand geschrieben. Da musste man erst 31 Jahre werden, um seinen ersten richtigen Liebesbrief zu bekommen. *Wow.*

„Meine geliebte Tanja,
ich gebe auf.
Ich muss akzeptieren, dass du mich nicht mehr willst. Ich verstehe, dass du nichts mehr mit mir zu tun haben willst und ich werde dir nicht mehr schreiben. Es tut mir leid, wenn ich dir wehgetan habe. Vielleicht hilft es dir zu wissen, dass ich es nicht mit Absicht getan und auch selbst sehr darunter gelitten habe und immer noch leide.
Meine Gedanken kreisen den ganzen Tag um dich. Erinnerst du dich an unsere Reise an die Ostsee? Das war der schönste Urlaub meines Lebens. Ich werde ihn nie vergessen. Wie du mich doch tatsächlich überreden konntest, nachts nackt ins Meer zu rennen, und wie du dann die ganze Zeit Schiss vor den Fischen und Quallen hattest, obwohl du vorher so mutig getan hast. Ich habe dich aus dem Meer getragen und wir haben uns geliebt, das wird für immer mein Lieblingsmoment sein.
Nur mit dir fühlte ich mich besonders, jedes Mal, wenn du bei mir warst. Nur bei dir konnte ich all meine Sorgen vergessen. Nur mit dir war ich unbeschwert und fühlte mich frei … Das geht alles nur, wenn du an meiner Seite bist.
Du hast so viel Leben in meine Existenz gebracht, vorher war ich wie ein Zombie, der nur arbeitete und aß und die Freizeit mit seinen Kindern verbrachte. Dann kamst du und es fühlte sich das erste Mal wie ein richtiges Leben an.
Ich wünsche dir, dass du glücklich wirst. Ich hoffe, dass du

jemanden findest, der dich so liebt, wie du es verdient hast, und der zu dir steht. Lass dir niemals einreden, dass du dich verändern musst, denn so wie du bist, bist du toll!
Du wirst für den Rest meines Lebens meine Traumfrau sein, das weißt du. Ich werde nie aufhören dich zu lieben, auch wenn du mich verlassen hast.
Ich werde immer für dich da sein.
Dein Löwe"

Tanja wunderte sich über sich selbst. Der Brief machte sie seltsamerweise nicht noch trauriger, sondern wütend. Das musste er ja dann vorgestern geschrieben haben.

‚Ich werde immer für dich da sein' … Indem er mich beleidigt, weil ich eiskalt bin? Er tut so, als hätte ich ihn verlassen, erwähnt aber mit keinem Wort seine scheiß Familie! Das habe ja auch überhaupt nichts miteinander zu tun, hatte er ihr früher oft erklärt.

„Du bringst so viel Leben in meine Existenz", las sie erneut. *Ja, und du löschst meines vielleicht aus, weil du deinen scheiß Schwanz nicht unter Kontrolle hast!*

Ein Energieblitz aus roter, gewaltiger Wut durchfuhr sie. Tanja zerknüllte den Brief, suchte in der Wohnung alles zusammen, was sie von ihm besaß – zwei Shorts, mehrere Paar Socken, ein Kleid, das er ihr zum Geburtstag geschenkt hatte, Unterlagen von ihrem letzten gemeinsamen Kurzausflug und so weiter. Sie packte alles zusammen in eine Kiste und stellte sie vor die Tür.

Ich werde für den Rest deines Lebens deine Traumfrau sein? Am Arsch! Was ist das für ein Bullshit? Ich bin deine Traumfrau, aber du kannst dich nicht für mich entscheiden? Lächerlich! Tanjas Wut wurde minütlich schlimmer und sie war froh, als John klingelte.

Arbeit war jetzt genau das Richtige und sie hoffte, heute einen großen Schritt voranzukommen. Auch wenn John Casy vertraute, Tanja hatte das Gefühl, dass etwas nicht stimmte, und sie würde schon rausfinden, was es war. Sie war so voller wütender Energie, dass sie fast schon Lust darauf hatte, ihrem Chef zu begegnen. Sie freute sich auf das Teammeeting, heute würde sie sicher nicht kleinlaut sein. Heute würde sie ihm ordentlich Paroli bieten!

Auf dem Weg zum Revier war John still, sagte kaum ein Wort. Er gab lediglich zu Tanjas neuer Frisur einen höflichen Kommentar ab, der aber nicht sonderlich glaubwürdig rüberkam. Während des Fahrens aß er einen Bagel, was Tanja noch wütender machte – sie hasste es, wenn er während des Fahrens aß –, doch sie schluckte ihre Wut runter. Sie wollte sich ihre negativen Gefühle für ihren Chef aufheben. Bei diesem Gedanken musste sie grinsen.

Im Revier führte ihr erster Weg in die Küche, um Kaffee zu kochen – doch noch auf dem Gang hörte sie Tim lauthals von dort lachen. Der hatte ihr gerade noch gefehlt.

„Was ist denn hier los?“, fragte sie als sie die Küche betrat. Wahrscheinlich würde sie gleich bereuen, dass sie gefragt hatte.

„Ach, wir lesen nur gerade einen lustigen Zeitungsartikel. Hier.“

Er hielt Tanja sein Handy hin und sie las.

„Für den Megaorgasmus: Hamburger belegt sich mit Scheiblettenkäse und stirbt.“

„Och nö, Leute, dafür ist es echt noch zu früh. Ich hatte noch nicht mal Kaffee“, beschwerte sich Tanja. John kam dazu, las und täuschte ein Lächeln vor. *Was hat er wohl?*

„Na komm schon …" Tim stupste sie an und John warf ihm einen missbilligenden Blick zu.

„Na gut, dann lese ich eben vor. Vielleicht hast du danach Lust, mal was Neues mit mir auszuprobieren. Bei deinen Haaren warst du ja schließlich auch bereit dafür, wie ich sehe." Tim zwinkerte ihr zu und begann vorzulesen.

„‚Laut Frankfurter Rundschau soll sich ein Mann mit Scheiblettenkäse belegt, eine Nylonstrumpfhose über den Oberkörper gezogen, einen Regenmantel aus Plastik angezogen haben und in einen Taucheranzug gestiegen sein, um sich anschließend mit einer Plastiktüte über dem Kopf vor die eingeschaltete Heizung zu setzen.'" Tim brach erneut in schallendem Gelächter aus.

Tanja verdrehte nur die Augen, nahm sich ihren Kaffee und ging zurück ins Büro. Sie wusste kaum, was schlimmer war: die Medien oder Tim.

„Steht dir gut!", rief Tim ihr noch hinterher.

Na ja, wenigstens einer, dem es gefällt.

„Wollen wir nicht langsam anfangen? Der Chef schläft wahrscheinlich gemütlich aus." Tim war ungeduldig und wollte endlich mit der morgendlichen Besprechungsrunde starten. Tanja sah genervt auf die Uhr. Da wollte sie ihm einmal gestärkt entgegentreten und dann würde er nicht am Meeting teilnehmen? Auf keinen Fall!

„Nee, lass uns warten. Der kommt schon noch."

„Seit wann bist du denn so heiß auf den Chef? Neue Vorlieben entdeckt?", scherzte Tim.

„Mensch, Tim!" Tanja warf ihm einen entnervten Blick zu. Sie sprang auf, kurzentschlossen, noch einmal bei Ines vorbeizuschauen. Das hatte John bereits vor 15 Minuten getan, und auch jetzt gab es nichts Neues. Also ging sie zurück ins Büro und ertappte John, wie er auf ihrem Schreibtisch hektisch etwas suchte.

„Was machst du da?"

Er zuckte erschrocken zusammen. „Ich … ich …", stotterte er. „Ich hab nur was gesucht."

„Ja, und was?"

„Den Namen der Therapeutin. Ich wollte nur noch mal mit ihr reden, wegen des Anrufs, den beide Opfer vorher erhalten haben. Die Ergebnisse sind da. Der Anruf ist aus der Nähe der Praxis von Kristinas Therapeutin abgesetzt worden und da wollte ich mal nachsehen, wo die Praxis von Emmas Therapeutin ist."

„John, wenn du mir nicht glaubst, dass Emma ein Alibi hat, dann kannst du mir das auch einfach sagen!", fauchte sie ihn an. „Hier!", sie schmiss ihm eine Visitenkarte von Dr. Weber auf den Tisch. Er betrachtete sie und für einen Moment, bemerkte Tanja, wurden seine Augen größer. Doch im nächsten Augenblick war er wieder ganz normal, entschuldigte sich, gab sie ihr zurück mit den Worten: „Du hast recht, ich vertraue dir", bevor er sich wieder an seinen Rechner setzte. Fünf Minuten später entschuldigte er sich – „Ich muss kurz mal weg. Bin bald wieder zurück" –, und verschwand.

„Dicke Luft bei euch? Ihm gefällt deine neue Frisur wohl nicht so", raunte Tim hinter ihr.

„Verpiss dich!", keifte sie ihn an.

Von wegen, John traue ihr – noch offensichtlicher ging es ja wohl nicht. So viel zum Thema „keine Geheimnisse mehr". Doch wenn er heimlich gegen Emma ermittelte, konnte sie auch diese Casy-Geschichte weiter überprüfen. Irgendetwas war dabei faul, das hatte sie im Gefühl.

Tanja hoffte wirklich inständig, dass ihr Chef bald auftauchen würde. Sie musste dringend ihre Wut loswerden, sonst würde die noch zu einem Magengeschwür werden.

***

Emma war wie jeden Donnerstag bei Frau Dr. Weber und überlegte fieberhaft, ob sie von ihrem Zusammentreffen mit Kristina erzählen sollte. Würde sie damit auch bei Dr. Weber als verdächtig gelten? Vielleicht glaubte diese auch, sie wäre schuld am Tod ihres Vaters. *Nein, ich kann das nicht riskieren, allein schon, weil ich großen Ärger bekommen würde, sollte jemand von mir und Kristina erfahren.* Sie verschaffte sich Zeit, indem sie über die Geschenke ihres Vaters redete und natürlich über ihre Gefühle diesbezüglich.

„In der Zeitung stand heute Morgen, dass Sie und Kristina sich möglicherweise zusammengetan haben, um ihre Väter umzubringen. Wie fühlen Sie sich bei solchen Beschuldigungen?"

„*Was* steht in der Zeitung?!" Emma war entsetzt. Ihre Hände wurden feucht. *Jetzt denkt jeder, ich bin eine Mörderin?*

„Entschuldigen Sie, ich dachte, Sie wüssten das bereits." Dr. Weber schlug ihre Beine übereinander und lehnte sich nach hinten. „Doch besser, Sie erfahren hier davon, als allein auf der Straße, wenn Sie an einem Zeitungsladen vorbeilaufen oder gar darauf angesprochen werden." Dr. Weber sah sie besorgt an.

„Sie glauben, ich könnte darauf angesprochen werden?!" Emma merkte, wie sich ihr Hals wieder einmal zuschnürte. Ihr Atem wurde schneller.

„Man weiß nie, wie die Menschen auf dumme Geschichten reagieren."

Emmas Herz raste. Ihr blieb die Luft aus. *Bekomme ich einen Herzinfarkt?*

„Frau Burg, waren Sie es denn? Sie wissen, Sie können es mir sagen. Reden hilft."

Emmas Herz klopfte wie jemand, der mit einem Hammer vor einer Tür stand und sehr wütend versuchte, sich Einlass zu verschaffen. *Ich kann nicht atmen! Verdammt! Ich sterbe!*

„Frau Burg, geht es Ihnen nicht gut? Sie sehen nicht gut aus."

„Wasser …", gab sie zurück. Sie wollte aufstehen und ins Bad gehen, doch ihre Beine waren wie aus Gummi. Sie sah alles verschwommen. Alles flimmerte und drehte sich. Sie hielt sich an den Sessellehnen fest. Dr. Weber stand auf und holte schnell Wasser, kam dann zu Emma und streichelte über ihren Arm.

„Frau Burg, Sie sind hier in Sicherheit. Das ist nur eine Panikattacke. Sie wissen das. Sie werden nicht sterben und sind es noch nie, selbst wenn Sie es dachten. Lassen Sie sich nicht unter der Paniklawine begraben, sondern atmen Sie die Angst weg. Atmen Sie mit mir. Tief durch die Nase ein …", Dr. Weber nahm einen lauten Atemzug. „Und nun lang durch den Mund wieder aus …"

Emma kannte dieses Spiel und so saß sie eine Weile im Sessel, Dr. Weber stand bei ihr und sie atmeten gemeinsam, bis Emma sich wieder beruhigte. Ihr Körper fühlte sich schwer an. Als würde an jedem Arm und Bein ein Nashorn hängen und sie in die Tiefe ziehen. Sie wusste gerade nicht mal, wie sie jemals nach Hause kommen sollte.

„Ich denke, wir brechen für heute ab. Ich werde Ihre Freundin anrufen und fragen, ob sie Sie abholen kann. Ist das in Ordnung für Sie?“ Emma war zu schwach, um zu protestieren. Dr. Weber gab ihr noch ein paar Tipps, wie sie sich den Tag über erholen können würde, doch Emma hörte nicht mehr zu. Alles was sie wollte, war weglaufen. Weg von allem. Sie hatte früher oft über den Tod nachgedacht und ihn sich herbeigewünscht, aber jedes Mal, wenn sie dachte sterben zu müssen, wollte sie das nicht mehr, hatte Angst davor und wollte leben. Doch sobald sie sich beruhigte, war sie sich wieder nicht mehr sicher.

***

„Übten die Töchter Selbstjustiz?

Gibt es vielleicht zwei Todesküsserinnen? Stecken zwei Töchter dahinter, die sich aus Jugendtagen von einem Aufenthalt in einer psychiatrischen Klinik kennen? Haben sie den Mord vielleicht sogar von langer Hand geplant? – Vor diesen Fragen stehen in diesen Tagen die Ermittler des LKA Berlin.

In den vergangenen zwei Wochen wurden in Berlin zwei tote Väter gefunden, die ihre Töchter in der Kindheit vernachlässigten oder schwer misshandelten. Nun wurde ihnen von einem oder mehreren unbekannten Tätern das angetan, was sie ihren eigenen Kindern damals zumuteten. Nach der Folter wurden die Männer erstochen und mit einem roten Lippenstiftabdruck auf der Stirn versehen – Brandmarkung oder doch ein Abschiedsgeschenk?

Wie sich herausstellte, wurde die erste Zeugin, Kristina S., gestern aus der Untersuchungshaft entlassen. Die zweite Zeugin, Emma B., wurde hingegen niemals ernsthaft verdächtigt. Könnte es daran liegen, dass sie eine Freundin der ermittelnden Polizistin, Tanja M., ist?

Gestern Abend erreichten uns Insider-informationen, nach denen sich die beiden Töchter der Opfer aus ihrer Jugendzeit kennen. Wochenlang teilten sich die beiden Teenager damals das Zimmer in einer psychosomatischen Klinik. Was genau sie dort hinführte, dürfen wir hier nicht berichten.

Während bei den Befragungen beide abstritten, einander zu kennen, wurde Kristina S. gestern Abend dabei beobachtet, wie sie Emma B.s Haus betrat. Sie hielt sich mindestens 15 Minuten dort auf – genug Zeit, um sich abzusprechen?

Zwar stimmten die DNA-Ergebnisse des Kussabdrucks nicht mit den DNAs der beiden Töchter überein, doch gibt es womöglich noch weitere involvierte Racheengel?

Ist der nächste Vater, der im Umgang mit seiner Tochter Fehler machte, vielleicht sogar schon ins Visier genommen? In diesen Tagen dürfte es in Berlin zu so einigen Entschuldigungen von reuigen Vätern kommen – sicherheitshalber.“

Tanja starrte auf das Bild zum Artikel – eine schlechte Fotomontage, in der Emma und Kristina nebeneinander abgebildet worden waren. Emma sah zerknittert aus und kam gerade aus dem Revier gelaufen. Ihr Gesicht war rot und geschwollen, sie hatte blutunterlaufene Augen. Das Bild von Kristina war vor Emmas Haustür aufgenommen worden – genauso unvorteilhaft getroffen. Kristina zog ein düsteres Gesicht. Darunter stand: *„Sind das die Todesküsserinnen?“*

Tanja versuchte ihre Gedanken zu ordnen, doch ihr Gehirn wollte einfach nicht verstehen, was sie soeben gelesen hatte. Erst hatte sie einen Anruf von Dr. Weber erhalten, dass sie dringend Emma abholen und nach Hause bringen müsse, und dann entdeckte sie an einem Kiosk eine Zeitung mit Emma und Kristina in der Schlagzeile. Sie stand also auf der Straße, auf dem Weg zu Dr. Weber, sah dieses Bild, las den Artikel und begriff gar nichts. Sie erwähnten zwar die Namen der Frauen, aber nicht den der Klinik. Typisch. Sie wussten, die Klinik würde klagen, wenn der Name in den Dreck gezogen würde – die Frauen kamen ja vielleicht eh in den Knast oder wussten nicht einmal, dass es verboten war, sie zu erwähnen, geschweige denn, die nötigen Mittel hätten, gegen die Fotos vorzugehen. Wie gern hätte sich Tanja eine Schachtel Kippen zu der Zeitung gekauft, doch sie blieb stark. Noch.

Emma und Kristina … Ist das wahr? Tanja war damals auf derselben Station gewesen – Emma und sie hatten sich dort kennengelernt. Sie erinnerte sich daran, dass Emma ab und zu von ihrer vorherigen Zimmernachbarin gesprochen hatte und diese Kristina hieß, doch Tanja hatte sie nie kennengelernt. Sie war diejenige, die nach Kristinas Entlassung das frei gewordene Bett auf der Station bekam. Emma hatte zwar nie genau erzählt, was alles zwischen ihnen vorgefallen war, doch es war klar gewesen, dass sie immer große Angst vor Kristina gehabt hatte – Emma wurde von ihr zu Dingen gezwungen, die sie nicht wollte.

Doch warum hätte Emma lügen sollen, statt zuzugeben, dass sie sich kannten? *Wäre ich bloß gestern zu Emma gefahren … Jetzt wird man sie sicher noch mal vorladen und wer weiß, welche Konsequenzen diese Lüge hat …*

Wie schnell wurde man zur Mörderin? Tanja wusste, im Affekt passierte ein Mord schneller als gedacht, doch geplanter Mord war etwas völlig anderes. *Könnte ich auch zur Mörderin werden? Ist Chris ein Mörder, wenn ich an HIV sterbe? … Konzentrier dich auf Emma!* Nein, sie wäre nie im Leben in der Lage gewesen, ihrem Vater wehzutun. Im Gegenteil. Sie hatte zwar widersprüchliche Gefühle, wollte aber immer nur das Beste für ihn und hoffte auf ein Happy End. Kristina wusste sicher auch, was Emma in ihrer Kindheit durchmachen musste, also wäre es durchaus denkbar, dass sie hinter all dem steckte. Ob Emma davon wusste, musste Tanja noch herausfinden.

Außerdem war ihr die Sache mit Casy nach wie vor nicht koscher. Sie hatte schon immer das Gefühl gehabt, dass diese Frau etwas zu verbergen hatte, und nun war sie auch noch bei derselben Therapeutin wie Emma. *Vielleicht hat sie sich Zugang zu den Notizen von Dr. Weber verschafft und wusste so, wie sie das Opfer töten musste, um den Verdacht auf Emma zu lenken?* Doch wie war sie an Kristinas Geschichte gekommen? Vielleicht arbeiteten sie zusammen? Oder sie war damals ebenfalls auf der Station Patientin gewesen? Oder ging Casy auch zu Kristinas Therapeutin? Sobald sie zurück auf dem Revier war, würde sie den Namen von Kristinas Therapeutin herausfinden und der Sache auf den Grund gehen. John hatte schließlich damals die Befragung von Kristinas Therapeutin übernommen. *Vielleicht hat er etwas übersehen?*

Sie könnte in der Praxis ein Foto von Casy zeigen und fragen, ob sie dort jemand kannte. Morgen fand jedenfalls Casys nächster Termin bei Dr. Weber statt – deshalb hatte sich Tanja auch einen für Freitag besorgt, direkt den Anschlusstermin. Sie musste nur aufpassen, dass Casy sie dort nicht sah. Sie durfte nicht auffliegen.

Tanja kaufte die Zeitung, widerstand dem Drang nach einem Päckchen Kippen, kaufte stattdessen Kaugummis und sprang in die U-Bahn. Ob Emma den Artikel schon gesehen hatte? Musste sie ihre Freundin deshalb bei Dr. Weber abholen? Möglich war es … Und wenn nicht, sollte sie Emma vorsichtig darauf ansprechen.

„Emma …", flüsterte Tanja sanft und setzte sich zu ihr. Emma lag auf einem Sofa in einem der Sprechzimmer, hatte die Füße hochgelegt und die Augen geschlossen. Sie schien zu schlafen. Tanja strich ihr über die Haare und Emma öffnete zaghaft die Augen und blinzelte.

„Oh, hab ich geschlafen?"

„Scheint so. Dr. Weber ist schon in der nächsten Sitzung, hat mich aber kurz darüber aufgeklärt, dass du eine Panikattacke hattest. Sie meinte, ich solle dich nach Hause bringen."

„Ja, das war übel. Ich war plötzlich so müde und erschöpft, ich konnte nicht mehr stehen. Ich erinnere mich nicht mal, wie ich hier auf dem Sofa gelandet bin." Emma starrte an die Decke, als könnte sie die Erinnerung dort finden.

„Kannst du denn jetzt aufstehen? Wir können auch noch ein wenig hierbleiben, hat Dr. Weber versichert."

Emma versuchte sich langsam aufzurichten.

„Mir ist noch ein wenig schwummrig, aber um ehrlich zu sein, ich will hier einfach nur noch weg."

Soll ich es ihr jetzt schon sagen? Besser als wenn sie unterwegs jemanden den Artikel lesen sieht … Ach, egal, wir fahren Taxi. Tanja nahm ihr Handy und googelte eine Taxinummer, die sie dann wählte.

„In fünf Minuten steht jemand vor der Tür“, informierte sie Emma und lächelte sie aufmunternd an. „Schaffst du das?“

Um zu beweisen, dass sie es hinbekommen würde, stand Emma auf, schwankte jedoch leicht. Tanja sprang sofort auf und gab ihr Halt. Sie half Emma in den Mantel und hakte sich dann bei ihr ein.

Das Taxi war schnell da und sie fuhren schweigend zu Emma nach Hause. Tanja hatte den Eindruck, der Fahrer guckte recht skeptisch zu Emma, doch diese schien nichts davon zu bemerken. Ihre Augen waren die meiste Zeit geschlossen. Tanja ließ sich und ihre Freundin ein paar Hausnummern weiter absetzen, sie wollte nicht, dass der Taxifahrer sah, wo Emma wohnte. Man wusste nie. Sie wollte auf Nummer sicher gehen.

***

Christopher verließ das Büro früher als sonst. Er stieg in sein Auto und fuhr zu Tanja – diesmal konnte er nicht die ganze Nacht vor dem Haus bleiben, aber er wollte ihr zeigen, dass er um sie kämpfte. Manchmal war er sauer und manchmal verzweifelt, doch eines würde er sicher nicht so schnell tun: aufgeben. Er liebte die Eroberung und jetzt, wo Tanja es ihm so schwer machte, reizte ihn das Ganze mit ihr umso mehr. Er hatte aber auch große Angst, sie zu verlieren, gestand er sich ein. Seine Gefühle ihr gegenüber waren vollkommen ausgeartet, das war so nicht geplant gewesen. Er betrog seine Frau regelmäßig und sie duldete das, solange er ein guter Vater war. Sie hatten sich für dieses Beziehungs-konstrukt entschieden und er konnte froh sein, dass seine Frau ihn so nahm, wie er war: offen für viele Frauen und vielseitigen Sex. Er konnte nichts gegen den Eroberungstrieb tun, daher war seine Frau die perfekte dauerhafte Partnerin – er wollte Familie, er wollte Kinder, er wollte nicht allein sein. Doch seit er Tanja kannte, kam er regelmäßig ins Zweifeln, er wollte sie einfach nicht verlieren, doch ihr würde er treu sein müssen. Manchmal spielte er mit dem Gedanken, es zu versuchen, glaubte, dass sie ihm tatsächlich reichen könnte ... Doch wenn er ganz ehrlich zu sich war, dann wusste er, irgendwann würde es sich ändern. Er konnte eben nichts gegen seinen Urtrieb tun, selbst wenn er es gewollt hätte. Entschied er sich für Tanja, würde er am Ende womöglich allein dastehen, und das konnte er nicht riskieren.

Er hielt vor ihrer Haustür, stieg aus dem Audi und ging noch kurz zu dem Blumenladen um die Ecke. Er kaufte ihr einen Strauß gelber Tulpen – die liebte sie. Ein kurzer Abstecher beim Späti verhalf ihm zu ihrer Lieblingsschokolade und dann klingelte er an ihrer Haustür. Sie reagierte natürlich nicht, aber ein anderer Mieter ließ ihn rein. Mit Blumen sah man zum Glück immer vertrauenserweckend aus, und die Nachbarn verloren schnell ihre Angst vor Einbrechern, wenn man mit ein paar charmanten Floskeln um sich warf.

Er stieg die Treppe hoch, klingelte erneut, doch wieder keine Reaktion. Tanja war nicht zu Hause. Er legte Blumen und Schokolade auf die Fußmatte und zog eine selbst geschriebene Karte aus seiner Jackentasche. Die hatte er schon im Büro vorbereitet. Nachdem sein Abschiedsbrief nichts gebracht hatte, versuchte er es nun mit einer neuen Tour: mit einem Liebesgedicht. Er würde kämpfen. So leicht gab er nicht auf. Dann rannte er die Treppen wieder hinunter, stieg ins Auto und fuhr zu seinem Kumpel, auch ein Edeka-Boss, mit dem er oft um die Häuser zog und Frauen aufriss. Sie waren ein gutes Team. Früher deckten sie sich oft gegenseitig und hatten ein sehr ausgeklügeltes Aufreißsystem. Sie machten den Frauen ein ungewöhnliches Kompliment, das sie im besten Fall noch nie gehört hatten – über die Nase zum Beispiel –, dann gingen sie weiter zur Nächsten und unterhielten sich angeregt mit ihr. Das Objekt der Begierde, das vorher das Kompliment bekam, fragte sich dann, ob er gar kein Interesse mehr hatte, und ihr Eroberungstrieb setzte ein. Und so begann das Spiel. Manchmal dauerte es bei der Frau seiner Wahl etwas länger, doch oft klappte es noch am selben Abend – und allein verließen Chris und sein Freund die Bars nie, denn irgendeine fand sich immer. Irgendwann war ihm das aber zu langweilig geworden. Er wollte Frauen erobern und nicht nur leichten Sex mit willigen Opfern. Heute aber musste er seinem Trieb wohl nachgehen, denn bei Tanja würde er vermutlich so schnell nichts erreichen. Da musste er sicher noch ein paar Tage zu Kreuze kriechen.

***

Tanja kochte Emma einen Kräutertee, während die es sich auf der Couch bequem machte.

„Sag mal, hab ich mir auch noch den Kopf gestoßen oder hast du wirklich kurze lila Haare?" Emma schien es besser zu gehen, wenn sie schon wieder scherzen konnte.

Tanja war erleichtert. Ihr Handy klingelte, doch sie ignorierte es.

„Ja, ich wollt mal was Neues versuchen."

„Also hast du eben mal das Klischee von Trennung und Frisörbesuch abgehakt, ja?" Emma grinste.

Der Anrufer gab nicht auf – Tanjas Telefon klingelte weiter.

„Willst du nicht rangehen?"

„Quatsch, das hat Zeit. Jetzt kümmere ich mich erst mal um dich. Du weißt, dass wir dringend reden müssen."

Das Klingeln verstummte.

„Ja, bei lila Haaren sollten wir wirklich dringend reden …"

„Es sind nur lila Strähnen!"

Das Klingeln setzte wieder ein.

„Scheint wichtig zu sein", mutmaßte Emma.

„Ist mir egal. Warum hast du mir nicht gesagt, dass du Kristina kennst und dass es *die* Kristina ist?"

Emma schaute an die Wand.

„Weil ich es erst in der Befragung mit John und diesem anderen komischen Typen realisiert habe. Ich war mir nicht sicher und außerdem wollte ich niemals wieder über sie reden. Sie hätten Fragen gestellt, mich verdächtigt, mir wieder unterstellt, ich wäre schuld am Mord an meinem Vater!" Emma setzte sich hin. Im Liegen wütend zu werden war unangenehm.

„Und warum war sie gestern bei dir?" Tanjas Stimme klang belegt. Sie setzte sich zu Emma und behielt ihre Reaktion genau im Blick.

„Was? Woher weißt du davon?" Emma riss entsetzt die Augen auf.

„Emma, ich weiß, du hättest deinem Vater niemals etwas zuleide tun können, aber bei Kristina bin ich mir nicht sicher. Hat sie dich zu irgendwas gezwungen?"

„Woher weißt du, dass sie hier war?“, fragte Emma erneut.

„Ich befürchte, das weiß inzwischen die ganze Stadt und es wird nicht lange dauern, bis meine Kollegen vor deiner Tür stehen.“

Tanjas Handy begann erneut zu klingeln. Sie stand auf und holte ihre Handtasche aus dem Flur. Dann setzte sie sich wieder aufs Sofa, schaute Emma mitleidig an und öffnete ihre Tasche. *Besser sie erfährt es von mir.*

„Die scheiß Medien wissen alles.“ Sie reichte Emma den Zeitungsartikel.

Emma las ihn – das Entsetzen stand ihr ins Gesicht geschrieben –, während Tanjas Handy penetrant weiterklingelte. Endlich kramte sie in der Tasche nach dem Handy, um wenigstens den Ton auszuschalten, und sah, dass es John war. Das nervige Geräusch verstummte, er hatte es mittlerweile schon fünfmal versucht, und eine Nachricht ging ein.

„RUF SOFORT ZURÜCK!“ Wow, Großbuchstaben … Das kannte sie sonst nur von ihrer Mutter.

Eine weitere Nachricht ging ein.

„CHEF IST TOT.“

Tanja ließ vor Schreck das Smartphone fallen. *Fuck!* Sie versuchte zu verarbeiten, was sie soeben gelesen hatte. Genauso wie Emma, der Tränen über die Wangen liefen.

„Jetzt *muss* ich von Kristina erzählen, oder?“

Tanja rang um Fassung und versuchte sich auf Emma zu konzentrieren. *Das ist wichtig!,* ermahnte sie sich.

„Dir bleibt wohl nichts anderes übrig, und besser, du tust es freiwillig, als wenn sie dich dazu auffordern. Sag, du wusstest nicht, dass es diese Kristina ist, bis sie vor deiner

Tür stand. Du hast sie auf dem Foto nicht erkannt. Es ist schließlich viele Jahre her." Tanja nahm ihr die Zeitung aus der Hand und packte sie zurück in ihre Handtasche. Sie wollte den Artikel auf keinen Fall hier bei Emma lassen.

„Und warum war sie eigentlich hier? Hat sie dir was getan?"

Emma verneinte.

„Hat sie dich zu etwas gezwungen? Hat sie dir gedroht? Hatte sie dich vorher schon kontaktiert? Sie kannte deine Geschichte schließlich auch, also vielleicht steckt sie ja wirklich dahinter!" Aus Tanja sprudelte es nur so heraus. Sie konnte nicht mehr filtern, welche Gedanken sie für sich behalten sollte und welche nicht.

„Bekommst du jetzt eine Panikattacke?" Emma sah sie besorgt an.

„Nein, alles gut." Tanja versuchte mit zittrigen Beinen aufzustehen und schaute aus dem Fenster. Es regnete inzwischen, der Schnee war zu Matsch geworden. Es war ein grauer Tag und am liebsten hätte sie sich jetzt unter ihrer Bettdecke verkrochen und den Kopf ausgeschaltet. So langsam wurde ihr das alles zu viel, überstieg ihre emotionalen Kapazitäten.

„Ich muss los ...", sagte sie mehr zu sich selbst.

Das Handy begann erneut zu klingeln. Sie ging sofort ran.

„Ich komme sofort!", versicherte sie John und legte gleich wieder auf.

„Was ist passiert?" Emma wunderte sich über den Sinneswandel, auch wenn sich Tanja jedoch keinen Schritt rührte.

„Ein neuer Toter."

„Okay, pass auf ... Ich hatte bis gestern keinen Kontakt zu ihr, aber sie hat mir gestern gedroht, dass ich nichts von unserer Vergangenheit erzählen dürfe", beichtete Emma kleinlaut.

Reiß dich zusammen, Tanja, Emma braucht dich. Sie drehte sich um und setzte sich erneut zu ihrer besten Freundin. Dann nahm sie einen großen Schluck von Emmas Tasse Tee und verbrannte sich den Gaumen. Es war ein beruhigendes Gefühl. *Ist es für sie so, wenn sie sich bewusst verletzt, um den seelischen Schmerz zu ertragen?*

„Emma, ich muss jetzt dringend los, aber du rufst jetzt bitte sofort diese Nummer an." Während sie redete, schickte sie ihr den Kontakt einer Anwältin. „Du brauchst einen Rechtsbeistand. Sag ihr, du kommst von mir, dass du meine beste Freundin bist und ich mich später bei ihr melde. Ich hab etwas gut bei ihr – wir waren früher oft zusammen aus und ich hab ihren Freund beim Fremdgehen erwischt und ihm eine Lektion erteilt. Sag ihr, dass es um den Fall der Todesküsserin geht, sie ist mediengeil. Erzähl ihr alles über Kristina und dann meldet ihr euch bei der Polizei, bevor die auf euch zukommt. Aber ihr müsst schnell sein." Tanja gab ihr einen Kuss und ließ sie allein. Sie hatte ein schlechtes Gewissen, doch mehr konnte sie gerade nicht tun. Ihr Chef war tot. *Was ist nur passiert?*

Tanja traf zeitgleich mit John vor dem Tatort ein. Es war ein Hotel am Alexanderplatz.

„John, was ist passiert?"

„Eine Reinigungskraft hat ihn heute Morgen auf dem Bett gefunden. Sie dachte, er wäre längst weg, hat geklopft, niemand reagierte, also hatte sie die Tür geöffnet und überall Blut gesehen – er lag auf dem Bett. Sie hat geschrien und ist umgekippt … Letztendlich haben sie die Polizei geholt und die Kollegen haben dann seinen Ausweis gefunden. Aber das hat alles ewig gedauert. Mehr weiß ich auch nicht."

Sie betraten das Hotel, meldeten sich an und fuhren mit dem Aufzug in den achten Stock. Tanja erschrak kurz, als sie im Spiegel eine Fremde mit lila Haaren sah, bis sie realisierte, dass sie es war. *Wie lange dauert es, bis man sich daran gewöhnt, und wieso denke ich ausgerechnet jetzt an meine beschissenen Haare?*

Mit einem *Bing* stoppte der Fahrstuhl im vierten Stock und die Tür öffnete sich. Ein junges asiatisches Pärchen stieg Arm in Arm zu und unterhielt sich gedämpft. Nächster Halt im fünften Stock – ein breiter Mann betrat mit Badelatschen und Handtuch bekleidet die Kabine. Tanja kam nicht umhin, sich immer wieder verstohlen im Spiegel zu betrachten, der Fahrstuhl war zu groß, als dass die anderen Menschen ihr die Sicht auf ihren Kopf verdecken konnten. Keiner sagte etwas, unangenehmes Schweigen durchdrang den Aufzug und plötzlich wirkte der großzügig bemessene Platz dennoch sehr knapp. Der Raum schien zu schrumpfen. Endlich ein weiteres *Bing!*, und sie waren im achten Stock. Tanja atmete auf, als sie ausstieg. Es war, als hätte sie die ganze Zeit die Luft angehalten. *Hab ich das?* Am liebsten hätte sie Johns Hand genommen. Sie fühlte sich labil und schwach. Langsam wurde ihr alles zu viel. In welchem Zimmer der Tote, ihr Chef, lag, war sofort erkenntlich, da vor einem bestimmten Raum Getümmel herrschte. *Der Tote, unser Chef.* Das passte nicht zusammen. Sie betraten das Hotelzimmer und ein Kupfergeruch, gemischt mit dem noch dezenten süßlichen Duft des Todes, drang unwillkürlich in ihre Nase. Sie griff sofort nach ihrem Tigerbalsam und schmierte ihn sich großzügig unter die Nase, bevor sie das Döschen an John weiterreichte. Etwas, das sie nach ihrem ersten Fall gelernt hatte: Habe immer etwas gegen den Geruch von Toten dabei. Wobei das Wort Geruch falsch gewählt war, es klang so harmlos und friedlich, fast schon sanft. Doch Gestank empfand Tanja als unhöfliches Wort, es ging schließlich um Tote, was konnten die schon dafür?!

Als Erstes sah sie überall Blut, dann einen nackten Mann, ebenfalls mit Blut bedeckt. Ihm war ins Herz gestochen worden, und fast beneidete Tanja ihn. *Wie es wohl ist, wenn das Gehirn komplett verstummt? Keine Gedanken mehr, die einen tyrannisieren … keine Emotionen mehr, die einen quälten …*

„Keine Folter", informierte sie jemand, dann sah sie es: „Die Todesküsserin!", sagte sie entsetzt. „Aber er hatte doch gar keine Kinder?!" Fragend sah sie zu John, doch der schwieg und starrte auf die Leiche.

Tanja sah alles wie in einem Film ablaufen. Die Spurensicherung, die den Tatort fotografierte und Beweismaterial sicherte, damit die Leiche abgeholt werden konnte. *Was hab ich hier eigentlich zu suchen?* Sie fühlte sich wie Dekoration, die immer im Weg stand und unnütz war. Einige fanden sie schön, andere hässlich und störend. Staubfänger. *Ich bin ein Staubfänger. Wo ist eigentlich John?*

„Komm, sie ist so weit." John kam um die Ecke und griff nach ihrem Arm.

Wer ist sie? *Und wofür so weit? Hab ich was verpasst? … Die Frage ist vielmehr,* wieso *habe ich etwas verpasst?*

Diesmal nahm John mit ihr das Treppenhaus.

„Wir können die Befragung im Büro durchführen, das befindet sich im zweiten Stock."

Aha, eine Befragung also. Hat das noch keiner gemacht? Mit wem eigentlich? Mit seiner Frau? Quatsch, das machen sie doch nicht im Hotel. Mit dem Personal? Hat man sicher längst. Es sind so viele Polizisten da, dass der Fall inzwischen gelöst sein müsste. Tanja unterdrückte ein Grinsen. Das wäre jetzt deplatziert.

John klopfte an Zimmer 201 und trat nach einem „Herein" ein. Tanja folgte ihm.

Der Raum sah aus wie ein Hotelzimmer, nur dass kein Bett, sondern links zwei große Schreibtische mit Drehstühlen und Computern darin standen, und rechts ein großes grünes Sofa samt Tisch. Ansonsten war auch hier, wie im oberen Zimmer mit dem Toten, ihrem Chef, das Bad links, wenn man zur Tür hereinkam. Zudem gab es gegenüber der Tür, in einer hellen Ecke, einen großen Kühlschrank und ein Regal mit Tellern und Tee.

Auf dem großen Sofa saß eine Frau. Sie kam Tanja bekannt vor, doch es machte nicht klick.

„Guten Tag, Frau Tillmann, es tut mir leid, was passiert ist." John ging auf sie zu und gab der Frau seine Hand. *Frau Tillmann …* Tanja brauchte einen Moment, um zu begreifen, dass es sich doch um die Frau ihres Chefs handeln musste. Sie nannte ihn nie bei seinem Nachnamen, wahrscheinlich hatte es deshalb etwas länger gedauert, bis sie begriffen hatte. Für sie war er einfach nur, der Chef – Herr Tillmann klang viel zu freundlich. *Warum ist sie hier? Soll sie ihn identifizieren? Muss das sein?! Kann das nicht ein Kollege übernehmen? Oder* will *sie ihn so sehen?* Tanja hatte ihm oft die Pest an den Hals gewünscht, vielleicht ging es seiner Frau genauso. Sie ging auf die Frau zu und sie tauschten ein paar Floskeln aus. Inzwischen war sie aufgestanden, sie trug eine Hochsteckfrisur, eine blassrosa Bluse, dazu einen schwarzen Rock. Es gab keine Falten in ihrer Kleidung oder in ihrem Gesicht und die Strumpfhose hatte weder Löcher noch Laufmaschen, wie es bei Tanja sonst meist schon nach fünf Minuten der Fall war. Frau Tillmanns dezentes Make-up saß perfekt und sie trug schwarze Pumps.

John übernahm das Gespräch, Tanja bekam kaum etwas mit. Sie hatte große Schwierigkeiten, einen einzigen klaren Gedanken zu fokussieren – zuzuhören überschritt gerade ihre Fähigkeiten. John, dem sonst nie etwas entging, schien nichts davon mitzubekommen, er war total auf Frau Tillmann konzentriert. Die wenigen Fetzen, die Tanja mitbekam, waren kaum brauchbar. Er habe keine Kinder gehabt und Frau Tillmann würde nicht viel über sein Leben vor ihr wissen. Sie seien schon lange verheiratet, aber wie lange genau, bekam Tanja nicht mit. Sie habe ihn nicht vermisst gemeldet, weil er öfter mal lange im Büro geblieben war und sich nicht gemeldet habe. Tanja war noch so weit auf Zack, dass sie spürte, dass mit „lange im Büro" Affären gemeint waren und sie das geduldet hatte.

Geht es Chris' Frau auch so? Und wieso denke ich jetzt an Chris, verdammt?!

Tanjas Blick war auf das Fenster gerichtet, draußen regnete es in Strömen – genau in der Intensität, in der sie auch hätte heulen können. Der Wind pfiff ebenso stürmisch wie die Gedanken durch ihren Kopf. *Warum muss ich überhaupt heulen? Was passiert mit mir? Drehe ich jetzt durch?* Sie schaute auf ihr Handy und tat so, als würde ein wichtiger Anruf eingehen. Sie entschuldigte sich, dass ihr Telefonat wichtig sei, und suchte das Treppenhaus. Sie musste weg. Wieder hatte sie das Gefühl, nicht atmen zu können, bis sie das Hotel verlassen hatte. Sie registrierte noch die Kameras in den Ecken. *Ach, egal. Das wird schon jemand prüfen. Also, was mache ich? Wo gehe ich hin?* Es war, als blickte sie auf sich herab und wäre selbst gespannt, was sie als Nächstes tun würde. Sie stieg in die U-Bahn. Richtung nach Hause. Alles verschwamm ein wenig, Geräusche vermischten sich, sie wusste nicht, ob sie saß oder stand, draußen regnete es nach wie vor Sturzbäche. Es war grau, so grau wie sie sich fühlte.

Als sie vor ihrer Haustür stand, stellte sie fest, dass sie also wirklich nach Hause gefahren war.

Was mache ich hier? Ich muss zurück zur Arbeit. Mein Chef ist tot. Er hatte keine Kinder.

Ihre Fähigkeit, zusammenhängende Gedanken zu bilden, nahm ab, die Sätze waren kurz, so kurz wie ihr Atem. Aufschließen. Briefkasten leeren. Treppe hoch. Blumen.

Blumen? Wieso stehen hier Blumen? Plötzlich wurde sie wieder ein wenig wacher. *Blumen. Chris. Lieblingsschokolade. Damit ich nicht zu dünn werde. Er liebt mich. Er hat sich getrennt. Er liebt mich. Ich ihn auch. Starke Arme. Ich brauche starke Arme. Seine Arme. Werde ich weich? Ich darf nicht weich werden, nie wieder. Ich brauche jemanden. Nicht ihn. Wen dann? Mein Chef ist tot.*

Sie schloss auf, nahm ihr Handy, las seine Nachrichten. Begann ihm zu schreiben, löschte ihren Text, bevor sie ihn abschickte. Erst mal duschen. Das half immer.

Ich muss mich beruhigen. Was passiert mit mir? Dreh ich durch? Ich dreh durch. Bestimmt. Atmen. Duschen. Ich liebe ihn. Ich brauche ihn. Kein Argument. Duschen. Blumen. AIDS.

Beim Duschen kam Tanja endlich ein bisschen runter. Als sie sich abtrocknete, klingelte es. Sie wickelte sich das Handtuch um und öffnete die Tür. Und da war sie. Die Frau, die sie nur von Facebook kannte.

„Ich muss mit Ihnen reden!“ Die Frau versuchte, mit ruhiger Stimme zu sprechen, was ihr allerdings misslang.

Tanja trat einen Schritt zurück. Da stand sie nun halbnackt mit Frau Schuster höchst persönlich in ihrem Flur. Sie war zu nackt für die Frau ihres Exfreunds. Die gelben Wände schienen sie zu verhöhnen, erschienen viel zu fröhlich für diese Kombination zweier Menschen.

Tanja bot ihr einen Tee an sowie sich zu setzen und entschuldigte sich kurz. Sie ging ins Schlafzimmer, zog sich einen grauen Pullover über, fand noch ein paar Socken, Unterwäsche und Jeans. Das muss reichen. Sie wollte nicht zu hübsch aussehen und fühlte sich albern mit ihren lila Haaren. *War das echt eine gute Idee? Was will die hier? Mit ihrem schwangeren Bauch angeben?*

„Frau Müller?“

„Nennen Sie mich ruhig Tanja.“ *Warum sage ich das? Je mehr Distanz, umso besser.*

„Tanja.“ Es klang komisch aus ihrem Mund. Unbeholfen.

„Ich muss mit Ihnen über meinen Mann reden!“

Ich denke, er hat sich getrennt?

„Ist ihm etwas passiert?“, fragte Tanja stattdessen besorgt.

„Nein. Aber …“ Sie brach ihren Satz ab und roch an dem Blumenstrauß, der auf dem Wohnzimmertisch lag. „Blumen habe ich gestern auch von ihm bekommen.“ Frau Schuster gab sich stark, war über die Blumen nicht überrascht, hatte wahrscheinlich längst die Karte gelesen.

Woher sollte sie sonst wissen, dass sie von ihm sind?

„Also, die Sache ist die: Ich habe seine WhatsApp-Nachrichten gelesen und auch gerade die Karte. Ich kenne meinen Mann schon sehr lange. Wir hatten einen Deal: Er darf fremdgehen, sich aber nicht verlieben. Bei Ihnen ist das alles aus dem Ruder gelaufen." Sie starrte noch immer auf die Blumen. „Hören Sie, wir sind eine Familie und wir werden auch immer eine Familie bleiben. Sie würden niemals glücklich mit ihm werden, weil Sie nie die Einzige wären. Ich kann damit leben, aber wie ich Ihre Nachrichten an ihn deute, werden Sie das nicht können – die wenigsten können das –, also wird er bei mir bleiben."

Er darf *fremdgehen?! Und sie redet da so mir nichts dir nichts drüber, als würde es um das Ausleihen von Büchern gehen?* Tanja musste sich Mühe geben, ihren Mund nicht weit offen stehen zu lassen.

Frau Schuster, Johanna, fuhr fort: „Ich habe die Karte in Ihren Blumen gelesen. Er hat Sie angelogen. Er hat mich nicht verlassen. Und jetzt gerade ist er mit seinem alten Freund unterwegs und sie werden heute Abend Frauen aufreißen. Wie letztes Wochenende. Wie immer, wenn Sie und ich keine Zeit oder Streit mit ihm hatten. Er ist so."

Okay, also hier sitzt gerade die Frau meines Extypen und erzählt mir, dass er uns betrügt? Wach auf, Tanja, das kann nicht die Realität sein.

„Ich weiß, dass es schwer ist, seine Lügen zu erkennen. Er ist gut … er ist echt gut. Deshalb habe ich ein paar Beweise für Sie dabei." Sie holte eine Mappe aus ihrer schwarzen Handtasche. Johanna Schuster war komplett in schwarz gekleidet, passend zum Thema. Sie trug einen

Rollkragenpullover und eine Stoffhose. Ihre Stiefel gingen bis zu den Knöcheln, sie hatte sie anbehalten. Silberne Perlen verzierten ihre Ohren. *Von Chris?* Tanja hatte Ähnliche von ihm zum Geburtstag geschenkt bekommen, zusammen mit einem wunderschönen Kleid – zum Glück trug sie die Ohrringe gerade nicht.

„Hier, sehen Sie!" Chris' Frau hielt ihr ein paar Bilder hin, das Datum war jeweils darauf vermerkt. Tanja sah Chris mit verschiedenen Frauen. Sie betrachtete die Daten und konnte sich an die Tage noch ziemlich genau erinnern. Auf dem einen Bild ging er mit einer Rothaarigen im Arm die Straße entlang, auf dem nächsten küssten die beiden sich leidenschaftlich vor einer Tanja fremden Haustür, beim dritten gingen sie durch diese Tür und ein viertes Bild zeigte, wie er Stunden später das Haus verließ, allein, mit einem Lächeln auf den Lippen. Es war der Tag, an dem sie sich gestritten hatten und er ihr Date spontan abgesagt hatte, weil er keinen Bock habe, sich den Abend zu versauen, wenn sie rumzicke. Es war natürlich um seine Trennung gegangen. Auf den anderen Bildern wechselten nur die Frauen, er schien keine Vorliebe zu haben. Blonde, schwarze, rote Haare, dünn, füllig, große und kleine Brüste und so weiter. Doch immer endete es in einem Hotel oder einer Wohnung und immer befand sich das Datum im Zeitraum ihrer Affäre. Ihr ging es an diesen Abenden seiner Abwesenheit immer besonders schlecht, weil sie spürte, dass etwas komisch war. Tanja war froh, zu sitzen, denn sonst hätten ihre Beine nachgegeben. Die Bilder verschwammen vor ihren Augen. *Warum zeigt sie mir das?*

„Sie fragen sich sicher, warum ich Ihnen das zeige?" *Blitzmerkerin … Und warum bist du so gelassen, wenn du ihn mit anderen Frauen siehst?!*

„Sehen Sie, ich weiß, worauf ich mich bei ihm eingelassen habe, ich habe mich für ihn entschieden und werde um ihn kämpfen. Er ist mein Mann und ich lasse ihn nicht einfach so gehen. Da es mit Ihnen aber etwas zu ernst geworden ist, wollte ich Ihnen zeigen, mit wem Sie es wirklich zu tun haben. Liebe hin oder her – er versteht darunter etwas anderes als Sie. Ich habe all Ihre Nachrichten gelesen, ich weiß mehr über Sie, als Sie denken. Er hat auch schöne Bilder von Ihnen auf dem Handy, die ich sicherheitshalber kopiert habe, sollte es mal Probleme geben." *Welche Bilder? Droht sie mir etwa?* „Nun gut, das war es auch schon. Ich wollte nur sichergehen, dass Sie das Richtige tun." Sie erhob sich und ließ die Mappe auf dem Sofa liegen. „Davon habe ich genug, schauen Sie sich die Bilder ruhig noch einmal an." Dann verließ sie Tanjas Wohnung.

Sie hinterließ bloß matschige Schuhabdrücke auf dem Boden, den Tanja unter ihren Fußsohlen nicht mehr spüren konnte. Es war, als befinde sie sich im freien Fall.

Sie kramte in ihrer Handtasche nach den Schlaftabletten, die Dr. Weber ihr verschrieben hatte, und nahm gleich zwei mit einem großen Schluck Wasser. Dann sah sie kurz auf ihr Handy. Sieben Anrufe in Abwesenheit von John. *„Ich muss dringend mit dir sprechen!"*, las sie. Doch Tanja legte sich einfach ins Bett. Sie wollte nichts mehr fühlen und denken und erst recht nicht sprechen müssen. Eine weitere dieser Höllennachrichten, und sie würde für nichts mehr garantieren können.

FREITAG, 2. MÄRZ 2018

Morgens stand John vor Emmas Tür.

„Was willst du denn hier? Tanja ist nicht hier." Der hat mir gerade noch gefehlt.

„Auch gut. Ich muss wissen, warum du mich angelogen hast!" John war aufgebracht.

„Ich habe jetzt eine Anwältin, ich darf nicht mit dir reden", beteuerte sie.

„Das ist mir scheißegal!", brüllte John.

Emma ging zwei Schritte zurück und war im Begriff, die Tür zu schließen.

„Emma … tut mir leid. Wirklich, tut mir leid." Er stellte seinen Fuß in die Tür. „Ich will dir nichts Böses, ernsthaft. Ich muss nur ganz dringend etwas rausfinden. Und ich komme ohne dich nicht weiter. Ich habe einen Verdacht und brauche deine Hilfe! Und es geht schließlich auch um deinen Vater."

Er tat ihr fast leid, wie er da wie ein Häufchen Elend stand. Sonst wirkte er immer so gefasst, wie Supermann, den nie etwas aus der Bahn warf. Sie hatte ihn sich immer für Tanja gewünscht, bis er sie dann neulich als Mörderin ihres eigenen Vaters verdächtigt hatte. Wobei er auch nur seinen Job tat und Emma zudem nicht wirklich kannte, musste sie sich fairerweise eingestehen.

„Na gut, komm rein." Sie zog die Tür weiter auf. Hoffentlich ist das kein Fehler.

„Weiß Tanja, dass du hier bist?", fragte sie und setzte sich mit ihm ins Wohnzimmer.

„Nein, ich erreiche sie nicht. Bei ihr zu Hause hat niemand aufgemacht. Aber ich komme gerade vom Revier und dort war sie auch nicht."

„Ich erreiche sie auch nicht. Vielleicht ist sie gerade …" Emma biss sich auf die Lippen. Niemand sollte von Tanjas Therapie wissen, verdammt.

„Wo ist sie vielleicht gerade?"

„Schon gut. Warum bist du hier?" Emma hatte wirklich keine Lust, über Kristina zu reden. Nicht schon wieder.

„Ich muss mir dir über Kristina reden." *Na super.* „Du weißt doch sicher, was in der Zeitung steht, oder?" John fragte vorsichtig, als hätte er Angst, mit der Frage eine Bombe zu zünden.

„Ja, ich weiß davon." Sie fummelte an ihren Händen, bis ihr einfiel, dass ihr Akupressurring für solche Situationen perfekt war. Wieder musste sie an Kristina denken – sie hatte das genau gewusst.

John registrierte, dass Emma ihre Nervosität mit einem Ring abzubauen versuchte, sprach sie aber nicht darauf an. *Guter Junge,* dachte Emma.

„Gestern ist wieder jemand gefunden worden. Die Abstände zwischen den Morden der Todesküsserin werden kürzer."

„Welche Tochter wird diesmal verdächtigt?", fragte Emma spitz.

„Du weißt noch nicht, wer der Tote ist, oder?!" Es war mehr eine Feststellung als eine Frage.

Emma schüttelte den Kopf.

„Unser Chef."

„Oh." Emma wusste nicht, was sie dazu sagen sollte. Sie kannte ihn nur aus Tanjas Erzählungen und wusste, dass die ihn nicht mochte.

„Und nun werden seine Kinder verdächtigt und ihr glaubt, ich kenne die auch, oder was hab ich damit zu tun? Für mich ist das doch gut, oder? Weil es neue Verdächtige gibt?!"

„Die Sache ist die: Offiziell weiß man nichts davon, dass er Kinder hat."

„Oh ..." Wieder fiel Emma nichts Besseres ein. *‚Offiziell'. Komische Formulierung,* wunderte sie sich.

„Emma, bitte erzähl mir, warum hast du gelogen? Ich glaube dir, dass du nicht zu einem Mord fähig bist, aber Kristina trau ich alles zu. Vielleicht steckt sie dahinter. Sie kannte dich und deine Familiengeschichte, oder?"

Emma nickte.

„Also wäre es doch möglich, dass sie das auf eine kranke Art für dich getan hat. Wart ihr befreundet?"

Emma begann hysterisch zu lachen. War das möglich? Hatte Kristina nach so vielen Jahren Rache genommen? Wollte sie sich damit bei Emma oder deren Vater rächen? Krank genug wäre sie dafür, wobei sie Kristina eigentlich nur schwer mit Rache in Verbindung bringen konnte – die tat so was eher, weil sie einfach Lust dazu hatte. Emma stand auf und holte zwei Gläser Wasser. Sie stellte John eines hin und nahm aus ihrem einen tiefen Schluck.

„Kristina würde so was nicht für mich tun, sie mochte mich genauso wenig wie irgendjemand anderen. Sie ist eine schreckliche Frau. Jeder, der ihr wahres Ich kennenlernt, hat Angst vor ihr."

„Ja, das hörte ich schon. Aber vielleicht war es früher anders?“ John griff ebenfalls nach seinem Wasser und trank.

„Okay, pass auf. Wenn ich dir von damals erzähle und dafür in den Knast komme, bringt Tanja dich um, das weißt du, oder?“

John lächelte. Seine Schultern sanken wenige Millimeter.

Beginnt er sich zu entspannen?

„Sie war auf einer Psychosomatikstation meine Zimmernachbarin. Wir waren Teenies. Kristina wirkte sehr nett, als würde sie keiner Fliege etwas zu Leide tun können. Ich vertraute ihr all meine Geheimnisse an und dachte, ich hätte das erste Mal im Leben eine echte Freundin gefunden. Dann, als sie nach ein paar Wochen merkte, wie abhängig ich von ihr war, begann sie mich zu zwingen, Dinge für sie zu tun.“ Emma schluckte hart und konzentrierte sich auf ihren Powerring.

John wollte nachfragen, welche Dinge das waren, doch er traute sich nicht.

Emma fiel das Reden schwer, doch sie fuhr fort: „Erst sollte ich Tabletten von Mitpatienten vertauschen, dann deren Geheimnisse verraten – egal wem, den Schwestern, den anderen Patienten. Auf der Station gab es unter anderem Jugendliche mit starkem Übergewicht. Ich sollte ihnen Schokoriegel unters Kissen legen. Manchmal wollte Kristina nur wissen, wie sie reagierten, manchmal verpfiff sie sie bei den Schwestern. Die durften nämlich kein Essen auf dem Zimmer haben. Das war so gemein … Einmal war es ganz schlimm. Nachts weckte sie mich, die Schwestern hatten gerade Schichtwechsel und zogen sich dafür immer in einen Raum zurück, um sich zu informieren, was den Tag über los war. Da musste ich mich mit ihr in ein Zimmer eines netten Mädchens schleichen.

Sie zwang mich …“ Emma brach ab. Sie konnte das nicht erzählen. Sie hatte bis heute so ein schlechtes Gewissen wegen jener Nacht, lief rot an und begann zu weinen. „Ich hasse mich dafür!“

John legte unbeholfen einen Arm um sie, rückte aber gleich wieder ab, als er merkte, wie komisch das war.

„Wenn sie dich dazu gezwungen hat, musst du dich doch nicht schämen“, versuchte er sie stattdessen zu trösten.

„Doch, ich hätte einfach Nein sagen können, sie verpfeifen sollen. Aber ich hatte immer nur Angst! Bis heute habe ich immer nur verdammte Angst!“

„Sei nicht so hart zu dir. Du warst schließlich noch ein Kind und deine Vergangenheit hat es dir auch nicht gerade leicht gemacht.“ Nachdenklich betrachtete er sein Wasserglas. „Ich kenne das.“

„Ja, aber warum werde ich zu einer Frau mit Angstattacken, sie eine Sadistin und du Polizist?“ Ihre Angst wich nun wieder der Wut.

„Wer sagt, dass ich keine Angst habe?“, gab John zu bedenken.

Die Frage überraschte Emma. Darauf hatte sie keine Antwort.

„Was musstest du tun?“ Er sagte bewusst „müssen“, das war ihr klar.

„Ich musste dem Mädchen die Haare abschneiden. Sie hat nichts gemerkt, hat tief und fest geschlafen. Hätte mich nicht gewundert, wenn Kristina ihr vorher Schlaftabletten untergejubelt hätte.“

„Und dann?“

„Das Mädchen hatte am nächsten Morgen den Schock ihres Lebens und die Ärzte unterstellten ihr, dass sie das selbst getan habe. Kristina wurde dann zum Glück entlassen. Sie galt als stabil. Ha! Sie konnte jedem etwas vormachen. Jedem! Und mich ließ sie allein mit der Bürde des schlechten Gewissens. Bis heute."

„Das hättest du uns doch erzählen können. Es unterstreicht doch nur unseren Verdacht, dass sie fähig zu einem Mord ist."

„Ja, und dass ich mich zu allem zwingen lasse." Emma wischte sich erneut die Tränen aus dem Gesicht. „Außerdem, wer gibt schon gern zu, ein Monster zu sein."

„Emma, nicht du bist das Monster. Du wurdest von einem Monster benutzt!"

Emma schluckte eine neue Welle von Tränen herunter. Die Erinnerung schmerzte, als würde jemand ein scharfes Messer durch ihre Eingeweide stoßen. Sie hatte gedacht, nie wieder darüber reden zu müssen und endlich vergessen zu können. Sie müsse sich selbst verzeihen und verstehen, dass es nicht ihre Schuld gewesen sei, hatte Dr. Weber gesagt. Hatte sie recht?

„Und du hast sie bis gestern nie wieder gesehen? Nicht mal bei der Therapie?"

„Bei der Therapie?" Emma war nicht sicher, ob sie ihn richtig verstand.

„Ja, ich habe herausgefunden, dass du dieselbe Therapeutin hast wie Kristina."

Und Tanja, ergänzte Emma stumm.

Und Casy, ergänzte John stumm.

„Nein, das wusste ich nicht. Ehrlich", antwortete sie perplex.

„Dann wusste Dr. Weber, von wem ich redete, hat aber nichts gesagt?"

„Dr. Weber weiß offenbar so einiges ...", gab John nachdenklich zurück.

„Was meinst du?“

„Okay, ich vertraue dir jetzt etwas an. Es wird wahrscheinlich eh bald rauskommen, wie ich die Medien kenne.“ Er atmete tief durch und stand auf. Ging dann hin und her, dachte angestrengt nach, setzte sich wieder und begann.

„Unser Chef, der dritte Tote, hatte keine Kinder – zumindest nicht offiziell. Aber er hat eine Tochter, von der niemand etwas wissen soll. Es gibt fast niemanden, der das weiß … und auch sie ist bei Dr. Weber in Therapie.“

Emma versuchte, seine Worte zu verstehen.

„Du meinst …“ Sie konnte es nicht aussprechen.

„Es wäre möglich. Kannst du mir bitte genau sagen, worüber ihr bezüglich deines Vaters geredet habt? Gab es Details, die du ihr nicht erzählt hast oder die nicht zu dem Mord an deinem Vater passten? Was genau hat sie gefragt, hast du von dir aus über ihn geredet? Ich muss einfach alles wissen. Aus Casy bekomm ich kein Wort mehr raus.“

„Casy?“ Emma überlegte, woher sie den Namen kannte, als die Erinnerung langsam kam. „Ist das nicht die Kranke, mit der du neulich beim Flohmarkt warst? Also die, die krankgeschrieben ist?“

John war überrascht – natürlich, Tanja hatte sie ja gesehen.

„Ja, das ist sie.“

„Ist sie deshalb krank geworden?“

„Das kann ich nicht mit dir besprechen. Tut mir leid.“

Emma schaute auf die Uhr.

„John“, ihr lief ein eiskalter Schauer über den Rücken, „ich darf dir das eigentlich auf keinen Fall sagen, aber … Tanja hat heute Vormittag einen Termin bei Dr. Weber, ich weiß nur nicht genau, um welche Uhrzeit.“

„Warum?!“

„Sie hat dort eine Therapie angefangen.“ Tanja würde sie töten, wenn sie erführe, dass Emma ihm das verraten hatte.

„Scheiße!“

***

Am Morgen fühlte sich Tanja von den Schlaftabletten leicht benebelt, doch das war das angenehmste Gefühl seit Wochen. Sie hatte einen Plan. Ihr Termin bei Dr. Weber war um neun Uhr und sie wusste, davor wäre Casy dort. Tanja erhoffte sich, dass sie die Notizen über Casy finden würde – sie wusste nur noch nicht, wie sie die Therapiestunde überstehen sollte. In Büchern nehmen die Leute immer eine Valium. Bekommt man so was auch ohne Rezept in Berlin? Egal, sie hatte jetzt keine Zeit mehr.

Sie fuhr zu Dr. Weber, ertrug die üblichen Fragen, redete wiederholt über ihre Kindheit. Es war schwer für sie, immer wieder zu erzählen, wie sie sich fühlte, als sie ihren Vater damals bei der Vergewaltigung erwischt hatte. Als sie ihn erwischt hatte, wie er ihre Mutter vergewaltigte, seine eigene Frau. Tanja litt ihr ganzes Leben lang darunter, würde nie vergessen, wie schockiert sie war, wie traumatisiert. Heute würde sie das letzte Mal darüber reden und dann nie wieder herkommen. Sie wollte nur noch die Akte über Casy finden und dann ein für alle Mal abschließen mit den Männern, die ihr das Leben schwer gemacht hatten.

„Frau Müller, ich glaube, es wird Ihnen helfen, wenn Sie Ihren Vater zu unserer nächsten Sitzung bitten und ihm sagen, warum sie wütend auf ihn sind. Dann hat er eine Chance, sich bei Ihnen zu entschuldigen.“ Dr. Weber saß mit verschränkten langen Beinen in dem schwarzen Ledersessel, der einen optimalen Kontrast zu ihrer weißen Bluse darstellte.

Dieser Vorschlag rüttelte Tanja augenblicklich wach – als wäre Dr. Weber mit einem Elektroschocker auf sie losgegangen. All ihre verwirrenden Gedanken kamen zurück und feuerten durch ihren Kopf.

Eine Sitzung mit meinem Vater! Wie bei Emma, und dann war er tot! Wie bei Kristina und dann war auch ihr Vater tot! Alle Frauen, die zur Therapie gingen, haben ihre Väter verloren! Wo war Kristina in Therapie?

„Frau Müller ...“, versuchte es Dr. Weber noch einmal und riss Tanja aus ihren Gedanken. „Was halten Sie von diesem Vorschlag? Oft kommen Menschen im Leben so lange nicht weiter, bis sie eine belastende Situation aus der Kindheit geklärt haben.“ Dr. Webers rote Lippen bewegten sich beim Sprechen anmutig und ihre Haare waren zu einem Dutt hochgesteckt. Tanja fand sie sehr hübsch. Rote Lippen ... Sie betrachtete Dr. Weber, die etwas in ihrem Notizbuch notierte. Ihre roten Lippen erinnerten sie an die Leichen, die roten Lippenstift auf der Stirn hatten.

„Sie haben einen tollen Lippenstift. Welcher ist das?“, fragte Tanja.

„Der ist noch von meiner Mutter ... aus früheren Zeiten. Sie ist vor kurzem gestorben und ich habe ihn beim Ausmisten ihres Hauses gefunden.“

„Das tut mir leid.“

„Das muss es nicht. Sie war alt und dement, sie hat nie viel vom Leben gehalten.“

Deswegen war sie wahrscheinlich Therapeutin geworden, um anderen zu helfen, wenn sie ihre Mutter schon nicht heilen konnte. Tanja wusste, dass die Berufswahl oft mit den Eltern und den Erfahrungen in der Kindheit zusammenhingen. Sie war schließlich Polizistin geworden, weil sie andere Familien vor Gewalt schützen wollte. Sie hatte damals immer zu den Frauen aufgesehen, die ihren Vater abgeholt hatten, wenn es mal wieder zu Hause eskalierte. Das waren ihre Heldinnen.

„Frau Müller, ich brauche die Telefonnummer von ihrem alten Herrn."

Tanja hatte keine Ahnung, wo ihr Vater lebte, und wollte es auch nicht wissen, doch wenn die Therapeutin unbedingt jemanden anrufen und demjenigen das Leben zur Hölle machen wollte, dann sollte sie es doch bei Chris probieren.

So nannte Tanja Chris' Telefonnummer.

„Christopher Schuster. Er hat noch mal geheiratet", erklärte sie und lachte sich innerlich ins Fäustchen. Der würde ziemlich perplex sein, wenn er dieses Gespräch führen müsste. Von da an fühlte sich Tanja richtig gut. Diese Vorstellung verschaffte ihr große Befriedigung – Dr. Weber würde bei ihm anrufen und sagen: „Sie haben Ihrer Frau sehr wehgetan, und sie können sich nicht vorstellen, wie schlimm das für Ihre Tochter ist!" Schadenfreude passte eigentlich nicht zu ihr, doch vielleicht gehörte sie zur neuen Tanja. Zu der Tanja mit lila Strähnen in den kurzen Haaren. *Schadenfreude hat was …,* dachte sie grinsend.

„Bemerken Sie das? Sie lächeln. Schön, dass es Ihnen schon etwas besser geht", stellte Dr. Weber fest.

Ob Chris dann der nächste Mann ist, der dran glauben muss? Sie konnte bei diesem Gedanken keine aufsteigende Emotion wahrnehmen, als wäre es ihr egal. Oder waren das nur Zufälle? Denn die Todesküsserin hat sich ja gestern jemanden geschnappt, der gar keine Kinder hatte – ihren Chef. *Hat Dr. Weber vielleicht irgendeine Verbindung zu jemanden, der den Kerl genauso hasst wie ich? Bin möglicherweise sogar ich diese Verbindung? … Nein, das kann nicht sein. Sie glaubt, ich wäre bei der Bundeswehr. Vielleicht Casy? Die war sicher auch kein Fan vom Chef. O Mann … ich glaube, ich habe mir noch nie so viel Quatsch zusammenfantasiert wie jetzt. Sind das Nebenwirkungen von den Schlaftabletten? Mit dieser sprudelnden Fantasie könnte ich ja glatt Schriftstellerin werden …* Wieder huschte ein Lächeln über ihr Gesicht.

Am Ende der Stunde machte Tanja einen neuen Termin aus, auch wenn sie nicht vorhatte, ihn wahrzunehmen. Dann entschuldigte sie sich, dass sie noch auf die Toilette müsste, und versicherte, dass sie allein rausfände.

Als sie hörte, dass sich Dr. Weber der nächsten Patientin widmete, schlich sie sich aus dem Bad und betrat leise das Zimmer, in dem sie vorher ihre Sitzung gehabt hatte. Dort befanden sich auch zwei Aktenschränke, in denen sie sicher fündig werden würde. Die Schubladen waren natürlich verschlossen, doch Tanja war nicht umsonst Polizistin geworden – sie wusste, wie einfach und schnell man das ändern konnte, und öffnete die Aktenschublade gekonnt mit ihren Haarnadeln, mit denen sie die zu kurzen Strähnen hinter dem Ohr bändigte. *Beklaue ich gerade wirklich meine Therapeutin?*

Schnell wurde sie fündig und zog Casys Akte hervor, steckte sie in ihre Tasche, schob die Schublade zu und hielt noch einmal inne. Sollte sie nachschauen, ob

Kristinas Name hier auch zu finden war? Sie suchte bei S für Saum – und tatsächlich: eine Akte, auf der „Saum, Kristina“ stand. Sie konnte es kaum fassen. Was hatte das alles zu bedeuten?

Tanja beglückwünschte sich zu ihrem guten Instinkt. Sie steckte auch Kristinas Akte in ihre Handtasche und schlich aus der Praxis.

Als Nächstes hätte sie zur Arbeit fahren sollen, doch irgendetwas in ihr hielt sie davon ab. Sie setzte sich stattdessen in ein Café. *Wie gestern, als ich plötzlich nach Hause gefahren bin … Drehe ich jetzt wieder durch? … Nein, ich brauche jetzt nur Zucker und Koffein.*

Tanja bestellte sich einen großen Pott Kaffee und ein Croissant. Mit zittrigen Händen holte sie die beiden Akten aus ihrer Tasche und legte sie vor sich. *Soll ich sie wirklich öffnen? Bin ich schon bereit für die Wahrheit?* Tanja hatte das Gefühl, alles würde sich ändern, sobald sie die vor ihr liegenden Akten lesen würde. Sie beschloss, erst ihr Frühstück zu sich zu nehmen – dann würde sie sich gestärkt genug fühlen, um die Büchse der Pandora zu öffnen. Was konnte es bedeuten, dass Kristina, Emma und Casy bei Dr. Weber waren? Und hatte es überhaupt etwas zu bedeuten?

***

Chris schluckte schon die dritte Kopfschmerztablette an diesem Morgen. Er hatte am vorigen Abend mehr getrunken als geplant. Seine blonde Eroberung hatte sich als ziemlich trinkfest erwiesen, und da hatte er mithalten müssen. Das gute Gefühl der Nacht war mit dem Aufwachen verschwunden, als ihn stattdessen ein ordentlicher

Kater begrüßte. *Langsam werde ich zu alt für diesen Scheiß.* Er hatte es so erst eine Stunde später als sonst in seinen Laden geschafft, was ihn nervte. Er war keiner von diesen Chefs, die kamen und gingen, wie sie lustig waren, und so ärgerte er sich darüber, eine Stunde verloren zu haben – es gab schließlich viel zu tun.

Er saß an seinem Schreibtisch und starrte gedankenverloren in seinen Kaffee. Dieser war längst kalt geworden – fast so kalt wie Tanja zurzeit zu ihm war. So langsam war er sich nicht mehr so sicher, dass sie zu ihm zurückkommen würde. Sie hatte sich immer noch nicht gemeldet, trotz Blumen, Schokolade, Karten, Liebesbrief und Beteuerungen. *Was ist eigentlich vorgefallen? Hätte ich ihr lieber nichts von dem Urlaub erzählen sollen?*

Chris nahm sein Handy aus der Hosentasche und legte es auf den Tisch. Dann stützte er seinen Kopf wieder mit seinen Händen, die Ellenbogen auf den Tisch, weil er ihm so schwer erschien. *Schreib ich ihr noch mal? Brauch ich eine neue Taktik? Soll ich sie überraschen und mit ihr in die Berge fahren? Oder noch mal an die Ostsee?*

Chris' Smartphone stand auf lautlos und er sah nur zufällig, dass ein Anruf einging. Unbekannte Nummer. Er nahm das Gespräch an und hielt sich das Handy ans Ohr.

„Ist da Christopher Schuster?“ Eine Frau sprach mit gedämpfter weicher Stimme.

„Ja, der bin ich. Mit wem spreche ich?“ Hatte er versehentlich einer seiner Eroberungen seine echte Nummer und den echten Namen gegeben?

„Ich muss mit Ihnen sprechen, es geht um Tanja Müller. Sie möchte sich mit Ihnen versöhnen.“

Christopher setzte sich kerzengerade auf und begann zu schwitzen.

„Und wer sind Sie?“

„Ich bin ihre Therapeutin. Sie möchte Ihnen gern verzeihen, aber dafür müssten Sie sofort vorbeikommen. Es geht ihr sehr schlecht.“

Chris presste das Handy fester an sein rechtes Ohr, doch die Worte dieser Frau kamen nicht so richtig bei ihm an.

„Was hat sie denn?“

„Kommen Sie einfach vorbei. 12:30 Uhr. Ich schicke Ihnen die Adresse!“ Noch bevor Chris etwas entgegnen konnte, hatte sie aufgelegt.

Ich kann doch nicht schon wieder weg … Andererseits, ich bring heute eh nichts Sinnvolles zu Stande. Chris hielt nichts von Therapeuten, das wusste Tanja doch eigentlich. Sie hatte schon oft versucht, ihn davon zu überzeugen, dass es ihm guttun würde, wenn er sich mal ein paar Sachen von der Seele redete – doch das endete bisher jedes Mal in einem riesen Streit. Doch wenn sie ihm dadurch wirklich verzeihen würde …? Vielleicht ist das meine letzte Chance? Vielleicht finden wir gemeinsam eine Lösung und Tanja versteht, dass ich meine Familie nicht einfach so verlassen kann …

Er nahm einen großen Schluck von seinem kalten Kaffee, verzog angeekelt das Gesicht und ging auf die Mitarbeitertoilette, wusch sein verkatertes Gesicht und verließ das Büro. Er setzte sich ins Auto, tippte die mittlerweile eingegangene Adresse ins Navi ein und gab Gas. Es ging schließlich um seine vielleicht letzte Chance.

***

„Wir müssen sofort zu Dr. Webers Praxis. Vielleicht treffen wir Tanja dort noch.“ John wählte ein weiteres Mal Tanjas Nummer, kam aber nicht durch.

Emma schnappte sich ihren Mantel und ihre Tasche, schlüpfte in ihre Stiefel und rannte mit John die Treppen hinunter. Wieso ist sie nicht erreichbar und wieso ist sie gestern einfach von der Arbeit abgehauen? Das passt doch alles nicht zu ihr! Ob das mit diesem Typen zusammenhängt? Vielleicht haben sie sich versöhnt und liegen glücklich vereint im Bett? Vielleicht war sie gar nicht bei dieser Therapeutin und Emma hat sie umsonst auffliegen lassen ...

John raste wie ein Verrückter. Er nahm rote Ampeln mit und hupte sich Fußgänger aus dem Weg. Ein Vorteil, wenn man in einem Wagen mit Blaulicht sitzt. Emma klammerte sich an der Tür fest und betete, dass sie sicher bei der Praxis ankämen. Währenddessen stellte John ihr tausend Fragen über die Sitzungen mit Dr. Weber – keine einzige davon gefiel ihr, doch sie antwortete ihm dennoch. Das lenkte sie von ihrer Angst ab.

Als sie bei der Praxis ankamen, klingelten sie Sturm, doch niemand öffnete die Tür.

„Das kann nicht sein! Sie unterbricht sonst immer ihre Therapiestunden und macht auf, wenn es klingelt. Ich weiß noch, dass ich mich deswegen oft geärgert hab“, grübelte Emma laut.

„Es ist noch nicht mal Mittag, sie kann doch unmöglich schon Feierabend haben?“

„Vielleicht wurde ein Termin abgesagt und sie holt sich nur kurz etwas zu Essen, es ist schließlich bald Mittagszeit.“ Emma kramte ihr Handy hervor. „Ich ruf sie einfach an.“

Emma wählte und wurde von der Mailbox begrüßt.

„Scheiße ...“, murmelte sie. „Und jetzt?“

„Meinst du, Tanja hat ihr auch den Namen ihres Vaters gegeben?“

„Tanja weiß doch nicht mal, wo ihr Vater wohnt."

„Aber vielleicht weiß es Dr. Weber. Ich ruf sofort auf dem Revier an und lass seine Adresse rausfinden. Dafür brauch ich von dir alle Informationen, die du über ihn hast. Du weißt doch sicher, wie er heißt, oder?"

Spätestens nach dem hier wird Tanja mich wirklich umbringen.

Emma und John setzten sich wieder ins Auto und Emma erzählte ihm alles, woran sie sich erinnerte. Daraufhin gab John die Informationen in sein Telefon ein, und Emma versuchte es erneut bei Tanja – wieder ohne Erfolg.

Emma schloss die Augen. *Werden wir Tanjas Vater finden, bevor Dr. Weber es tut?*

***

Chris parkte in der Tiefgarage eines Hotels. Therapie in einem Hotelzimmer … davon hatte er noch nie etwas gehört. Aber in Berlin war ja alles möglich, und so würde ihn wenigstens niemand in eine Praxis gehen sehen. Wer weiß, vielleicht wollten sie es ihm so einfach wie möglich machen, weil Tanja ja von seinem Problem mit Ärzten wusste. Oder die Therapeutin war extra angereist, weil sie eine megaangesagte und scharfe Tussi aus Amerika oder so war.

Er ging zur Rezeption und fragte nach einem Schlüssel für Zimmer 601, wie es in der SMS gefordert worden war. Dann stieg er in den Fahrstuhl und drückte auf die 6 – die entsprechende Etage. Er betrachtete sich im Liftspiegel und zupfte an seinen Haaren. Seine Locken fielen immer wieder zurück in sein Gesicht. Tanja liebte das an ihm. Die meisten Frauen taten das. Ob sie ihm wirklich verzeihen würde? Ob sie dann endlich wieder zusammen wären? Ob es leicht würde, dieses Gespräch zu führen? Vermutlich musste er den beiden zuhören, sich entschuldigen und nach einer Stunde wäre endlich alles wieder gut. Hoffentlich …

Schwer atmend vernahm er das Pling! Und ging durch die geöffnete Fahrstuhltür in den Flur. Sein Herz hüpfte schneller, gleich würde er sie wiedersehen … und gleich müsste er die erste Therapiestunde seines Lebens absolvieren. Was tat man nicht alles für die Liebe. Ja, er liebte sie, das konnte er nicht mehr leugnen, auch wenn er es lange genug versucht hatte.

Er schlich den rot gestrichenen Flur entlang und suchte die Zimmernummer. Als er vor der entsprechenden Tür stand, holte er tief Luft, strich sich ein letztes Mal durch die Haare und klopfte. Keiner machte ihm auf, also nahm er seine Schlüsselkarte und öffnete die Tür selbst. Es war niemand in dem Zimmer. Zu seiner Linken das Bad, geradeaus das eigentliche Zimmer. Ein Bett, eine Minibar, ein Schreibtisch, ein Holzstuhl, alles ein wenig alt und verlottert. Komischer Ort für eine Therapiesitzung, aber mich soll es nicht stören. Vielleicht wurde es ja Körpertherapie, so was wie Tantra, und sie sollten sich einander körperlich und sexuell annähern. Seine Frau hatte so etwas vor Jahren einmal vorgeschlagen, als sie noch versuchte, ihn für sich allein zu gewinnen. Doch er hatte schon damals nicht viel davon gehalten … besser als zu reden wäre es jedoch allemal.

Er setzte sich aufs Bett, das ihm viel zu weich war, und sah einen Zettel samt Getränk auf dem Schreibtisch. *Ob das für mich ist?*

Stöhnend erhob sich Christopher wieder und setzte sich auf den Holzstuhl an den Tisch. Darauf stand eine Tasse mit noch heißem Tee – konnte also nicht lang her sein, dass er gemacht worden war. Er roch daran, und ein warmes Gefühl breitete sich in ihm aus. Einen Tee konnte er bei diesem Wetter gut gebrauchen. Er nahm den zusammengefalteten Zettel, der neben der Tasse lag, und las.

„Lieber Herr Schuster,
wir freuen uns wirklich sehr, dass Sie hier erschienen sind. Trinken Sie schon mal in Ruhe Ihre Tasse Tee, wir sind gleich bei Ihnen.
Herzliche Grüße
Dr. Weber"

***

Tanjas Atem wurde während des Frühstücks eher kürzer als entspannter – ihr Gedankenfeuerwerk nahm von Croissantbissen zu Kaffeeschlucken zu. Sie versuchte sich auf ihre Atemübungen zu konzentrieren, landete jedoch immer wieder im Strudel ihrer Gedanken. *Wieso mach ich mir das Leben selbst so schwer? Lies doch einfach, was in den Akten steht, und beende die Ungewissheit. Schlimmer als jetzt kann es kaum noch werden,* tadelte sie sich.

Ihre Hände waren längst aufgekratzt, die Neurodermitis breitete sich schon bis zu ihren Oberarmen aus. Ihr ganzer Körper juckte, als wäre sie in einen Ameisenhaufen gefallen. Mit zittrigen Fingern griff sie nach der Akte über Kristina und stellte fest, dass sie weitestgehend uninteressant war. All die Vermutungen, die John und sie angestellt hatten, trafen zu: Das Kind war wirklich von ihrem eigenen Vater und sie hatte überlegt, abzutreiben. Die Aussprache sollte stattfinden, weil er das Baby nicht wollte. Aus den Akten ging jedoch nicht hervor, dass der Sex nicht einvernehmlich gewesen wäre. Statt-dessen hatten sich Kristina und ihr Vater laut den Aufzeichnungen nach Jahren wiedergesehen und sie hatte sich gefühlt, als hätte sich endlich eine Lücke geschlossen. Etwas, das immer gefehlt hatte, war plötzlich wieder in ihrem Leben gewesen. Sie hatte jemanden gefunden, der sie verstand und mit dem sie sich verbunden fühlte. Sie hatte ihren Vater auf ihre Art offenbar wirklich geliebt, also war es für Tanja schwer vorstellbar, dass Kristina ihn hatte umbringen wollen. Nach dem Vorschlag, dass sie ein Treffen zur Versöhnung mit ihrem Vater anstreben solle, kam sie nicht mehr wieder. Wie Tanja wusste, war sie danach erst in den Urlaub geflogen und dann verhaftet worden.

Casys Akte hingegen erwies sich als spannender. Darin enthielten sich Informationen über ihren Vater, der sie gezwungen hatte, Bilder von ihr und sich zu machen, als sie noch ein junges Mädchen war. Es waren keine typischen Bilder gewesen, und als Casy am ersten Tatort die abgeschorenen Haare des Opfers gesehen hatte, waren die Erinnerungen von früher wieder hochgekommen. Dr. Weber hatte sie darauf aufmerksam gemacht, dass sie vielleicht nicht das einzige Opfer in seinem Leben war, und es sein könnte, dass immer noch Kinder unter ihm litten. Casy war nun gerade dabei herauszufinden, ob ihr Vater immer noch Kindern diese Dinge antat. Ein Kollege half ihr wohl dabei. John? Und sie haben eine Frau namens Josy beschattet, sich auf dem Strich erkundigt usw.

Auch diese Akte endete mit dem Vorschlag, dass sie ein Versöhnungstreffen anstreben sollte. Das war an dem Tag gewesen, an dem Tanja sie in der Praxis erkannt hatte. Heute schien sie gar nicht gekommen zu sein. Die letzten beiden geschriebenen Zeilen in der Akte waren der Name des Vaters und eine Telefonnummer. Tanja hielt den Atem an und ließ die Akte fallen. Alles begann sich um sie herum zu drehen. Tillmann.

„Geht es Ihnen nicht gut?“, fragte eine Stimme neben ihr, vermutlich die Kellnerin.

„Schon ok, nur Kreislauf.“ Vollständige Sätze waren nicht mehr drin.

„Ich bring Ihnen eine Cola, das hilft bei mir immer“, versicherte die Stimme wieder und ver-schwand. Als wäre eine Cola das Allheilmittel.

Im nächsten Moment umklammerte Tanja auch schon ein Glas, als wäre es ihr Rettungsanker, und trank in kleinen Schlückchen den Zuckerdrink. Wann hatte die Kellnerin ihr die Cola gebracht?

Der Chef ist Casys Vater. Sie konnte sich das kaum vorstellen. Wie ist es möglich, dass niemand davon weiß? Wie konnten sie das geheim halten, und warum taten sie das überhaupt?! *War er deswegen so wütend, als ich Casy neulich beschuldigte, die Todesküsserin zu sein?*

Und wenn das stimmte, dann war ihr Chef nicht nur ein Arschloch, sondern möglicherweise auch noch ein Pädophiler, der die Karriereleiter ziemlich hoch hinaufklettert war. Casy wolle herausfinden, ob er immer noch „dieses Problem“ habe, stand in den Akten.

„Dieses Problem“ war ziemlich nett ausgedrückt. Sie hat jahrelang nichts gesagt und kam nicht auf die Idee, dass er immer noch kleine Mädchen fotografieren oder vielleicht noch Schlimmeres tun könnte? Tanja musste von der Kohlensäure aufstoßen, wobei das Croissant wieder hochkam. Sie schluckte es wieder runter. *Reiß dich zusammen! Du kannst das jetzt nicht wieder auskotzen, du musst jetzt stark sein und brauchst dafür alles an Zucker und Koffein, was du kriegen kannst!* Wieder kam es Tanja hoch und sie rannte auf die Toilette, kotzte sich dort die Seele aus dem Leib, leider jedoch nicht ihre Gedanken. Die blieben an ihr haften, wie klebriger Kaugummi.

Sie hockte auf den kalten Fliesen und schaute in die Kloschüssel, es kam immer wieder etwas hoch und sie hielt ihre kurzen Haare zurück, die ihr ständig ins Gesicht fallen wollten. Es ist zum Kotzen ..., dachte sie und versuchte sich damit aufzumuntern. Irgendjemand hatte ihr einmal gesagt, dass sie nie ihren Humor verlieren solle, denn das halte Menschen am Leben. *Stimmte das auch bei AIDS? Fuck, das hatte ich total verdrängt! Ich muss noch in die Praxis.* Und schon war ihr Humor wieder verschwunden und die Panik setzte erneut ein. *Versuch dich zu konzentrieren, Tanja, du darfst jetzt nicht durchdrehen. Halt noch ein kleines bisschen durch.*

Erst Kristina, dann Emma und nun Casy. Alles hatte mit dem Vorschlag zur Aussöhnung mit ihren Vätern geendet. Doch diese Termine fanden nie statt, weil die Männer nach den Sitzungen getötet wurden. Sie selbst hatte nicht die Nummer ihres Vaters angegeben, aber die von Chris. Heißt das ...?

Wieder musste sie sich übergeben. Inzwischen kam nur noch bittere Galle. *Warum ist mir eigentlich so schlecht, bin ich vielleicht krank? Oder sind das schon erste Anzeichen von einer schlimmeren Krankheit als Magen-Darm? Wenn ich das gerade richtig deute, muss ich dringend jemanden informieren, sonst könnte Chris sterben. So wie ich, wenn ich seinetwegen wirklich AIDS habe.*

Tanja erhob sich, ging ans Waschbecken und spülte ihren Mund aus. Den Blick in den Spiegel vermied sie. Sie wollte diese fremde Frau nicht schon wieder sehen. Sie war nicht stark genug, sie zu ertragen. Also holte sie einen Zehneuroschein aus ihrem Portemonnaie und verließ die Toilette, legte das Geld auf den Tresen, murmelte ein „Stimmt so“ und verschwand. Bevor sie irgendjemanden retten würde, musste sie sich um sich selbst kümmern und sich einer nicht mehr aufzuschiebenden Realität stellen. Sie fuhr zum schlimmsten Arztbesuch ihres Lebens.

***

Langsam kam Christopher wieder zu sich. Sein Kopf lag auf dem Schreibtisch, der Rücken war steif geworden, genau wie sein Hals. Es war dunkel im Zimmer. Der Vorhang war zugezogen und nur ein paar Kerzen gaben flackerndes Licht ab. *Wo bin ich?* Krampfhaft versuchte er sich zu erinnern und richtete sich auf. Er hörte, dass noch jemand im Raum war, doch etwas hinderte ihn daran, zu reden. Umdrehen konnte er sich ebenfalls nicht. Er hörte, dass sich jemand hinter ihm bewegte. Das Hotelzimmer, fiel es ihm wieder ein. Hinter ihm stand ein Bett – die Matratze war zu weich, die Bettwäsche zu hart gewesen, erinnerte er sich. Schritte kamen näher. Jemand richtete ihn auf, drehte seinen Stuhl zurecht, blieb aber immer noch hinter Chris, sodass er nicht sehen konnte, wer sich mit ihm im Raum befand. Hatte das überhaupt noch etwas mit der Therapie zu tun?

Nun konnte er auf das Bett gucken. Er war unfähig, sich zu bewegen. Sie musste ihm etwas verabreicht haben, das ihn daran hinderte. Sein Kopf tat weh und er hatte das Gefühl, sich jeden Moment übergeben zu müssen. *Was, verdammt noch mal, ist hier los?*

„Weißt du noch, Daddy, damals?“, flüsterte ihm eine Frau sanft ins Ohr. „Als du Mommy vergewaltigt hast?“ Sie drehte ihn zu sich und grinste ihn an.

Mit weit aufgerissenen Augen starrte er sie an. Er versuchte wiederholt zu schreien, doch der Knebel in seinem Mund verhinderte es.

„Du weißt, was als Nächstes kommt, Daddy.“

Angstschweiß rann über seine Stirn, lief in seine Augen, sie brannten.

Sie griff nach seinem Hals, würgte ihn fest.

„Macht dich das immer noch an?“, fragte sie zart.

Er stöhnte heftig.

Sie drückte stärker zu.

Er bekam kaum noch Luft. Sein Kehlkopf schmerzte.

Zärtlich küsste sie ihn auf die Stirn.

Er fühlte ein Kribbeln in seinem Körper. Langsam begann er wieder etwas zu fühlen, spürte die harten Fesseln um seine Knöchel, Oberschenkel, seinen Bauch, die Arme. Die Seile schnitten in seine Haut ein.

Sie zückte ein Messer.

„Ich werde auch ganz sanft beginnen. Du brauchst keine Angst zu haben, Daddy.“

Sein Herz pochte panisch, als drohte es jeden Moment zu zerspringen.

Langsam schob sie ihr schwarzes Kleid hoch und zeigte in halterlosen Strümpfen steckende Beine.

„Das macht dich doch an, wenn ich mich richtig erinnere.“

Sie zog das Kleid aus, sodass sie gleich darauf in schwarzer Reizwäsche vor ihm stand.

Er verstand die Welt nicht mehr. *Will die mich jetzt anmachen?*

Sie setzte sich auf seinen Schoß, rieb ihre Brüste an ihm, wuschelte durch seine lockigen Haare und seufzte.

„Ist es so richtig? Gefalle ich dir?“

Was will die?!

Sie öffnete ihren BH und warf ihn zur Seite.

Seine Hände kribbelten, in seiner Shorts regte sich etwas. Sein Blick stets auf ihr Messer gerichtet, dass ihm nun gefährlich nah kam.

Unvermittelt riss sie sein Hemd auf. Es war immer wieder erstaunlich, wie leicht die Knöpfe in alle Richtungen sprangen. Darunter trug er ein weißes Unterhemd, es war klitschnass. Leicht ließ sie das Messer über seinen Oberkörper gleiten, bevor sie ihre linke Hand, noch immer auf ihm sitzend, wieder fest um seinen Hals legte. Das Messer in der anderen Hand kam dabei seinem Schwanz gefährlich nah.

Wann hat sie mir eigentlich die Hose ausgezogen? Er versuchte sich zu bewegen und keuchte.

„Du willst doch nicht etwa von mir weg?! Ich denke, du stehst darauf?! Oder habe ich etwas falsch gemacht?“ Sie sprang auf. „Ach ja, es macht dich mehr an, wenn ich es nicht will, stimmts?!“ Wütend schlug sie ihm mit der flachen Hand ins Gesicht.

„Also … versuchen wir es noch mal …“, raunte sie und zog ihr Höschen aus. Sie schloss die Augen. Atmete tief ein. Stille. Dann strömten Tränen über ihre Wangen.

„Nein, bitte nicht. Hör auf! Ich will das nicht. Nein!“, schrie sie laut.

Das Nein hallte in seinen Ohren. Wieso tut sie das?

„Nein, bitte nicht! Tu mir das nicht an!“, schrillte es durch den düsteren Raum. Nur ein paar Kerzen erleuchteten die Ecke, in der sie sich befanden.

„Ist es so besser?“, fragte sie und schlug ihm wieder ins Gesicht. „Weißt du noch, wie du es damals gemacht hast, Daddy?“

***

Emma lauschte John, wie er hektisch die wenigen Informationen, die sie ihm geben konnte, ins Handy schrie. Er machte sich große Sorgen, das konnte sie sehen, und ihr ging es selbst nicht besser. Doch es war ein wenig leichter, wenn die Sorge geteilt wurde.

John legte auf und rieb sich das Kinn. Das Kratzen an seinem Bart war das einzige Geräusch im Auto.

„Was sagen deine Kollegen?“, unterbrach sie das Schweigen.

„Wir müssen warten.“

„Wie war es denn bei den letzten Opfern? Wisst ihr, wieso der Chef im Hotel und die anderen zu Hause getötet wurden?“

John drehte sich zu ihr und Emma sah förmlich, wie sein Hirn arbeitete. Es ratterte in seinem Kopf wie eine Lokomotive. Fast konnte sie den Qualm über seinen Haaren aufsteigen sehen. Sie sah ihm stumm dabei zu und wartete.

„Emma!“, schrie er plötzlich und hämmerte aufs Lenkrad. „Das ist es!“

Ohne eine Erklärung abzugeben, holte er sein Handy wieder hervor und rief erneut bei seinen Kollegen an.

„Tim, du musst sofort checken lassen, ob das Handy der unbekannten Nummer gerade angeschaltet ist oder war! Du weißt schon, die Nummer, die immer kurz vor dem Tod der Opfer anrief!“

John legte auf und drehte sich zu ihr. „Er ruft gleich zurück.“

„Was für eine Nummer?“

„Die Opfer wurden kurz nach den Therapie-sitzungen, in denen die Versöhnungen besprochen wurden, von einer unbekannten Nummer angerufen. Wir haben vermutet, dass sie sich in diesen Telefonaten mit den Männern verabredet hat. Das Handy war aber immer nur kurz an, sodass wir es nicht ausfindig machen konnten, und um ehrlich zu sein, hatte ich es fast vergessen. Ohne dich wäre ich gar nicht darauf gekommen.“

Emma wurde rot. Sie war Lob nicht gewohnt und es war ihr unangenehm, auch wenn sie sich freute.

„Und das mit dem Tatort hängt sicher damit zusammen, dass es einfacher war, die Menschen, die kein soziales Umfeld haben, zu Hause umzubringen. Den Polizeichef hätte sie nicht unbeobachtet zu Hause besuchen und töten können. Seine Frau hätte sie überraschen können oder wäre vielleicht sogar da gewesen. Außerdem steigern Serienmörder den Ablauf ihres Akts oft im Verlauf einer Mordserie – für viele ist es ab einem bestimmten Bekanntheitsgrad aufregender, es öffentlich zu tun. Zudem war er schließlich ein Mann der Öffentlichkeit, ein wichtiger Mann. Die Chance, dass herauskommt, was er damals getan hat, ist so ebenfalls größer, denn in einem Hotel sind zu viele Mitarbeiter, um den Mord vertuschen zu können. Das könnte ihr zusätzliches Machtgefühl verliehen haben.“

Das Smartphone klingelte.

Noch während des Telefonierens riss John die Augen weit auf, startete den Motor und gab Emma dann das Gerät, um sie auflegen zu lassen.

„Das Handy war wieder an!“

***

Tanja saß mit verschränkten Armen in der Praxis. Die Beine überschlagen, wippte sie auf und ab und machte die Menschen um sich herum vermutlich verrückt, doch niemand sagte etwas zu ihr. Dreimal hatte sie schon ihr Handy herausgeholt, sich aber jedes Mal aufs Neue entschieden, es nicht einzuschalten, sondern wieder in ihre Handtasche zu stecken. Ihre Gedanken rasten wie eine Achterbahn. *Was werde ich tun, wenn ich wirklich AIDS habe? Und bedeutet das dann, dass sein unschuldiges Baby auch infiziert ist? Und seine Frau? Und wieso ist mir das eigentlich nicht scheißegal, verdammt?! … Er soll in der Hölle schmoren! Unschuldige Menschen einfach mit in den Tod zu reißen, wie konnte ich mich nur so in diesem Mann täuschen?*

„Frau Müller, bitte!“, rief die Ärztin aus der Praxis.

Tanja sprang auf, ging den Flur entlang zum Behandlungszimmer, in dem sie vor ein paar Tagen schon gesessen hatte, und atmete tief ein, bevor sie den Raum betrat.

„Hallo“, begrüßte Tanja die Ärztin.

Sieht sie etwa besorgt aus? Oder bilde ich mir das ein?

„Schön, dass Sie doch noch gekommen sind. Ich hatte Sie etwas früher hier erwartet.“

„Die Arbeit …“, murmelte Tanja, wohlwissend, dass ihr diese Ausrede niemand abkaufen würde.

„Die Sache ist die …“, begann ihre vorübergehende Frauenärztin.

O nein, das klingt nicht gut … Gleich kommt: ‚Frau Müller, Sie werden sterben und haben nur noch einen Tag zu leben. Was wollen Sie tun?‘ Mensch, Tanja, reiß dich zusammen, noch hat sie gar nichts gesagt. Hör auf, dich verrückt zu machen!

„Wir haben im Labor zunächst einen ELISA-Test gemacht – das ist so üblich. Hierbei wird nach Antikörpern und einem bestimmten Bestandteil des HI-Virus – p24-Antigen – in Ihrem Blut gesucht. Der Suchtest ist so empfindlich, dass er auch kleinste Mengen Antikörper oder Antigene entdeckt“, erklärte ihr die Ärztin.

Tanja schaffte es nicht, in ihr Gesicht zu schauen, und blickte stattdessen auf ihre eigenen zerkratzen Hände.

„Leider haben wir Antikörper beziehungsweise Antigene in Ihrem Blut nachweisen können, doch das muss nicht unbedingt gleich bedeuten, dass Sie HIV-positiv sind, denn die Sensitivität des ELISA-Tests liegt bei 99,5 beziehungsweise 99,7 Prozent – es gibt hier unterschiedliche Angaben. Doch bleiben wir bei 99,7 Prozent, dann haben im Durchschnitt nur eine von 16 der positiv getesteten Personen HIV. Das sind gerade mal sechs Prozent.“ Die Ärztin schenkte ihr ein Lächeln.

Tanja musste wieder an den Matheunterricht denken.

„Wir werden nun einen Bestätigungstest vornehmen. Dazu wird dieselbe Blutprobe verwendet, sodass keine neue Blutabnahme erforderlich ist. Wenn auch der Bestätigungstest Antikörper beziehungsweise Antigene gegen HIV findet, sind Sie leider tatsächlich HIV-positiv. Doch das bedeutet längst nicht mehr, dass Sie daran sterben müssen. HIV ist vielleicht nicht heilbar, aber auch nicht mehr zwangsläufig tödlich. Es gibt sehr viele Mittel, es wird stetig an weiteren Heilungsmethoden geforscht und es gibt zahlreiche Anlaufstellen, die Sie unterstützen werden. Doch noch ist es nicht einmal sicher … "

Den Rest bekam Tanja nicht mehr mit. Sie sah, wie sich die Lippen der Ärztin bewegten und konzentrierte sich auf eine rosa Stelle an ihrem Zahn, die wohl ihr Lippenstift verursacht hatte. Sie beobachtete, wie die Ärztin ihr aufmunternd zunickte, ließ sich Zettel geben. Tanja war sich nicht sicher, ob sie alles genau verstanden hatte, doch die Chance, dass sie HIV-positiv war, war groß. *Ich bin wahrscheinlich infiziert.*

***

„Du bekommst von Tim gleich eine Nachricht mit den Daten, wo das Handy zuletzt geortet wurde. Die musst du dann ins Navi eingeben", orderte John Emma an.

Es piepte, Emma gab die Daten ins Navigationssystem ein.

„Das ist am Alex …", murmelte sie.

John folgte den Anweisungen des Navis, sein Telefon klingelte erneut und er stellte es auf die Freisprechanlage um.

„Tim, was gibts Neues?" Johns Stimme klang, als wäre er gerade einen Marathon gerannt.

„Wir haben die Adresse von Herrn Müller. Er wohnt noch immer in Angermünde. Allein."

„Das ist in Brandenburg."

„Richtig. Ungefähr eine Stunde von Berlin entfernt", bestätigte Tim. Dann unterbrach sie ein Funkloch.

„Meinst du, Dr. Weber ist schon auf dem Weg dorthin?", fragte Emma mit zittriger Stimme, als Tim wieder da war.

„Ist jemand bei dir?“, wunderte er sich.

„Ja, Frau Burg – ich erklär es dir später. Tim, das Telefon wurde am Alex geortet. Vielleicht hat sie wieder ein Hotel gebucht, vielleicht sogar dasselbe, in dem sie den Chef getötet hat?“

„Vielleicht ist sie aber auch vom Alex aus mit dem Regionalexpress nach Angermünde gefahren“, verunsicherte ihn Tim.

„Möglich …“

Eine beunruhigende Stille breitete sich aus. Emma hätte so gern etwas Nützliches gesagt oder getan, doch sie wusste nicht, wie sie hätte helfen können. Gestern hatte sie noch gedacht, Dr. Weber würde ihr helfen, und war erleichtert, dass auch Tanja sich dort endlich Hilfe holen wollte, und nun stellte sich heraus, dass sie Tanjas Vater damit in Gefahr gebracht hatte? *Es ist alles meine Schuld … Ich muss doch irgendetwas tun können?!*

„Tim, pass auf: Wir fahren zu dem Hotel, in dem der Chef getötet wurde, und du schick bitte ein paar Leute zu den umliegenden Hotels und ganz dringend jemanden nach Angermünde.“

„Ja, ich kümmere mich darum – und nach Angermünde fahr ich höchstpersönlich, ich brauch schließlich ein paar Pluspunkte bei Tanja.“

Echt jetzt? In so einer Situation denkt er an sein Glück bei Frauen? Ist das eine Überlebensstrategie, wie ich gerade Wut für mich entdeckt habe, um Situationen zu meistern?

„Mach das. Ein Bild von Dr. Weber findest du auf ihrer Website, gib das zur Fahndung raus.“

„Bist du dir sicher? Wir haben kaum Beweise vorliegen.“

„Dann hol dir die Beweise, oder willst du, dass noch jemand stirbt?“

„Ist gut, ich klär das." Tim gab klein bei. „Viel Glück", setzte er nach.

John legte einfach auf.

***

„Weißt du noch, wie du es damals gemacht hast, Daddy?"

Was gemacht, verdammt? Ich weiß nicht, wovon diese Frau spricht! Chris' Schweiß rann in Strömen, er hatte noch nie in seinem Leben so stark geschwitzt. *Steckt Tanja etwa hinter diesem Scheiß? Ist das ihre Rache? Das würde sie doch niemals tun, sie ist viel zu weich dafür … Oder ist es mit meiner Frau durchgegangen? Nein, ausgeschlossen. Sie würde mir das nie antun, hat viel zu viel Angst davor, mich zu verlieren. Oder eine meiner letzten Affären?* Pia hatte schließlich nie richtig akzeptiert, dass es vorbei war, aber sie war damals einfach zu weit gegangen, als sie seiner Frau alles steckte. Sein Glück, dass seine Frau ihm so was durchgehen ließ, doch Pia hatte trotzdem für ordentlich Ärger gesorgt. Er ließ sie seitdem zappeln, machte ihr ab und an Hoffnung, blieb aber im Grunde genommen hart. So lang er Tanja hatte, konnte er sich von ihr holen, was er brauchte – sollte Pia ruhig weiter um ihn kämpfen, auch wenn es ihn null reizte, sie zu erobern. Sie stattdessen zappeln zu lassen war viel befriedigender.

Scheiße, was bin ich eigentlich für ein Arschloch geworden?! Er blickte an sich herunter. *Ich weiß nicht, was hier gerade passiert, aber wenn das Therapie sein soll, dann hat es funktioniert.* Er erlebte gerade einen dieser Momente, die ein Leben verändern konnten – leider war es auch ein Moment, der es genauso gut beenden konnte.

„Ich dachte, wir fangen sanft an“, drohte die weibliche Stimme zart. Sie schob ihn samt Stuhl zum Bett – anscheinend war sie nicht nur schlank, sondern auch trainiert genug, um einen Mann seines Formats zu schieben. Wer ist diese Frau?

„Ich habe keinen Penis, was ich aber eigentlich nie bedauert habe. Es gibt genug Hilfsmittel, weißt du?“

Wovon redete diese Frau? Chris’ Atem wurde wieder schneller, als sie begann, seine Fesseln zu lösen. Sie – eine splitterfasernackte fremde Frau in Pumps. *Sollte das eine sexuelle Überraschung werden? Dann war wer auch immer dahintersteckte zu weit gegangen. Pia?*

„Du musst mir ein bisschen helfen, dann belohne ich dich auch, versprochen.“ Sie lächelte ihn liebreizend an, als hätte sie gefragt, ob er ihre Einkaufstüte einen Moment halten könnte. „Wir hieven dich jetzt aufs Bett. Du sollst es doch bequem haben.“

Wobei? Wiederholt versuchte er sich zu bewegen, das Kribbeln in seinem Körper verriet ihm, dass er langsam wieder Gefühl in seine Glieder bekam.

„Komm schon, Daddy, sei brav. Sonst könnte das Konsequenzen für dich haben …“

Sie öffnete die Schublade des Nachttischs und holte einen Dildo hervor, nahm ihn in die linke Hand, mit der rechten griff sie wieder zum Messer.

„Alle Wege führen nach Rom, Daddy! Du entscheidest, welcher.“

***

Tanja hatte die Praxis verlassen, stand nun draußen auf der Straße und zitterte am ganzen Körper. Sie wusste selbst nicht, ob von der Kälte oder von der Nachricht. *Am liebsten würde ich unter die Dusche hüpfen und nachdenken, aber dafür hab ich keine Zeit mehr … ich muss jetzt eine Entscheidung treffen. Ich hab schon zu viel Zeit verloren, und es kommt wahrscheinlich auf jede Minute an.*

In ihrem Kopf rief es: Du hast mein Leben zerstört, ich zerstöre deins! Rache war Tanja kein bekanntes Bedürfnis, doch sie hatte große Lust, dem nachzugehen. *Niemand wird jemals erfahren, dass ich ihn hätte retten können. Niemand kann mir die Schuld dafür geben. Oder werde ich vielleicht als depressive Betrügerin abgestempelt, die seine Nummer absichtlich an eine Mörderin rausgegeben hat? War es so? War es Absicht? … Keine Ahnung, aber wichtig ist, wie ich mich jetzt entscheide – davon hängt wahrscheinlich ein Leben ab. Sein Leben. Er hatte eine Familie und ich bin selbst schuld daran, dass ich mich auf einen verheirateten Mann eingelassen und mich verarschen lassen hab. Ich bin auch selbst schuld, dass ich ihm geglaubt habe, einem Ehemann, der seine Frau betrügt. Ich hätte es wissen müssen. Natürlich ist er nicht unschuldig, aber hat er deswegen den Tod verdient? Nein. Allerdings habe ich es für meine Gutgläubigkeit, Naivität und Dummheit auch nicht verdient, an HIV zu sterben.*

Sie stand einfach nur so da und überlegte, ob sie eine Münze werfen sollte. Das war der entscheidende Moment, in dem noch alles möglich war. Alles hing an ihrer nächsten Entscheidung: ein Menschenleben, eine Familie, Kinder, die ohne Vater aufwachsen könnten, ihretwegen. Konnte sie das verantworten? … Wie viele Diskussionen hatte sie geführt – wenn sich Bekannte und Kollegen die Einführung der Todesstrafe herbeisehnten, hatte sie Tausende von Argumenten dagegen. Und nun wollte sie selbst darüber richten? Sie war doch Polizistin geworden, um die Bösen wegzusperren, um Verbrechen zu bekämpfen, und nicht, um welche zuzulassen.

Jemand rempelte sie an und holte sie aus ihrer Schockstarre. Und damit hatte sie eine Entscheidung getroffen.

***

John parkte mit Karacho in der Tiefgarage des Hotels, in dem er vor zwei Tagen erst seinen toten Chef vorgefunden hatte, als sein Telefon erneut klingelte. Es war wieder Tim.

„Du, ich bin jetzt unterwegs nach Angermünde. Ich wollte dir nur kurz Bescheid geben, dass ich eben die Bestätigung erhalten habe, dass Dr. Weber am Mittwoch das Zimmer für unseren Chef gebucht hatte. Sie ist auf den Hotelkameras deutlich zu erkennen."

„Ich weiß nicht, ob das gute Nachrichten sind …", antwortete John und beendete das Gespräch.

John und Emma stiegen aus dem Auto.

„Emma, du musst hierbleiben! Das ist dir doch klar, oder?"

„Was? Auf keinen Fall!"

„Das ist viel zu gefährlich und es kostet mich meinen Job, wenn dir was passiert oder wenn ich dich auch nur in die Nähe einer potenziellen Gefahr lasse."

„Ich warte mit Sicherheit nicht in einer Tiefgarage! Nimm mich wenigstens mit in die Lobby."

Sie setzte sich durch und zusammen rannten sie hoch zur Rezeption.

„Hat diese Frau hier heute eingecheckt?" John hielt der jungen Empfangsdame seine Polizeimarke sowie sein Handy mit einem Bild von Dr. Weber vor die Nase.

„Ich weiß nicht, wir hatten gerade Schichtwechsel."

„Scheiße!", fluchte John. „Dann geben Sie mir bitte sofort alle Zimmernummern, die heute erst vergeben wurden. Ich muss in jedes einzelne Zimmer sehen, sonst haben Sie bald den nächsten Tatort. Das ist sicher keine erfreuliche Werbung für Ihr Hotel", drohte er, um auf Nummer sicher zu gehen.

Das Mädel eilte aufgeregt zu ihrer Kollegin, die dann den Boss des Hotels holte. John erklärte ihm alles noch einmal, Emma hörte einfach nur zu.

Als John die Nummern und die Schlüsselkarten erhielt, flitzte er los. Niemand sollte mit ihm kommen, da er keine weiteren Personen gefährden wollte, doch Emma hielt das für dumm. Sie würde ihm ja wenigstens heimlich folgen können, um notfalls zu melden, wenn er länger als gewöhnlich in einem Zimmer blieb. Ihr Herz raste, doch es war eine andere Art von Panik in ihr, als sie es gewohnt war. Es handelte sich um eine echte Bedrohung und sie hatte das Gefühl, etwas tun zu können. Die zweite Etage, hatte er schnell durchgearbeitet, ebenso die dritte. Es war immer dasselbe Spiel: John klopfte, rief, dass er von der Polizei sei, und störte damit nicht selten ein Liebespaar. Wie viele Menschen buchten am Alex eigentlich Hotelzimmer, nur um Sex zu haben? Es schienen mehr zu sein, als sie angenommen hätte.

Emma nahm die Treppe zur vierten Etage, während John mit dem Fahrstuhl fuhr. Sie wollte nicht, dass er sie entdeckte, also ließ sie sich immer ein wenig Zeit. Als sie jedoch diesmal den Hotelflur betrat, hörte sie das vertraute Gegen-die-Tür-Klopfen nicht. War er etwa erst in die fünfte Etage gefahren? War der Fahrstuhl stecken geblieben? Emma sah auf die Uhr. Sie überprüfte den Aufzug, dann eilte sie keuchend in die fünfte und die sechste Etage, doch auch dort konnte sie ihn nicht hören. Sie ging zurück zur Rezeption, auch dort war er nicht, also beschloss sie, zurück in die vierte Etage zu laufen. Sie nahm ihr Handy und umfasste es, als wäre es ein Baseballschläger, der sie notfalls retten würde, und schlich an jede Tür, um zu lauschen. Wo ist er, verdammt?!

Emma zuckte zusammen, als ihr Handy klingelte.

***

Tanja hatte sich entschieden und schaltete ihr Handy ein. Unzählige Anrufe in Abwesenheit und Nachrichten gingen nacheinander ein. Die am meisten Beunruhigendste kam von Emma – sie sei mit John unterwegs, da sie überzeugt seien, Dr. Weber wolle Tanjas Vater umbringen. Gut, dann kümmerte sich also schon jemand um das Problem. Aber was zur Hölle hatte sich John dabei gedacht, Emma da mitreinzuziehen?

Sie überlegte nicht lange und wählte Emmas Nummer. Sie hatte genug gegrübelt, es wurde Zeit, dass sie handelte.

„Emma, wo seid ihr?"

„Tanja, o mein Gott, gehts dir gut?" Emma hatte selten so erleichtert geklungen. Etwas von ihrer Anspannung wich, kam aber sofort zurück, als sie im Hintergrund ein Poltern hörte.

„Scheiße …", hörte sie Emma flüstern.

„Emma! Wo seid ihr?"

„Wir sind in dem Hotel, in dem dein Chef ermordet wurde. Es hat sich bestätigt, dass Dr. Weber hinter all dem steckt und nun wird sie gesucht. Die unbekannte

Nummer, also Dr. Weber, hatte wieder telefoniert und das GPS-Signal kam vom Alex. Tanja, sie will auch deinen Dad umbringen!“ Tanja ließ sie in dem Glauben, sie hatte keine Kraft für Erklärungen.

„Gib mir mal John“, schrie Tanja und winkte sich gleichzeitig ein Taxi heran. „Ins East Ost Hotel am Alex bitte,“ sagte sie zu dem Taxifahrer und lauschte Emma.

„Tanja, er ist weg. Er hat alle Zimmer, die heute spontan gebucht wurden, abgeklappert und ich bin ihm heimlich gefolgt, doch im vierten Stock habe ich ihn verloren. Und jetzt habe ich es aus einem Zimmer am Ende des Flurs poltern gehört.“

„Fuck ... Emma, du musst da sofort verschwinden und das Hotelpersonal informieren, und ruf die Polizei, ich bin gleich da.“ Tanjas Stimme klang ruhig, doch in ihr tobte ein Sturm. Chris und John waren nun beide in Gefahr, nur, weil sie ihren Zusammenbruch nicht eher zurückgedrängt und Dr. Weber Chris’ Nummer gegeben hatte. Scheiße!

***

Mittlerweile lag Christopher völlig nackt und verschwitzt bäuchlings auf dem Hotelbett. Er zitterte, hatte die Augen geschlossen. Er hatte keine Ahnung, was jetzt passieren würde, doch er ahnte Böses. Sie hatte sich die Lippen rot geschminkt und ihm waren plötzlich die Nachrichten eingefallen. Die Todesküsserin, hatte es geheißen, hinterlasse einen roten Kussmund auf der Stirn der Opfer. Warum ich?

In der Zeitung stand, dass sich die Kinder an ihren Vätern rächen wollten, doch Felix und July waren viel zu jung, um sich für irgendetwas zu rächen. Außerdem hatte er seine Kinder nie angefasst, und auch seine Frau hatte er nie vergewaltigt. Was wollte sie also von ihm? Von dem einem Mal konnte sie nichts wissen, er war selbst noch ein Kind gewesen, Anfang 20, auf einer Party. Sie war betrunken, er auch, und so richtig glaubte er ihr nicht, dass sie plötzlich nicht mehr wollte. Das war doch nur Show gewesen, um ihn noch mehr anzumachen, oder? Er hatte diese Erinnerung längst verdrängt, war immer noch sicher, dass sie es genauso gewollt hatte wie er. Sie hatte ihn schließlich eingeladen, sich den ganzen Abend an ihn rangemacht. Das war Jahre her, niemand wusste etwas davon. Das konnte unmöglich der Grund sein, warum er hier war.

Sie klatschte ihm auf den Arsch und hielt ihm den Vibrator ans Ohr. Er summte und sah monströs aus. *Das ist alles nur ein Scherz … wach auf Chris, wach auf.*

„Bereit, Daddy?"

Sie ließ den vibrierenden Dildo an seinem Rücken entlang gleiten, bis hinunter zu seinen Waden. Chris nässte ein. Er hatte solche Angst, er wollte das hier nicht. Sie spielte mit dem Vibrator gefährlich nah an seinen Oberschenkeln herum, hoch zu seinen Arschbacken.

„Aufmachen, Polizei!" Es hämmerte an der Tür.

„Scheiße!" Sie zuckte zusammen. „Ein Wort und du bist tot!", drohte sie Chris. *Wie soll ich bitte mit einem Knebel im Mund reden können, verdammt?!*

Sie wickelte sich ein Handtuch um, zog die Schuhe aus und öffnete die Tür.

„Entschuldigen Sie die Störung, aber ich muss nachsehen, ob hier alles in Ordnung ist." Er starrte auf ihre roten Lippen.

„Kommen Sie ruhig rein, mein Mann und ich sind allerdings gerade … na ja, Sie wissen schon … beschäftigt."

„Es dauert nur eine Minute", versicherte er und kam herein. Als Nächstes sah er einen Mann auf dem Bett liegen und dann durchzuckte ihn ein heftiger Schmerz.

Sie schloss die Tür, klebte ihm den Mund zu und nahm ihm die Waffe ab. Er lag auf dem Boden, hatte die Kontrolle über seinen Körper verloren, weil sie ihn immer wieder mit einem Elektroschocker angriff, und John musste miterleben, wie er blitzschnell gefesselt wurde. Er konnte sich nicht wehren.

***

Emma war mittlerweile in Panik ausgebrochen und versuchte sich zu beruhigen. *Einatmen … ausatmen … für Panikattacken ist jetzt keine Zeit, Emma.* Das Geräusch kam von da drüben, also lausch an der Tür. Sie konnte jetzt unmöglich abhauen. Sie hatte sich eine Chance gewünscht, nützlich zu sein und zu helfen, und da war sie. Wieder zuckte sie zusammen, als sie ein erneutes Poltern hörte. Als wäre jemand aus dem Bett gefallen. Verdammt!

Sie schlich sich zur Tür und hielt ihr Ohr daran, um etwas zu verstehen. Eine Frau redete. Sie klang verärgert, doch Emma konnte ihre Worte nicht verstehen. *Was soll ich machen?* Wenn die Todesküsserin John ausgeknockt hatte, würde sie, Emma, sicher ein noch leichteres Opfer sein. Außer vielleicht … Sie kramte in ihrer Handtasche. Tanja hatte ihr doch zum Geburtstag Pfefferspray geschenkt. Und wenn es gar nicht die Mörderin ist, sondern bloß ein harmloser Urlauber? Vielleicht war John nur auf der Toilette, hatte alte Bekannte getroffen oder einen Anruf vom Revier erhalten?

Sie hörte jemanden stöhnen. *Scheiße, verdammt, ich kann mit dem Zeug ja niemanden umbringen … Ich sollte auf jeden Fall noch die Polizei rufen.* Emma wollte gerade nach ihrem Handy greifen, als hinter der Tür erneut jemand laut aufstöhnte. *Ach, scheiß drauf …*

Sie klopfte und rief: „Zimmerservice!"

***

Chris bemerkte, wie er immer mehr Gefühl in seinen Beinen bekam, auch seine Arme kribbelte stärker, als wären seine Gliedmaßen nur eingeschlafen gewesen und würden nun aufwachen. Er nutzte seine Chance und rollte sich auf den Rücken. Sie war auf diesen Typen konzentriert. Der kam ihm irgendwie bekannt vor, doch Chris konnte sich nicht erinnern und hatte auch nicht die Zeit dazu, lange zu überlegen. Mit Blicken suchte er panisch nach einer Rettung und entdeckte das Messer auf dem Nachttisch. Sie hatte es wieder weggelegt, als er sich fügte und mithalf, sich aufs Bett zu legen. *Das ist vielleicht meine einzige Chance.* Er nahm all seine Kraft zusammen, holte Luft und versuchte seinen Arm zum Nachttisch zu strecken.

Doch er hatte seine Kraft unterschätzt und landete durch den kräftigen Ruck auf dem Boden. *Ich habe keine Chance mehr.* Er stöhnte vor Schmerz.

„Was machst du da, verdammt?!"

Die Frau, sie hatte ihr Handtuch beim Kampf mit dem Typen verloren, kam auf ihn zu und trat ihn in die Weichteile.

„Ich denke, damit hast du dich dann für deinen Weg entschieden! Glaub nicht, dass wir hier fertig sind!“ Sie schnappte sich das Messer vom Nachttisch und ging wieder auf den anderen Mann zu. „Ich kümmere mich nur kurz um dieses Problem, und dann bist du fällig.“

Was heißt ‚sie kümmert sich‘?! Scheiße … Das war alles kein Scherz mehr, es war real. Er würde für all seine Sünden büßen. Was sollten seine Kinder denken?! Sie würden ohne ihn aufwachsen müssen – Felix, July, der neue Krümel, der noch nicht mal auf der Welt war … *Wenn ich doch nur bei euch sein könnte. Ich muss wenigstens versuchen zu kämpfen.* Chris schaffte es, sich schmerzverkrümmt aufzu-richten.

„Moment!“, sagte sie zu sich selbst und ging ins Badezimmer. Als sie wiederkam, leuchteten ihre Lippen roter denn je. Chris beobachte, wie sie sich zu dem Typen auf den Boden setzte. Sie redete mit ihm, doch er hatte nur noch Augen für die Pistole, die sie ihm abgenommen hatte. Die nackte Irre hatte sie auf dem Bett abgelegt. *Scheiße, da komm ich doch nie wieder hoch. Das ist zu weit weg, das schaff ich nicht.*

„Sag ein letztes Wort, bevor ich dir dein schönes, süßes Lächeln nehme, mein Hübscher.“

Sie will ihn wirklich töten! Scheiße, nein! Chris stöhnte laut. Es klopfte erneut an der Tür.

„Zimmerservice!“

***

Als Dr. Weber, nur mit Handtuch bekleidet, die Tür öffnete, feuerte Emma das Pfefferspray auf sie. Dann rannte sie vorbei, sah einen nackten Mann auf dem Boden, John auf der anderen Seite des Zimmers und die Pistole auf dem Bett. Emma griff sie sich. *Scheiße, und nun? Ich habe überhaupt nicht nachgedacht, was ich mache, wenn ich die Pfefferspraynummer hinter mir hab!* Dr. Weber schrie vor Schmerz.

„Ja, schreien Sie nur. Dann können die anderen Sie besser hören, Dr. Weber!“ *War das gerade meine Stimme? Hilfe, was mache ich hier eigentlich?* Emma hatte die Pistole auf ihre Therapeutin gerichtet, als Dr. Weber sich außergewöhnlich schnell wieder berappelte und die Tür schloss.

„Frau Burg, mit Ihnen habe ich hier nicht gerechnet …“ Sie rieb sich die Augen, doch ihre Stimme war nun wieder fest und stark. Sie hatte sich wieder unter Kontrolle. „Ihnen habe ich doch schon geholfen – warum verhindern Sie, dass ich auch Ihrer Freundin helfe?“

„Weil das, was Sie tun, keine Hilfe ist, sondern Mord!“

„Und das, was Sie jetzt vorhaben? Ist das Hilfe oder Mord?“

Emma war perplex angesichts dieser Frage und Dr. Weber nutzte den Moment aus, griff nach der Waffe und richtete sie nun auf Emma. *Scheiße! So viel zum Thema Große-Hilfe-Sein. Wo ist die Panikattacke, wenn man sie braucht?! Ich will nichts davon mitbekommen, wenn ich sterbe! Wieso kann ich sie nicht einfach wegatmen, wie sonst die Panik?*

***

„Lassen Sie mich hier raus, ich gehe den Rest zu Fuß“, erklärte Tanja dem Taxifahrer, warf ihm einen 20 Euroschein hin und rannte zum Hotel.

Sie stürmte durch das Treppenhaus, hoch in die vierte Etage. Am Ende des Flurs, hatte Emma gesagt, und da hörte sie auch schon jemanden schreien. Ist das Emma?

Tanja rannte zur letzten Tür im Gang und klopfte wie wild.

„Aufmachen, Polizei!“, schrie sie. Hoffentlich hatte Emma Verstärkung geholt, bevor sie da reingegangen war.

Im nächsten Moment sah sie schon eine nackte Dr. Weber vor sich stehen, die ihr etwas in die Augen sprühte. Tanja schrie schmerzerfüllt auf und rieb sich die Augen, währenddessen zog Dr. Weber sie auch schon ins Zimmer und schubste sie aufs Bett. Tanja knallte jedoch mit dem Kopf gegen die Wand und stöhnte. Mit geschlossenen Augen lag sie auf der Matratze und konzentrierte sich auf das Hämmern in ihrem Schädel. Ihre Augen brannten und es dauerte ein paar Minuten, bis sie wieder richtig sehen konnte, derweil schimpfte Dr. Weber vor sich hin und zog sich hin- und herlaufend an.

Tanja blinzelte und schaute in jede Ecke. Ist das Emma? Eine Frau mit dunklen Haaren war an einen Stuhl gefesselt, sie blutete an der Stirn. Hat sie deshalb geschrien? Ihr Kopf lag auf dem Tisch und sie konnte nur Emmas rechte Gesichtshälfte erkennen – zum Glück kam Tanjas Sehvermögen immer mehr zurück.

Dr. Weber trug inzwischen ein schwarzes Kleid. Sie stand nun direkt vor John, hatte ihre Pistole auf ihn gerichtet und sagte: „Bye-bye.“

„Neeein!“, schrie Tanja und sprang auf. Dabei verlor sie das Gleichgewicht, hielt sich an der Wand fest.

„Ah, Ladys first. Ich verstehe“, sagte Dr. Weber, zielte auf Tanja und schoss.

Sie schaffte es nicht mehr rechtzeitig, sich wegzudrehen, und spürte einen Schmerz, als durchführe sie ein Stromschlag. Sie schrie auf, und dann spürte sie gar nichts mehr.

***

Emma zwinkerte und wurde mit höllischen Kopfschmerzen wach. Nachdem Dr. Weber sie mit der Pistole geschlagen hatte, hatte sie Sterne gesehen und war dann völlig weggetreten. Nun wurde sie von einem Schrei wach. Tanja? Und schon kam ihre Panik zurück. Sie sah nur noch, dass Dr. Weber inzwischen angezogen war und aus dem Zimmer rannte. Als sie sich langsam umdrehte, nahm sie John wahr, der zu Tanja sprang. Sie lag blutüberströmt und zusammen-gekauert auf dem Boden. Ihre Augen waren geschlossen. Ist sie tot? Nein! Das darf nicht sein!

Emma richtete sich mühsam auf und wackelte langsam zu Tanja und John, während der nackte Mann von vorhin ebenfalls aus dem Hotelzimmer verschwand. Er wankte nicht weniger als Emma und hatte eine Pistole in der Hand – doch das war Emma egal. Sie wollte nur sehen, was mit Tanja war. Sie hörte John reden.

„Tanja, du darfst nicht gehen! Bitte, lass mich nicht allein!“ Tränen rollten über sein Gesicht. Er legte seine Wange an ihre und flüsterte: „Ich liebe dich, Tanja.“

Die Szene wurde von einem weiteren Schuss unterbrochen.

VIER WOCHEN SPÄTER

„Hallo mein Schatz. Bereit für die Heimreise?“ Emma gab Tanja einen Schmatzer auf die Wange.

„Boah, ja, ich kann den Krankenhausfraß echt nicht mehr sehen!“, sagte Tanja und rollte mit den Augen.

„Sei froh, dass du so viel Glück hattest!“, mahnte Emma sie, und sie hatte recht. Tanja hatte Riesenglück gehabt, dass sie noch lebte und Dr. Weber keine lebenswichtigen Organe traf – im Gegensatz zu der Schusswunde, die Chris der Therapeutin zugefügt hatte. Sie war noch auf dem Hotelflur gestorben. Tanjas Wunden waren mittlerweile fast verheilt, sodass sie endlich nach Hause konnte.

Nachdem Dr. Weber keine Antworten mehr liefern konnte, musste das Ermittlerteam diese selbst für sich zusammenpuzzeln, worin Tim erstaunlich gut gewesen war. Dr. Weber hatte nach dem Tod ihrer Mutter angefangen zu morden – dieser Tod schien letztendlich der Auslöser gewesen zu sein, und dass ihr Vater sie selbst jahrelang misshandelt hatte, war naheliegend. Der Sinn hinter dem Lippenstiftabdruck war hingegen schwerer gewesen. Tanja wusste noch, dass der Lippenstift von Dr.

Webers Mutter stammte, und Tim hatte im Portemonnaie der Täterin ein Foto gefunden, auf dem sie ihrem Vater als kleines Mädchen mit rot geschminkten Lippen einen Kuss auf die Stirn gab. „Gib Daddy einen Kuss!“, stand mit krakeliger Schrift auf der Rückseite.

Letztendlich war Tanja dem Tod sogar zweimal entkommen, denn auch ihr AIDS-Test hatte sich mittlerweile als negativ herausgestellt. Sie war nicht infiziert, hatte eine zweite Chance bekommen.

Emma riss sie aus ihren Gedanken.

„Wann kommt denn dein Sunnyboooy?“

„Emma, es ist nicht mein Boooy! Es ist John! Mein Kollege.“

„‚Tanja, bleib bei mir, ich liebe dich!‘“, äffte Emma ihn nach.

„Jaja … Das sagt man halt so, wenn man denkt, dass man jemanden verliert, den man mag. Außerdem lieben wir uns ja auch, aber halt wie Geschwister.“ Doch so ganz überzeugt war sie davon selbst nicht. Sie hatte so getan, als hätte sie seine Worte nicht gehört, doch seit jenem Tag herrschte eine merkwürdige Spannung zwischen ihnen.

„Red es dir nur schön – ich bekomme schon noch mein Happy End mit euch!“ Emma begann lauthals zu lachen.

Es war ansteckend und Tanja stimmte mit ein. Es tat gut, wieder zu lachen, und sie war froh, dass sie endlich nach Hause konnte.

„Was ist denn hier so lustig?“ John betrat das Zimmer.

„Ach, nichts“, flötete Emma.

„Lass uns bloß schnell weg von hier!“, schob Tanja hinterher.

***

Die Fahrt nach Hause hatte Tanja doch mehr angestrengt als erwartet, und nun saß sie mit John auf der Couch.

„Hast du was von Chris gehört?“, fragte er.

„Nein, und das ist auch gut so. Er ist sauer, dass ich Dr. Weber auf ihn gehetzt habe und will mich nie wiedersehen.“

„Was für ein Glück ...“, gab er sarkastisch zurück.

„Und ich ihn auch nicht!“ Auch wenn der Gedanke an ihn immer noch ein ekliges Ziehen in ihrem Bauch hinterließ.

„Was für ein Glück!“, wiederholte er, diesmal ernsthafter. „Ich weiß, dass du es gehört hast.“

Tanja wurde rot. Wieso sagte er das? Sie hätten wie immer so tun können, als wäre nie etwas gewesen. Wieso versaute er ihnen das?

„Was ist mit Casy?“

„Wir haben nichts miteinander, wir haben bloß zusammengearbeitet, weil sie herausfinden wollte, ob ihr Vater sich immer noch an Kindern vergriff. Und das durfte auf keinen Fall rauskommen. Sonst wären wir beide gefeuert worden und er hätte uns das Leben zur Hölle gemacht. Ich wollte dich da nicht auch noch mit reinziehen. Außerdem steht Casy auf Frauen.“

Tanja atmete auf und war nun selbst überrascht, *wie* erleichtert sie war.

„Tanja, ich wollte immer nur dich. Und falls du meine eifersüchtigen Ausbrüche nicht als solche wahrgenommen hast, verstehst du jetzt vielleicht, warum ich manchmal so komisch überreagiert habe.“ Er rückte ein bisschen näher zu ihr und strich eine Strähne hinter ihr Ohr.

Es kribbelte in ihrem Bauch. Sie konnte an nichts mehr denken. All ihre Bedenken, ihre Freundschaft und ihre berufliche Partnerschaft zu versauen, wichen von Atemzug zu Atemzug einer angenehmen Aufregung.

„Aber falls du es doch nicht gehört hast, sage ich es gern noch mal, weil es sich gut anfühlt, es endlich auszusprechen." Er legte seinen Mund an ihr Ohr, sein Bart kitzelte sie und sein Atem war warm auf ihrer Haut.

„Ich liebe dich!"

Liebe Leserin, lieber Leser,

nachdem ich einen Burnout hatte, durfte ich ein paar Therapeuten kennenlernen. Ich finde ihre Arbeit so wichtig, doch das ein oder andere Mal, habe ich mich so richtig veralbert gefühlt. Um dies einmal rauszulassen, habe ich Emma und Tanja ins Leben gerufen :) Gleichzeitig ist es mir so wichtig, zu zeigen, dass Therapie ihre Berechtigung hat, wertvoll ist und das Leben zum Besseren verändern kann.

Dies war mein erster KrimiThriller und jetzt, da ich inzwischen vier Bücher veröffentlicht habe, ein weiteres geschrieben ist, weiß ich, dass mein Thema immer dasselbe ist: Frauen, die am Boden lagen und wieder aufstehen. Denn mein Lebensmotto ist: Ich schaffe alles, was ich will und ich glaube, das kann jeder.

Weil mir Emma so ans Herz gewachsen ist, habe ich entschieden, einen Thriller zu schreiben, in dem sie die Protagonistin und Tanja die Nebenfigur ist. Ihre Geschichte war einfach noch nicht vorbei. Der Thriller heißt „Unter meinem Bett". Falls du neugierig bist, lies gern die Leseprobe auf den nächsten Seiten.

Und nun habe ich noch ein kleines Anliegen. Wenn dir mein Buch gefallen hat, bitte teile dies auf gängigen Portalen wie Amazon, Thalia, Hugendubel, etc. Es hilft mir unendlich weiter, dass meine Bücher sichtbarer und ich als Autorin bekannter werde. Es reicht ein einziger Satz, ob dir das Buch gefallen hat, aber natürlich kannst du dich auch gern austoben und mehr dazu schreiben. Dies ist für uns Autoren wie ein Arbeitszeugnis, mit dem wir uns woanders bewerben können.

Vielen Dank für deine Zeit.
Wenn du nichts mehr verpassen willst, dann trage dich gern in meinen Newsletter ein. Dort veranstalte ich ab und an auch mal ein Gewinnspiel.

Hast du Fragen, möchtest du wissen, woran ich derzeit arbeite oder magst du mich in meinem Schreiballtag begleiten, dann findest du mich hier:

Facebook: https://www.facebook.com/schreibenumzuleben.de
Instagram: https://www.instagram.com/sandy_mercier_autorin/
Homepage: https://www.schreibenumzuleben.de/
E-Mail: sandy.mercier@schreibenumzuleben.de

Leseprobe

Unter meinem Bett

Sandy Mercier

PROLOG

Er atmete flach. So flach, dass ihm davon schwindelig wurde. Er musste leise sein. Sie durfte ihn nicht hören. Schweiß rann ihm über die Stirn und tropfte auf den Teppich, so wie der Regen an das Fenster klopfte. Die Aufregung ließ seine Körpertemperatur auf Hochtouren laufen. Gleich würde sich sein Traum erfüllen. Der Gedanke daran ließ ihn fast zerschmelzen.

Endlich löschte sie das Licht. Es war nun dun-kel in ihrem Schlafzimmer, doch seine Augen gewöhnten sich schnell daran. Wie eine Fledermaus, die nur darauf lauerte, sich in den nach Apfelshampoo duftenden Haaren ihres Opfers zu vergraben.

Er lag auf dem Rücken und starrte ins Schwarze. Nur wenige Millimeter trennten sie voneinander. Es wurde noch besser. Er konnte sein Glück kaum fassen, als er das Rascheln der Bettdecke hörte. Sanft schnurrte sie wie ein Kätzchen. Es verriet ihm, dass sie sich selbst berührte.

Sie seufzte leise.

Sein Schwanz wurde steinhart, während er un-ter ihrem Bett wartete. Er holte eins ihrer Höschen hervor und roch daran.

Weiß sie, dass ich da bin? Tut sie das gerade für mich? Soll sie sich ruhig schon mal feucht machen, dann bringt es gleich noch mehr Spaß. Heute wird meine Nacht. Unsere Nacht.

Er konnte nicht anders und griff in seine Hose. Er wollte sein Pulver nicht verschießen, doch die Nacht würde lang werden. Vielleicht war es besser, schonmal etwas Druck abzulassen, um sie noch länger genießen zu können. Hart rieb er seinen Schwanz, wünschte sich fast, sie würde ihn entdecken und ihm dabei helfen. Am liebsten würde er sich vors Bett stellen und ihr dabei zusehen, wie sie es sich selbst machte. Doch konnte er es wagen?

Nein. So lange hatte er darauf hin gefiebert, sich vorgestellt, wie sie klang, wenn sie genoss, wie sie schmeckte, wie sie sich anfühlte. Das konnte er sich jetzt nicht kaputt machen. Er würde sich später alles auf seiner Kamera ansehen. So sanft und weich wie ihre Haut aus der Ferne aussah, wie Wolken am Himmel. Ihre Haut, die er gleich unter seinem Körper spüren würde. Ihren Körper, den er so lange schon begehrte, dem er so gern wehtun wollte.

Er schloss die Augen und unterdrückte ein Stöhnen, als er abspritzte. Endlich war sie ihm ganz nah. Sie stimmte sich gerade perfekt ein. Das war besser als in jeder Version, die er sich vorher zurecht fantasiert hatte. Alle Viere von sich gestreckt lag er da und lauschte ihrer Melodie.

Ob sie fühlt, dass ich da bin? Ob sie darauf wartet, dass ich gleich unter ihrem Bett hervorkrieche? Ich lasse sie noch zum Ende kommen, einschlafen und dann lege ich mich zu ihr. Vielleicht muss ich sie kurz fesseln, vielleicht will sie mich auch gleich so, wenn sie mich wiedererkennt. Wir gehören schließlich zusammen. Sie wird das auch fühlen. Gleich sind wir für immer vereint und werden uns lieben. Ich werde sie lieben, so wie es noch nie jemand zuvor getan hat.

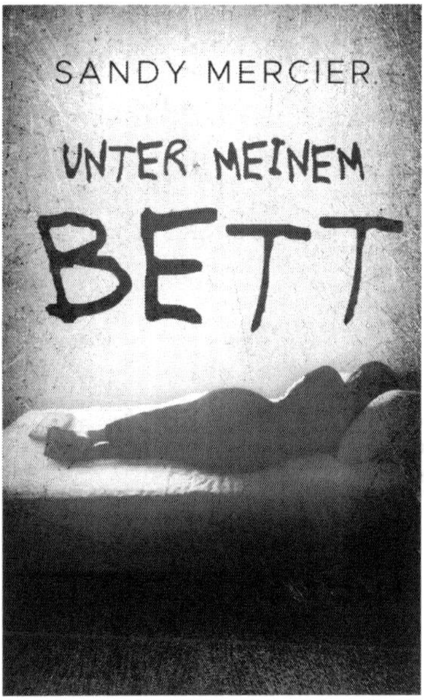

„Ob sie fühlt, dass ich da bin? Ob sie darauf wartet, dass ich gleich unter ihrem Bett hervorkrieche?“

Nach den schrecklichen Erlebnissen mit der „Todesküsserin“ will Emma ein neues Leben beginnen. Doch so turbulent hat sie sich das nicht vorgestellt.
Gleich am ersten Arbeitstag erhält sie die Kündigung. Dann zieht auch noch die Kollegin bei ihr ein, die sie nicht ausstehen kann. Emmas Alltag gerät langsam außer Kontrolle und sie droht zurück in alte Muster zu fallen. Dabei wäre sie so gern die neue Emma. Die, die sich wehrt, das Leben genießt und sich mit Männern verabredet.
Bei all dem weiß sie nichts von der lebensbedrohlichen Gefahr, die im Dunkeln unter ihrem Bett lauert und zuschlagen wird, sobald sie endlich wieder allein ist.
Denn Emma hat inzwischen nicht nur einen Verehrer ...

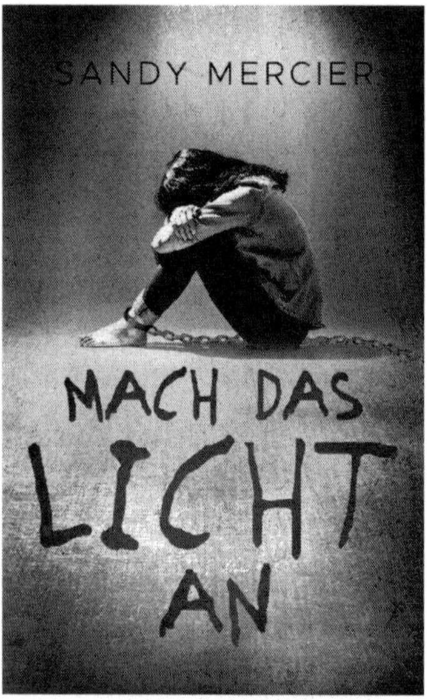

„Nix für schwache Nerven!“
- Vanbels Blog

Ich blinzle mehrmals, als könnte ich dadurch mehr sehen, doch es bleibt tiefschwarz. Meine vors Gesicht gehobene Hand ist nicht zu sehen, als hätte die Dunkelheit mich aufgefressen.

Katharinas Leben besteht aus One-Night-Stands und durchfeierten Nächten. Zur Frankfurter Buchmesse erhält sie eine Einladung von ihrer Verlegerin und kommt dabei ihrer Vergangenheit, die sie so verzweifelt vergessen will, gefährlich nahe.
Ihre beste Freundin Eva hat in Berlin eigene Probleme. Hochschwanger und betrogen verlässt sie Hals über Kopf ihre Familie, um Katharina in Frankfurt zu überraschen. Doch Katharina ist unauffindbar.
Jede Spur führt zu weiteren Geheimnissen. Jedes Geheimnis tiefer in Katharinas Abgründe.

Sandy Mercier veröffentlichte im Sommer 2019 unter ihrem Pseudonym Jule Pieper *Das Buch deines Lebens*. Damit eroberte sie monatelang die BILD-Bestseller Liste. Ihr Ratgeber in Romanform verpackt motivierte schon hunderte von Lesern, ihr Leben zu verschönern, weshalb sie die Amazon Kindle Charts stürmte und in mehreren Kategorien auf Platz 1 stand.

Aufgrund der hohen Nachfrage gibt es nun auch das *Lektions-Tagebuch* – passend zu dem Roman *Das Buch deines Lebens – Umbruch*

Im April 2020 erschien der neuste Jule Pieper Roman – *Der nächste beste Schritt*, der für viele Leser und Leserinnen ein absoluter Mutmacher wurde.

„Dieses Buch ist für jeden, der sich fragt, ob das Leben nicht mehr zu bieten hat … Die Autorin schafft es mit viel Humor und Tiefgang zu zeigen, wie einfach Selbstmitleid und wie schwer Veränderungen sind. Eine klare Kaufempfehlung von mir." Anke Müller – Lektorin & Autorin

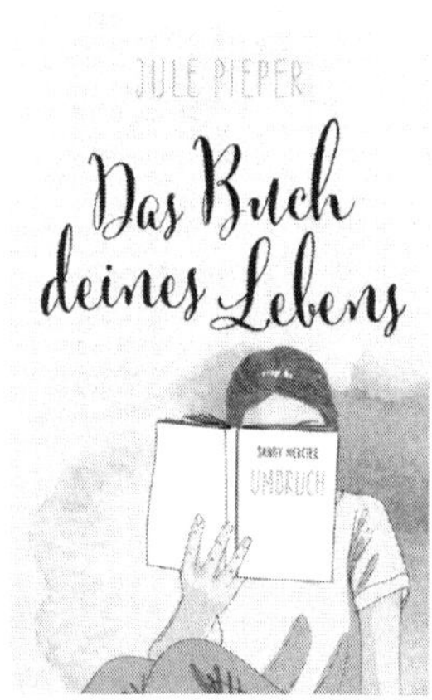

Jule Pieper möchte alles sein – nur nicht sie selbst.

Jeder Tag ist für sie eine Herausforderung. Langweiliger Job, ätzende Kollegen, nervtötende Mitbewohnerin und ein liebloser Freund mit dem sie nur Sex verbindet. Und der ist noch nicht mal gut.
Am Ende eines weiteren enttäuschenden Tages entdeckt sie „Das Buch deines Lebens". Jule be-ginnt darin zu lesen und das stellt ihr Leben total auf den Kopf. Sie spürt, dass sie etwas verändern kann, wenn sie nur will.
Doch ist sie überhaupt bereit für eine Veränderung?

Das Lektions-Tagebuch zum Bestseller
Das Buch deines Lebens

Für all jene, die gern etwas verändern wollen, weil sie mehr vom Leben erwarten.
Dieses Buch ist ein Lektions-Tagebuch. Hier kannst du die Lektionen aus dem Buch deines Lebens – Umbruch Schritt für Schritt durchgehen und damit dein eigenes Leben in die Hand nehmen.

Denn du hast es verdient, glücklich zu sein!

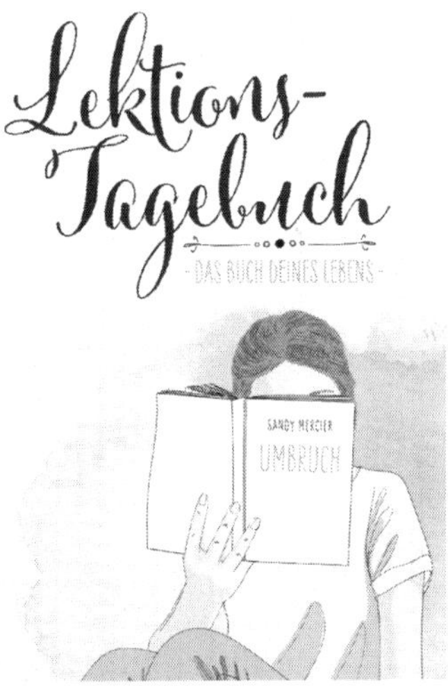

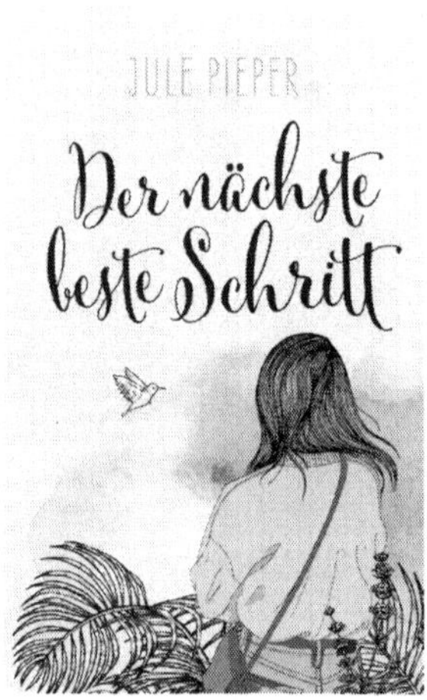

Kann man ein Leben noch einmal von vorne beginnen? Falsche Entscheidungen rückgängig machen und mutiger sein, als man es jemals für möglich gehalten hätte?
Alex Schulze hat jahrelang eine Lüge gelebt. Die perfekte Beziehung entpuppt sich als unperfekte Freundschaft. Nachdem sie die Reißleine zieht, befindet sie sich nun im freien Fall.
Durch die Trennung verändert sich vieles in ih-rem Leben, aber kaum etwas zum Positiven. Sie stürzt sich in ihre Arbeit und es dauert nicht lange, bis sich ihr Körper über dieses Pensum beschwert.
Schließlich erkennt sie, dass sie raus muss, um sich selbst zu retten.
Sie begibt sich auf eine Wanderung, die sie bis ans Ende der Welt führt, und findet dabei Schritt für Schritt zu sich selbst.

Newsletter:
https://www.dasbuchdeineslebens.de/motivation-im-post-fach/

Website:
www.schreibenumzuleben.de
www.dasbuchdeineslebens.de

E-Mail:
Sandy.Mercier@schreibenumzuleben.de

Facebook:
https://www.facebook.com/schreibenumzuleben.de/

Instagram:
https://www.instagram.com/sandy_mercier_autorin/

Pinterest:
https://www.pinterest.de/merciersandy7/

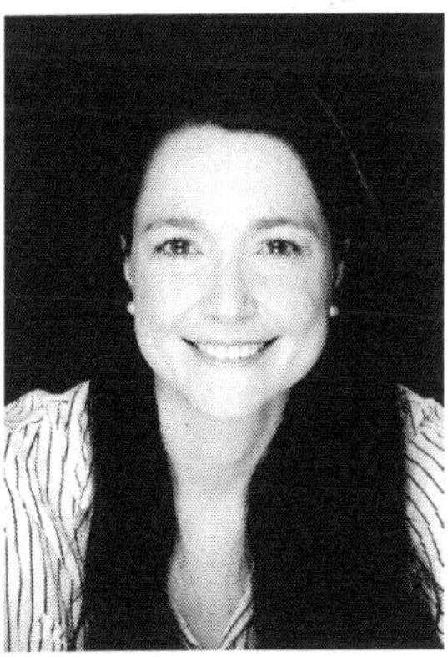

... und zum Schluss findest du auf den folgenden Seiten noch ein paar spannende Leseempfehlungen von mir ...

Waldesstille von **Nadine Teuber**

Du bist alleine im Wald unterwegs …
Doch nicht ganz allein …
ER ist bei dir …
Eine Frage: Ist er Freund oder Feind?
Ein Ziel: zu überleben!

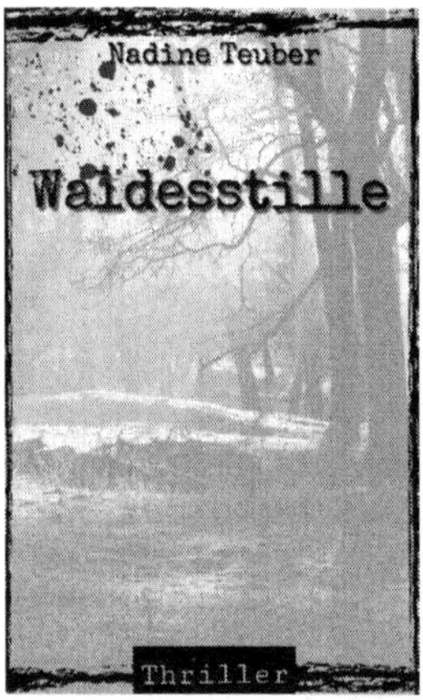

Vor Jahren verschwand Sarahs Familie spurlos und seitdem bereitet sie sich darauf vor, zur Suche in den Wald zu ziehen. Jagen, Fischen, Rennen!
Doch wer ist der junge Mann, der ständig um ihre Aufmerksamkeit buhlt? Um ihn loszuwer-den und sich auf die Suche zu konzentrieren, fasst Sarah einen folgenschweren Entschluss …

Der erste ***Romantikthriller*** von **Mary Kuniz**.

Perfide. Spannend. Unvorhersehbar.

Eine grausame Schändung der Schwester ...
Ein unfassbarer Mord des Vaters ...
Ein Mann, der nicht verstehen kann ...
Eine Frau, die nur vergessen will ...
Eine Suche, die nie geführt wurde ...

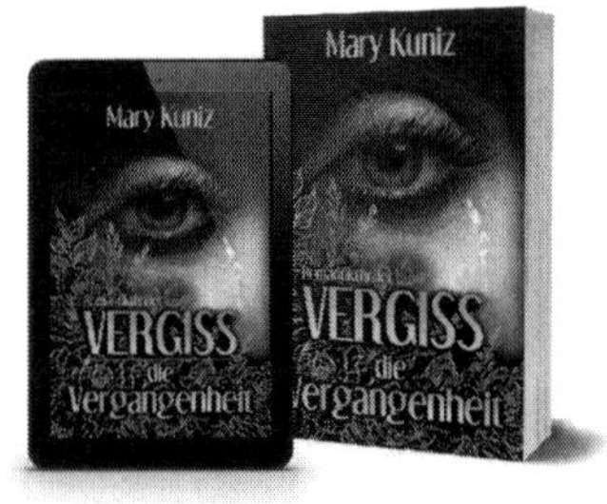

Vincenzo Montebello begibt sich auf die Suche nach Wahrheiten, um die schmerzvolle Vergangenheit endlich verstehen, vergessen und verzeihen zu können. Dabei trifft er auf eine Frau, deren Leben ebenfalls von unsagbarem Leid geprägt und unausweichlich mit seinem verbunden ist. Wird es ihnen möglich sein, gemeinsam Licht in die Geheimnisse um die entsetzlichen Verbrechen zu bringen?
Und können sie sich trotz langsam aufkeimender Gefühle füreinander überhaupt vertrauen?

»Der alte Grundsatz ›Auge um Auge‹ macht schließlich alle blind.« *Martin Luther King*